LA

Pharmacie Centrale
de France

(PHARMACIE CENTRALE DES PHARMACIENS)

Société en Commandite par Actions au Capital de Dix Millions de francs

Siège Social : 7, Rue de Jouy, Paris

L'HÔTEL D'AUMONT

LES ORIGINES DE LA PHARMACIE ET LES APOTHICAIRES

LA PHARMACIE CENTRALE DE FRANCE

HISTOIRE, ORGANISATION ET FONCTIONNEMENT

PAR

Charles SELLIER

Conservateur adjoint du Musée Carnavalet

SOUS LES AUSPICES DE

M. Charles BUCHET

Directeur de la Pharmacie Centrale de France

CINQUANTENAIRE STATUTAIRE	CINQUANTENAIRE COMMERCIAL
1852 — 1902	1853 — 1903

PARIS

EN VENTE A LA PHARMACIE CENTRALE DE FRANCE

21, Rue des Nonnains-d'Hyères

1903

LA

Pharmacie Centrale
de France

(PHARMACIE CENTRALE DES PHARMACIENS)

Société en Commandite par Actions au Capital de Dix Millions de francs

Siège Social : 7, Rue de Jouy, Paris

L'HÔTEL D'AUMONT

LES ORIGINES DE LA PHARMACIE ET LES APOTHICAIRES

LA PHARMACIE CENTRALE DE FRANCE

HISTOIRE, ORGANISATION ET FONCTIONNEMENT

PAR

Charles SELLIER

Conservateur adjoint du Musée Carnavalet

SOUS LES AUSPICES DE

M. Charles BUCHET

Directeur de la Pharmacie Centrale de France

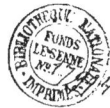

CINQUANTENAIRE STATUTAIRE	CINQUANTENAIRE COMMERCIAL
1852 — 1902	1853 — 1903

PARIS

EN VENTE A LA PHARMACIE CENTRALE DE FRANCE

21, Rue des Nonnains-d'Hyères

1903

PUBLIÉ

PAR

LA PHARMACIE CENTRALE DE FRANCE

—

PARIS

L'HÔTEL D'AUMONT

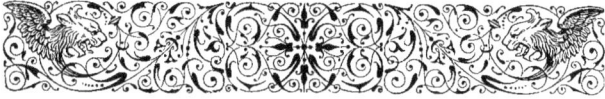

L'HÔTEL D'AUMONT

U numéro 7 de la rue de Jouy, une des rues les plus calmes de l'ancien quartier de la Mortellerie, on remarque une grand'porte en plein-cintre, rehaussée de refends : c'est l'entrée de l'*Hôtel d'Aumont*, aujourd'hui le siège de la *Pharmacie Centrale de France*. Si l'on franchit le seuil de cette porte monumentale, on pénètre dans une cour rectangulaire, assez vaste, bordée de magnifiques corps de logis, dont les façades, d'aspect imposant et magistral, reflètent, sous la grise patine du temps, cet air de grandeur qui est la caractéristique de leur époque. Dans cette cour silencieuse où deux siècles et demi ont passé, l'imagination se plairait à voir apparaître, en leurs brillants équipages, galants cavaliers et « honnestes » dames, maréchaux opulents et superbes duchesses du temps jadis. Mais... où sont les neiges d'antan ! Il ne reste plus ici, de tout ce monde disparu que des titres inédits et des parchemins oubliés. Qu'il nous soit donc permis d'en remuer la poussière ; nous y retrouverons les souvenirs perdus, qu'à défaut d'historiens, des notaires ont enregistrés et authentiqués.

Il y a douze à treize cents ans, l'emplacement sur lequel a été construit l'*Hôtel d'Aumont*, faisait partie d'un domaine assez étendu, appelé *culture Saint-Eloi*, par suite de la concession que le roi Dagobert en fit, à titre de dotation, au prieuré de filles que saint Eloi venait de fonder dans la Cité, vis-à-vis du Palais [1]. Ce monastère ayant pris, dès le début, une assez grande importance, les religieuses n'y eurent bientôt plus assez de place pour leurs inhumations, et furent obligées de consacrer une parcelle de leur culture à cet usage. Une chapelle cémétériale dédiée à saint Paul l'apôtre, accompagna aussitôt ce champ de sépulture, dont l'accès donnait sur un chemin conduisant de la Seine à l'ancienne voie gallo-romaine, devenue la *rue Saint-Antoine* [2] ; depuis lors, ce chemin s'est appelé la rue *Saint-Paul*. Au fur et à mesure que la culture Saint-Eloi se peupla, le sanctuaire mérovingien de Saint-Paul s'agrandit si bien qu'il ne tarda pas à devenir église paroissiale [3].

Entre temps, un autre chemin s'était embranché, à hauteur de la rue Tiron, sur la partie de la rue Saint-Antoine appelée de nos jours, *rue François-Miron* [4], et venait aboutir rue Saint-Paul, en face de l'église passée désormais la patronale du

(1) Au xiie siècle, le monastère de Saint-Éloi passa aux mains des moines de Saint-Maur-des-Fossés ; en 1629, des barnabites y remplacèrent ceux-ci ; ils s'en trouvaient encore possesseurs lorsqu'ils furent supprimés en 1790. L'ancienne église du couvent des barnabites a été démolie, il y a quelque quarante ans, lors de la percée du boulevard du Palais ; son portail a été depuis transporté à l'église des Blancs-Manteaux.

(2) Voir notre Rapport sur les fouilles exécutées sous la rue Saint-Antoine pour la construction du chemin de fer métropolitain, publié dans les *Procès verbaux de la Commission du « Vieux Paris »*, année 1899, p. 310 à 312.

(3) L'église Saint-Paul, dont l'entrée était située rue Saint-Paul, à droite du passage Saint-Pierre, a été démolie en 1807, comme étant trop délabrée pour pouvoir être rendue au culte à titre de paroisse. Lors du Concordat, elle avait été du reste remplacée par l'ancienne église des Jésuites de la rue Saint-Antoine, qui joignit, dès lors, à son ancien vocable de Saint-Louis celui de Saint-Paul ; d'où son appellation moderne d'*église Saint-Paul-Saint-Louis*.

(4) François Miron, prévôt des marchands de 1604 à 1606.

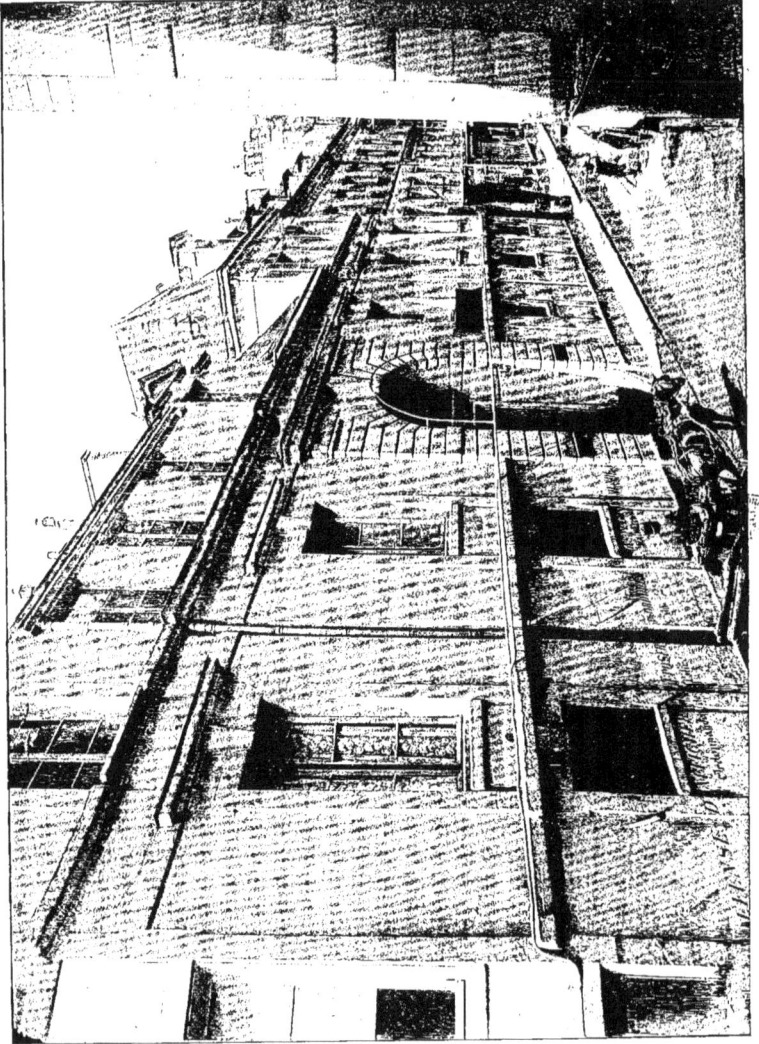

ENTRÉE DE L'HÔTEL D'AGMONT, 7, RUE DE JOUY

(Cliché J. David).

quartier. Cette traverse est évidemment plus ancienne que l'enceinte de Philippe-Auguste qui la barrait vers la rue Saint-Paul, et qui l'aurait interceptée de ce côté, si une poterne, ou fausse porte, n'eût été pratiquée dans cette muraille : d'où le nom, donné primitivement au tronçon extra muros de ce chemin, de *rue de la Poterne* ou *de la Fausse-Poterne-Saint-Paul*, ou bien encore de *rue de l'Archet-Saint-Paul*, parce que cette porte était voûtée en archet, c'est-à-dire en arcade [1]. Quant au surplus intra muros dudit chemin, c'est-à-dire sa majeure partie, on le voit, au xiiie siècle, porter deux appellations différentes. Ainsi, depuis la poterne Saint-Paul jusqu'à la rue des Nonnains d'Hyères, ce chemin est indiqué par Guillot, poète-viographe de ce temps-là, sous le nom de *rue des Poulies-Saint-Paul* [2] : ici le mot *poulies* rappelle les anciens appareils à ramager les draps ou autres étoffes, et signifie que cette industrie, jadis très parisienne, existait dans ces parages [3]. Enfin, depuis la rue des Nonnains d'Hyères jusqu'à la rue Saint-Antoine (rue François-Miron), le même chemin devenait la *rue de Jouy* ; c'est encore le même rimeur qui nous l'apprend par les vers suivants :

> Parmi la rue du Figuier,
> Et parmi la rue à Nonnains
> D'Ière, [je] vi chevaucher deus nains
> Qui moult estoient esjoÿ ;
> Puis truis [trouvai] la *rue de Joÿ*,
> Et la rue Frogier-Lasnier (4).

---

[1] Il ne reste plus de cette porte que le quart d'une des deux tours circulaires qui la flanquaient ; ce vestige de l'enceinte de Philippe-Auguste est encore quelque peu visible rue Charlemagne, et fait partie du mur mitoyen qui sépare le petit lycée Charlemagne de la maison voisine, vers l'entrée de la rue des Jardins.

[2] Voir le *Dict des rues de Paris* de Guillot, édition de M. Edgar Mareuse, page 76.

[3] Voir le *Glossarium* de Ducange au mot *poliæ*. — Plusieurs autres anciennes rues de Paris ont aussi porté jadis le nom de *rue des Poulies* : on peut citer, entre autres, la rue du Louvre et la rue des Francs-Bourgeois.

[4] *Le Dict. des rues de Paris*, loc. cit., p. 78, 79. — La rue *Frogier-Lasnier* est devenue par altération la rue *Geoffroy-Lasnier*.

Un peu plus tard, la dénomination de *rue de Jouy* s'étendit jusqu'à la poterne Saint-Paul, et ce n'est qu'à partir du xvıı° siècle que l'ancienne rue des Poulies-Saint-Paul, parce que le presbytère de Saint-Paul y était situé, prit le nom de *rue des Prêtres-Saint-Paul*, qu'elle a gardé jusqu'en 1844 où elle reçut celui de *rue Charlemagne*, en raison du voisinage du lycée Charlemagne.

Suivant les historiens Sauval et Jaillot, la rue de Jouy doit son nom à l'hôtel que l'abbé et les religieux de Jouy y avaient eu presque de tout temps ; on l'appelait aussi, aux xıı° et xıv° siècles, la *rue à l'Abbé-de-Joÿ* [1]. Cependant la maison abbatiale de Jouy n'était pas la seule de son genre dans cette rue, témoin l'ancien logis des abbés de Chaalis [2], dont les salles-basses gothiques subsistent encore en partie au numéro 14, où aboutit un passage de l'hôtel de Beauvais, dont on admire toujours la belle ordonnance au numéro 62 de la rue François-Miron [3]. La rue de Jouy n'était pas non plus la seule du quartier à posséder un hôtel d'abbé. Ainsi la *rue Tiron* doit son nom à une grande maison qu'on y avait bâtie et qui appartenait à l'abbé de Tiron [4] dès l'année 1270 ; on en voyait encore la porte subsister à la fin du xvıı° siècle. Au numéro 19 de la rue Geoffroy-Lasnier existe encore l'hôtel des abbés de Preuilly [5]. Depuis 1182, les abbesses d'Hyères [6] avaient aussi leur maison

---

(1) Sauval, *Antiquités de Paris*, t. Iᵉʳ, p. 144 ; — Jaillot, *Recherches historiques, topographiques et critiques sur Paris*, t. III, *Quartier Saint-Paul*, p. 19. — Jouy-l'Abbaye (Seine-et-Marne), arrondissement et canton de Provins (Brie champenoise). L'abbaye de Jouy était un couvent de cisterciens, qui dépendait du diocèse de Sens.

(2) Abbaye de Chaalis, ancien couvent de bernardins, situé dans le Valois (Oise), diocèse de Senlis.

(3) Jules Cousin, *L'Hôtel de Beauvais*, publié dans la *Revue universelle des arts*, t. XX, p. 79 et 145.

(4) Tiron ou Thiron, commune et chef-lieu de canton, arrondissement de Nogent-le-Rotrou (Eure-et-Loir).

(5) Preuilly, commune et chef-lieu de canton, arrondissement de Loches (Indre-et-Loire).

(6) Hyères, ou plutôt Yerres, commune, canton de Boissy-Saint-Léger, arrondissement de Corbeil (Seine-et-Oise).

dans une rue du voisinage, qui prit de ce fait le nom de *rue des Nonnains d'Hyères ;* c'est là que les religieuses d'Hyères se retiraient en temps de troubles ; pendant la paix, c'était la demeure tant de leur procureur, solliciteur, receveur, que de leurs serviteurs et de leurs messagers lorsqu'ils venaient à Paris pour les affaires du couvent, ainsi qu'en parlent les anciens titres et en ces propres termes [1].

Pour ne point permettre de confondre l'emplacement de l'hôtel d'Aumont avec celui de l'hôtel de Jouy, dont on ne connaît plus guère de trace, il convient, à présent, d'indiquer où pouvait bien se trouver celui-ci. Tout d'abord, un document du xiii⁰ siècle, transcrit dans un cartulaire de Saint-Eloi du même temps, sous le titre : « *C'est l'ordenance au prieur de* « *S. Eloy de Paris, comment la terre de S. Pol et d'ailleurs doibt* « *estre esbournée* », nous permet de résoudre suffisamment la question. En effet, après avoir fait partir de la porte Baudoyer [2] les limites de ce bornage, ce document nous les montre plus loin se continuant ainsi vers l'est : « Item, si devra aller à la « meson Richart le charbonnier, laquelle est de S. Eloy, qui « joint à la meson Guillaume Roussiau le pelletier, qui est an « l'antrée de la meson à la Guespine, à main destre, tout an « suivant jusques à la *meson de Joï.* Item, si devon retourner « de l'autre part de la voie, à main senestre, à la meson au « barbier, qui est de S. Eloy, laquelle fait le coignon de ladite « rue (de Jouy) et de la rue S. Anthoine, tout an suivant « jusques au coignon de la rue Percïée (rue du Prévôt)..... » [3]

La « meson de Joï », ainsi rencontrée à main droite en

---

(1) Sauval, *loc. cit.*, t. II, p. 270.

(2) Cette porte Baudoyer faisait partie de l'enceinte capétienne qui précéda celle de Philippe-Auguste ; elle marquait l'extrémité de la rue Saint-Antoine ; la place Baudoyer actuelle occupe son emplacement. Lorsque l'enceinte de Philippe-Auguste fut construite, le nom de cette porte fut alors transporté à la porte ouverte aussi sur la rue Saint-Antoine, à hauteur du point aujourd'hui marqué par l'entrée du lycée Charlemagne ; cette seconde porte Baudoyer s'appela aussi porte Saint-Antoine.

(3) Archives Nationales, LL. 75, f⁰ 6 recto.

allant vers Saint-Paul, c'est-à-dire du côté des numéros impairs actuels de la rue de Jouy, se trouvait donc située entre la « meson à la Guespine », dont l'impasse de ce nom marque, depuis lors, la place ou la proximité, et la rue des Nonnains d'Hyères, où les limites du bornage en question n'atteignaient pas, puisque de la maison de Jouy elles retournaient brusquement de l'autre côté de la voie pour gagner le coin des rues de Jouy et de Saint-Antoine. Ceci posé, on peut enfin achever de déterminer, avec une approximation suffisante, la situation exacte de l'hôtel de Jouy, grâce à des documents qu'il est facile d'invoquer. Mais avant tout, il devient impossible de confondre cet hôtel avec celui d'Aumont, grâce encore au texte suivant de Sauval : « L'hôtel de Jouy, qui a communiqué son « nom à la rue où il était, tombant en ruines en 1658, et « n'étant loué que 50 livres par bail emphytéotique, le sieur « Pierre de Bellièvre, qui en était abbé commendataire, obtint « du roi la permission de l'aliéner, qu'il fit enregistrer au « Parlement dans les registres des Ordonnances. » [1]

Ainsi nous verrons, par les anciens titres de propriété de l'hôtel d'Aumont, que celui-ci, en 1658, appartenait déjà depuis plusieurs années au maréchal Antoine duc d'Aumont, et qu'aucun de ses attenants et aboutissants n'était l'hôtel de Jouy. Bien plus, en suivant vers Saint-Paul, il ne restait plus que deux maisons de ce côté de la rue de Jouy, avant d'aboutir rue des Nonnains d'Hyères ; mais elles étaient vraiment trop peu importantes pour avoir pu convenir au logement des abbés de Jouy ; d'ailleurs elles formaient angle et retour sur la rue des Nonnains

(1) Sauval, loc. cit., t. 1er, p. 144 ; t. II, p. 269. — Pierre de Bellièvre, seigneur de Grignon, fils de Nicolas de Bellièvre, président à mortier, et petit-fils de Pomponne de Bellièvre, chancelier de France sous Henri IV, fut conseiller au Parlement, président aux requêtes du Palais, ambassadeur extraordinaire en Angleterre, succéda à son oncle Albert de Bellièvre comme abbé commendataire de Jouy, et mourut en 1683, âgé de 72 ans. (Voir l'*Histoire généalogique* du P. Anselme et le *Dictionnaire de la noblesse* de La Chesnaye-Desbois.)

d'Hyères, et nous venons de constater que l'ancien bornage de la terre de Saint-Paul, qui limitait ici la censive de Saint-Eloi, n'atteignait pas jusque-là. Enfin, de l'autre côté de l'hôtel d'Aumont, l'hôtel de Fourcy, comme nous le constaterons par la suite, se trouvait déjà depuis longtemps bâti. Conséquemment l'hôtel de Jouy ne pouvait exister qu'entre l'hôtel de Fourcy et l'impasse Guépine, c'est-à-dire dans la censive de Saint-Eloi, comprise dans celle de l'évêque de Paris dès le xiv⁰ siècle. Or, le terrier du Roi de 1700 indique précisément que la censive de l'archevêché s'arrêtait à l'hôtel de Fourcy, où commençait la censive du roi, laquelle comprenait la majeure partie de l'hôtel d'Aumont, d'où elle s'étendait bien au delà de la rue des Nonnains d'Hyères [1]. Une justification de notre dire, relative à l'emplacement de l'hôtel de Jouy, se rencontre encore dans une charte du mois de juillet 1342, par laquelle Philippe VI de Valois, en récompense des services que lui rend son chambellan, Jean seigneur d'Andresel, lui donne la maison qui fut à Gilles Granche, chevalier; laquelle maison était « séant à Paris, entre la porte Baudoyer et « la porte Saint-Anthoine, à l'opposite de la dame de la Saussoie, « rue Saint-Antoine, et aboutissant par derrière devant la « maison des religieux de Jouy » [2] : ce qui montre suffisamment que la maison, ainsi octroyée audit seigneur d'Andresel, ne pouvait être située autre part que dans la pointe formée par les rues Saint-Antoine et de Jouy, vis-à-vis l'hôtel de Jouy et contre la maison du coin, mentionnée au bornage de la terre de Saint-Paul, comme étant de la censive de Saint-Eloi et appartenant à un barbier. Mais nous pouvons encore mieux préciser l'emplacement en question, car nous verrons aussi, plus loin, que l'hôtel de Fourcy, anciennement la maison à

[1] Archives Nationales, Q¹ˣ 1099 ¹⁰¹.
[2] M. Jules Viard, *Documents parisiens du règne de Philippe VI de Valois*, t. II, p. 168, 169.

l'enseigne de *l'Ermitage,* ne touchait pas encore l'hôtel de Jouy, mais en était séparé tout au moins par la maison à l'enseigne *du Grégeois*, dont la place est marquée aujourd'hui par le numéro 11 de la rue de Jouy [1] : ce qui reporte évidemment l'hôtel de Jouy vers les numéros 13, 15 et 17.

Ainsi, nous connaissons déjà des maisons de la rue de Jouy, aux xiiie et xive siècles, d'abord celles de la Guépine et de Jouy d'un côté de la voie ; puis l'hôtel des abbés de Chaalis, la maison de Jean d'Andresel et celle du barbier, sur le côté opposé : soit en tout cinq maisons seulement ; mais la rue de Jouy en comptait certainement un plus grand nombre. Des titres du prieuré de Saint-Éloi, faisant partie des archives de l'archevêché, en mentionnent bien d'autres, dont les suivantes : 1° trois maisons sur lesquelles Adam Paridan, leur propriétaire, fait une donation de 40 sous parisis de rente aux religieux de l'abbaye de Notre-Dame de Chage (diocèse de Meaux), le 16 juin 1335 ; — 2° la maison attenant d'une part à celle qui fut à la Belle Alips, et d'autre à Marie de Cambray, aboutissant à l'abbé de Jouy, et sur laquelle son propriétaire, Jean de Chartres, marchand de vin, vend à Guillaume de Vanves, bourgeois de Paris, 4 livres 14 sous et 8 deniers parisis de rente, le 8 juin 1336 ; — 3° la maison qui fut à Guillaume Huré, maçon, tenant d'une part au « *manoir* » de dame des Barres et d'autre part à la grange de Thibaut Clément, sur laquelle son propriétaire, Sançon, vend 71 sous parisis de rente à la veuve de Guillaume de Vanves, le 5 juin 1338 ; — 4° la maison à l'enseigne de *la Fleur de lys* et celle dite de *la Pomme*, toutes deux s'entretenant, et sur chacune desquelles leur propriétaire, Jean Gaucher, fripier, vend une rente de 20 sous parisis à Jacques Nivelle, prêtre et secrétaire de l'évêque de Paris, les 7

---

[1] Voir Titres de propriété de la Pharmacie Centrale de France, *Sentence du Trésor, du* 1er *août* 1624.

et 25 juin 1392 [1]; — soit donc ensemble, sept autres maisons de la censive de Saint-Eloi.

La rue de Jouy, avec ses abords et quelques-unes de ses plus anciennes maisons, étant ainsi quelque peu définie pour les besoins de l'étude que nous consacrons à l'hôtel d'Aumont, nous ne devons tarder plus longtemps d'entrer en matière.

*
* *

Le plus ancien titre de propriété que nous connaissions concernant l'hôtel d'Aumont est une sentence du Châtelet, en date du 28 février 1428 (nouveau style), [2] maintenant aux marguilliers de l'église Saint-Gervais la propriété d' « une « maison à appentiz (auvent) sur rue, ... assise à Paris, en la « rue de Jouy, qui fu (à) maistre Pierre Cousinot, appelée « la *maison au Dé*, tenant d'une part à Me Jehan de Conflans, « et d'aultre part à Guillemette, vefve de feu Pierre le Barbier, « aboutissant par derrière au jardin dudict Me Jehan de « Conflans : .... » à charge pour lesdits marguilliers de continuer à payer chaque année, à l'Hôtel-Dieu, une rente de 26 sous 8 deniers parisis, que celui-ci avait droit de prendre sur cette maison, indépendamment des arrérages échus depuis quatre ans et trois termes [3]. Comme nous l'expliquerons plus loin, cette maison, avec celle de Jean de Conflans, faisait partie de l'emplacement où, deux siècles plus tard, s'éleva l'hôtel d'Aumont.

Or, dès le commencement du xve siècle, vivait à Paris une

---

[1] Archives Nationales, S. 1085 B, pièces n°s 22, 23, 24, 25, 26, 27 et 28.

[2] Jusqu'en 1582, époque où le pape Grégoire XIII réforma le calendrier en faisant partir l'année du premier Janvier, les titres de propriété de la Pharmacie Centrale de France, antérieurs à cette réforme, se trouvent datés suivant le calendrier Julien, où l'année commence le jour de Pâques ; en conséquence, nous avons rétabli les dates de ces titres d'après le calendrier Grégorien, c'est-à-dire d'après le *nouveau style*, toutes les fois que ces dates tombaient avant le jour de Pâques.

[3] Titres de propriété de la Pharmacie Centrale de France, *Sentence du Châtelet du 28 février 1428* (n. st.).

famille de notables magistrats du nom de Cousinot, originaires
d'Auxerre, en tête desquels apparaît Pierre Ier, procureur du roi
en cette ville, anobli en 1411, et qui aurait été le père de
Pierre II et de Guillaume Ier, honorablement mentionnés dans les
chroniques du temps. Pierre II est vraisemblablement l'ancien
propriétaire sus-mentionné de la maison *au Dé ;* il naquit vers
1380 et fut procureur-général au parlement de Paris. C'est en
cette qualité que, lorsque le parlement fut transféré à Poitiers,
il soutint les *Libertés gallicanes*, contre le roi lui-même, en
s'opposant à l'enregistrement de l'ordonnance du 14 février 1425
(nouv. st.) (1). Son frère, Guillaume Ier, fut d'abord avocat
au parlement de Paris, en 1405. Deux ans après, Louis d'Orléans ayant été assassiné par ordre de son cousin Jean-sans-Peur,
un docteur en théologie, Jean Petit, fit publiquement l'apologie de
ce crime. Mais bientôt, sur les instances de Valentine de Milan,
veuve de la victime, une nouvelle assemblée fut convoquée au
Louvre le 11 septembre 1408. Là, par l'organe de Guillaume
Cousinot, attaché à sa maison, elle repoussa les indignités du
théologien bourguignon, et défendit son mari en prenant à son
tour l'offensive de l'accusation. Ce plaidoyer fut l'origine de la
fortune des Cousinot (2). Nommé chancelier du duc d'Orléans
en 1419, Guillaume Ier fut aussi conseiller du régent (Charles VII).
Il est plutôt connu sous le nom de Cousinot *le chancelier*, pour
le distinguer de son neveu, Guillaume II Cousinot, seigneur de
Montreuil (près Vincennes). Ce dernier, né vers 1400 et mort
âgé de plus de quatre-vingts ans, servit successivement les rois
Charles VII, Louis XI et Charles VIII, non seulement comme
magistrat, mais aussi comme homme d'épée et diplomate ;
écrivain élégant, Cousinot de Montreuil a laissé, sur son temps,
d'excellentes chroniques.

(1) Didot frères, *Nouvelle biographie générale*, au mot *Cousinot*.
(2) Vallet de Viriville, *La chronique de la Pucelle* ou *Chronique de Cousinot*. Introduction, p. 16 et suivantes.

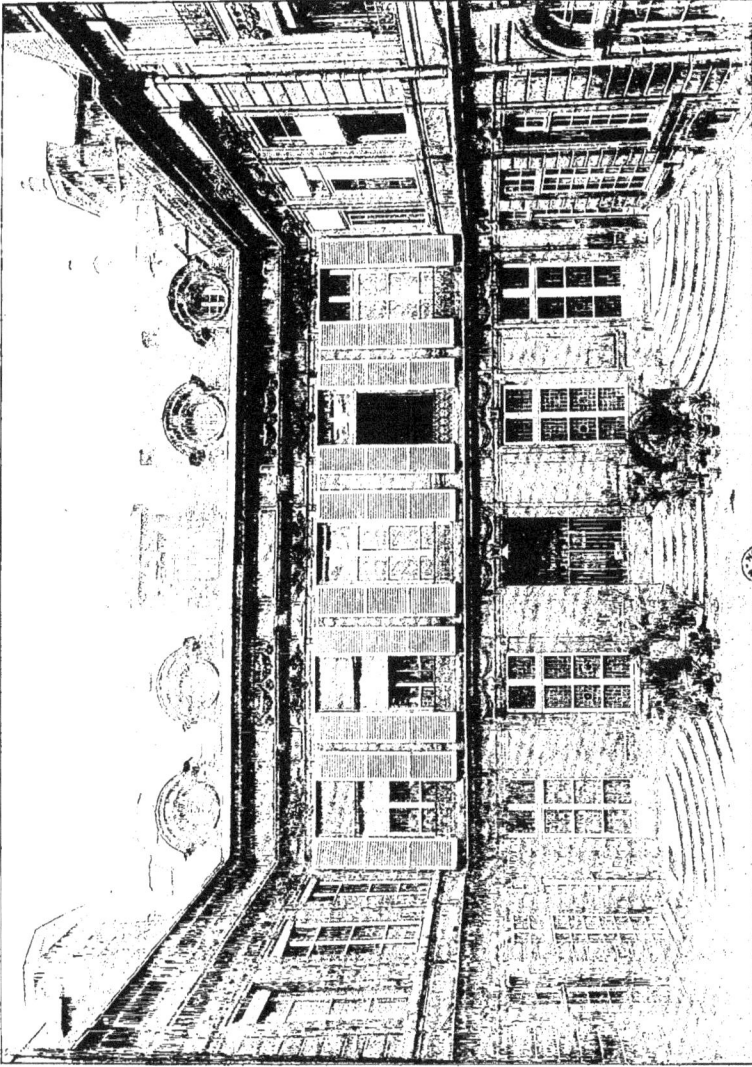

HÔTEL D'AUMONT. — COUR D'HONNEUR : FAÇADE DE FRANÇOIS MANSART.

(Cliché J. David).

Tous ces Cousinot, ainsi restés toujours fidèles à la cause de la maison de France, durent infailliblement être dépouillés par les Anglais, devenus maîtres de Paris, des biens qu'ils y possédaient, comme nous le montrent d'ailleurs des documents authentiques du temps, à l'égard notamment de Guillaume Cousinot, le chancelier, dont le roi d'Angleterre, Henri VI, par une ordonnance de février 1423 (n. st.), confisque, au profit de Guillaume de Châtillon, capitaine de Reims, la maison située rue Sainte-Croix-de-la-Bretonnerie, au coin de la rue de l'Homme-Armé [1]. Aussi est-il bien permis d'admettre que c'est par suite des circonstances et des évènements que la maison *au Dé* de la rue de Jouy, qui fut à Pierre Cousinot, passa, en 1427, aux mains des marguilliers de Saint-Gervais.

Le 29 mars 1447 (n. st.), un autre jugement du Châtelet donne quittance aux marguilliers de Saint-Gervais, encore détenteurs de la maison *au Dé*, des arrérages par eux payés à l'Hôtel-Dieu, compris le terme de Pâques prochain venant, pour la susdite rente de 26 sous 8 deniers parisis, qu'ils lui doivent sur cette maison ; laquelle est ainsi désignée suivant les termes du nouveau jugement : « Une maison *à pignon sur rue*....
« assise à Paris, en la rue de Joy, qui fut et appartint à
« maistre Pierre Cousinot, où soulloit pendre pour enseigne
« *le Dé*, et de présent y pend *le Croissant* ; tenant d'une part à
« ung hostel où est l'enseigne *Sainct-Christofle*, appartenant à
« Girard de Conflans, et d'aultre part à ung hostel qui fut à feu
« Hue de la Fontaine, et de present appartenant aus enfans de
« feu Me Oudart Gencien, comme l'en dict ; aboutissant par
« derrière au jardin de sire Jehan Gencien.... » [2].

Comme nous rencontrerons encore ce tenant et cet abou-

---

[1] Auguste Longnon, *Paris pendant la domination anglaise*, p. 80 ; — Sauval, *loc. cit.*, t. III, p. 572.
[2] Titres de propriété de la Pharmacie Centrale de France, *Sentence du Châtelet du 29 mars 1447* (n. st.).

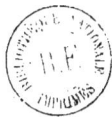

3

tissant sous le même nom de Gencien, nous croyons qu'il n'est pas non plus sans intérêt de rappeler succinctement les souvenirs qu'il évoque. Dès le xiiie siècle, ce nom était déjà donné à une petite rue ou ruelle existant non loin de ces parages, entre les rues de la Tixeranderie et de la Verrerie, dans la direction de la rue du Temple, En 1263 et 1264, le cartulaire de Saint-Maur fait mention de Pierre Gencien, dont la maison située rue de la Tixeranderie, vis-à-vis de cette ruelle, était occupée par des lombards [1]. Dans le rôle de la taille de 1292, sous Philippe-le-Bel, la dite ruelle est appelée *rue Sire-Gencien ;* puis *ruelle Jean-Gencien*, dans le censier de Saint-Eloi de 1367 ; puis *rue Jacques-Gencien* et *rue Gencien* tout court, *vicus Gentianus*, en 1387, suivant le compte des Heures de Notre-Dame. Enfin, d'après Sauval, un Guillaume Gencien demeurait encore, en 1391, dans le logis ancestral, où sa présence contribua certainement à maintenir à la rue le nom de Gencien que ses pères lui avaient donné, et ce n'est qu'après 1506 qu'elle prit la dénomination de *rue des Coquilles*, à cause d'un hôtel, dont la porte et les fenêtres étaient ornées de coquilles, et que l'on avait construit, en 1487, à l'un de ses coins sur la rue de la Tixeranderie [2].

Or, les Gencien étaient une opulente famille parisienne qui se distingua notamment dans la magistrature municipale. En tête des illustrations que produisit cette famille, il ne faut pas oublier de mettre ces deux héroïques bourgeois, Jacques et Pierre Gencien, qui, placés auprès du roi, à la bataille de

[1] *Lombards*, nom que l'on donnait en ce temps-là aux changeurs, banquiers ou monnayers, parce qu'ils étaient, pour la plupart, originaires de la Lombardie.
[2] Cf. H. Géraud, *Paris sous Philippe-le-Bel*, p. 120 et 278 ; — Sauval, *loc. cit.*, t. Ier, p. 127 ; — Jaillot, *loc. cit.*, t. III, *Quartier de la Grève*, p. 14. — La *rue des Coquilles* est devenue, depuis environ cinquante ans, l'entrée de la rue du Temple, entre la rue de Rivoli et la rue de la Verrerie. En 1853, la percée du prolongement de la rue de Rivoli a fait disparaître la rue de la Tixeranderie, ainsi que l'*hôtel des Coquilles*, dont le souvenir s'est perpétué néanmoins dans la maison qui l'a remplacée au même point : des *coquilles* ont été reproduites du côté de la rue de Rivoli, sur la façade nouvelle.

Mons-en-Pévèle (1304), se firent bravement tuer pour le défendre [1]. Un des leurs, Jean Gencien, fut échevin en 1305, puis prévôt des marchands en 1321. C'est encore un Gencien, du prénom de Tristan, qui remplaça en 1358, le fameux Etienne Marcel dans la même charge prévôtale. En 1411, la première élection populaire remit cette prévôté aux mains d'un autre Pierre Gencien, qui était déjà trésorier de France ; il est marqué, avec ses trois frères, Oudart, Jean et Benoît, au nombre des émigrés, dans le compte des confiscations anglaises de 1420 à 1434 [2]. Des lettres de rémission, datées du 21 décembre 1431, furent accordées par Henri, roi de France et d'Angleterre, à Jacqueline Couraud, veuve, depuis un an, de Jean Gencien, jadis conseiller du roi Charles VI en sa cour de parlement, lequel, après l'entrée des Bourguignons à Paris et le massacre de deux de ses frères, Oudart et Benoît, s'était réfugié à Toulouse, puis à Béziers où il avait vécut en s'occupant exclusivement de pratique judiciaire [3]. Ce Jean Gencien est, sans aucun doute, celui qu'on voit mentionné dans le titre précité du 29 mars 1447, comme ayant été propriétaire d'un jardin contigu à l'hôtel appartenant à ses neveux, les « enfants de feu Oudart Gencien », auquel jardin aboutissait, par derrière, la maison *du Croissant*, alias *du Dé*. Quant à ses deux infortunés frères, l'un, Oudart Gencien, avait été conseiller au parlement de Paris en 1403 [4] ; l'autre, Benoît Gencien, religieux de Saint-Denis, docteur en théologie, et

---

(1) *Les grandes chroniques de France*, édition de Paulin-Paris, t. V, p. 165. — On croit que Pierre Gencien est le poète qui composa un ouvrage en vers dans lequel sont célébrées cinquante des plus belles dames de son temps ; elles y sont représentées comme s'exerçant dans un tournoi, pour s'habituer aux fatigues et aux dangers d'une croisade où elles voulaient accompagner leurs chevaliers.

(2) Sauval, *loc. cit.*, t. III, p. 196 et 584. — Parmi les biens confisqués à ces Gencien, on remarque notamment deux hôtels, des fiefs, des moulins et d'autres héritages, le tout situé à Charenton. Une Jeanne Gencien possédait la seigneurie du pont de Charenton.

(3) A. Longnon, *loc. cit.*, p. 323.

(4) Idem ; — Blanchard, *Eloge des premiers présidents au Parlement*, p. 13.

l'un des orateurs les plus éminents de son temps, avait aussi
osé combattre, en 1414, l'odieuse apologie de l'assassinat du
duc d'Orléans prononcée par Jean Petit [1]. Il fut choisi plusieurs
fois pour porter la parole dans les remontrances que l'Université adressa aux princes du sang, et représenta ce même
corps au concile de Constance, où il se distingua par son
éloquence et son savoir. Ce qui a surtout fait connaître son
nom, c'est la célèbre chronique latine, connue sous le titre de :
Histoire de Charles VI par le moine de Saint-Denis, dont il
a longtemps passé pour être l'auteur, parce qu'il suivait ordinairement le roi à l'armée et même aux sièges des villes, en
qualité d'historiographe [2]. Mais, à présent, on doute avec
raison que cet ouvrage soit de Benoît Gencien.

Pour ce qui est de la maison que les Gencien, avons-nous
dit, possédaient rue de Jouy, et à laquelle attenait l'hôtel *du
Croissant,* nous avons vu que, en 1428, elle appartenait à
Guillemette, veuve de feu Pierre Le Barbier, et que, après
avoir été la propriété de Hue de la Fontaine, on la retrouvait
en 1447, c'est-à-dire après l'occupation anglaise, aux mains des
enfants d'Oudart Gencien. Dans un acte du 19 avril 1461, que
nous rappellerons ci-après, cette maison est désignée comme
étant la propriété de Jacques Olivier. Ce Jacques Olivier est
de la famille bien connue des Olivier, seigneur de Leuville et
de Mancy ; il fut procureur au Parlement de Paris et eut un
fils qui devint premier président de cette cour. Son petit-fils,
François Olivier, fut garde de sceaux et chancelier de France,
de 1545 à 1560. Un autre acte, du 11 juillet 1528, dont il sera
fait aussi mention plus loin, montre ensuite que la maison était
encore en la possession de la même famille, dans les personnes
de la veuve et des héritiers de Jean Olivier, seigneur de

[1] Félibien et Lobineau, *Histoire de la Ville de Paris*, t. II, p. 762, 776
et 780.
[2] Idem, *id.*, t. II, p. 780.

Mancy. Cependant la dite maison, qui avait alors pour enseigne *l'Ermitage*, était revenue peu après aux mains des Gencien; une déclaration de l'un d'eux, Jean Gencien, désigne ainsi les lieux : « une maison, court et jardin,... qui furent à Guil-« laume Gencien, assis à Paris, rue de Jouy, tenant d'une « part à une maison où pend pour enseigne *le Grégeois*, « et d'autre part *au Croissant noir*, et chargée envers les carmes « Billettes de 8 deniers de cens [1] ». Aux termes d'une sentence du Châtelet donnée, le 9 juin 1540, au profit de ces religieux, contre Pierre Sanson, celui-ci est condamné à leur payer les lods et ventes de l'acquisition par lui faite de cet immeuble aux Gencien [2]. En 1573, l'ancienne maison de l'*Ermitage* se retrouvait en la possession d'un M° Olivier de Leuville, puis en celle de ses héritiers, en 1595 ; elle appartenait enfin, en 1623, à Henry de Fourcy [3], sieur de Chessy, président de la chambre des comptes de Paris, conseiller du roi en ses conseils, surintendant des bâtiments de Sa Majesté, mort en 1638. Après lui, son fils, de même prénom, devint propriétaire de l'immeuble, connu désormais sous le nom d'*hôtel de Fourcy*. Ce deuxième Henry de Fourcy fut président des enquêtes en 1653, et prévôt des marchands de 1684 à 1691 [4]; c'est lui qui fit ouvrir la rue voisine qui porte son nom ; ce n'était anciennement qu'un cul-de-sac ouvert sur la rue Saint-Antoine, et connu sous le nom de *ruelle sans Chef*, dès 1313 [5]. L'hôtel de Fourcy, qui porte actuellement le numéro 9 de la rue de Jouy, a été occupé depuis 1859 par l'*Institution Harant*, jusqu'au jour où, il y a quelque

(1) Titres de propriété de la Pharmacie Centrale de France, *Sentence du Trésor du 1er août 1624.*

(2) Idem, *id.*

(3) Id., *Actes du 23 mai 1573 et du 11 juillet 1595; décret d'adjudication du 12 juillet 1623.*

(4) La Chesnaye-Desbois, *Dictionnaire de la Noblesse.*

(5) Félix et Louis Lazarre, *Dictionnaire des rues et monuments de Paris*; Jaillot, *loc. cit, t. III, Quartier Saint-Paul*, p. 16

vingt ans, celle-ci a été remplacée par une école communale professionnelle de jeunes filles, appelée *école Sophie Germain*.

Pour en revenir à l'ancienne maison à pignon sur rue, où pendirent successivement les enseignes *du Dé, du Croissant*, puis *du Croissant noir*, l'acte précité du 19 avril 1461 nous apprend qu'elle appartenait, à cette date, à Jeanne, veuve de feu Etienne Noviant, en son vivant procureur du roi en ses chambres des comptes et du trésor de Paris [1]. Dans cet acte, il est stipulé que, « pour la singulière devocion, amour et « dilection qu'elle et ledict defunct son mary ont euz dès long-« temps et qu'elle a encores à present au collège de Laon, « fondé à Paris, au dessoubz du mont Saincte-Gene-« viefve,..» [2] aussi bien que « pour faire le salut de son aame « et de son dict feu mary,... » la dame susdite constitua une rente annuelle et perpétuelle de 40 sous parisis à prendre sur sa maison, au profit de ce collège, à charge pour celui-ci de faire dire, chanter et célébrer chaque année, dans sa chapelle, un certain nombre de messes et d'obits pour la mémoire d'elle et de son époux. Suivant la teneur de cet acte de fondation, la maison, ainsi chargée, est décrite en ces termes : « Une maison, court, jardin et appartenances,... « appartenant à la dicte veufve de son conquest, comme « elle disoit, assiz à Paris, en la rue de Jouy ; tenant d'une « part à maistre Jacques Olivier et Mᵉ Pierre de Morvillier, « et d'aultre part à la dicte veuve, à Girard de Conflans et « aux jardins de l'hostel Jehan Gencien ; aboutissant par « derrière audict Gencien, à ladicte veufve et à Jehan Sore ;

---

(1) Titres de propriété de la Pharmacie Centrale de France, *Acte passé devant Gilles Godin et Nicolas Eveillard, notᵉˢ, le 19 avril 1461*.

(2) Le collège de Laon était situé entre la rue des Carmes et celle de la Montagne-Sainte-Geneviève, contre le couvent des Grands-Carmes, remplacé par le marché de la place Maubert. Ce collège fut fondé en 1313, par Guy, chanoine de Laon, et Raoul de Presles, clerc du roi, pour des écoliers du diocèse de Laon. En 1763, ce collège fut réuni au collège Louis-le-Grand ; ses bâtiments ont depuis disparu, par suite de l'agrandissement de la place Maubert et des voies adjacentes.

« et encore ayant yssue par derrière à une *allée* allant à la
« Mortellerie : en la censive du roi... ».

De même que le nom de Gencien, nous trouverons encore
mentionnée, dans divers titres ultérieurs, cette allée qui
deviendra, par la suite, l'*impasse d'Aumont*. Comme à présent,
elle devait aboutir, au moyen d'un escalier de douze à quinze
marches, à une porte de derrière de l'ancienne demeure des
Gencien, devenue l'hôtel de Fourcy, dont le sol est resté
d'environ trois mètres plus élevé que celui de cette allée. Quant
à l'issue que la maison *du Croissant* avait jadis en cet endroit
pour gagner la *rue de la Mortellerie* (aujourd'hui *rue de l'Hôtel-
de-Ville*) [1], elle existe encore dans la petite porte latérale
qu'on aperçoit à droite, au haut de l'escalier, et qui ouvre sur les
arrière-locaux de la *Pharmacie Centrale de France*. Il est évident
que l'allée en question n'est autre que le cul-de-sac désigné par
l'historien Jaillot, sans qu'il ait pu en préciser la situation,
sous le nom de *Longue-Allée ;* elle avoisinait un grand logis
nommé la *Cour Gencien* [2], et Sauval la comptait parmi les
impasses et arrière-cours qui étaient, de son temps, c'est-
à-dire vers 1650, habitées par des gueux, des artisans pauvres
et des gagne-deniers [3] : il semble, depuis lors, que les lieux
n'aient guère changé, tant ils ont conservé leur aspect misérable
d'autrefois. Supprimée par ordonnance royale du 4 février 1843,
l'impasse d'Aumont a été vendue, aussitôt après, au sieur
Paturaud, à raison de vingt-cinq francs le mètre, sous la réserve

(1) Le *Dict des rues de Paris*, de Guillot, nous montre que dès la fin du xiii° siècle,
cette rue s'appelait *de la Mortellerie* : il est probable que c'est à cause des *morteliers*
(maçons), manieurs de plâtre et de *mortier*, qui ont habité de tout temps et continuent
même d'habiter cette rue, où leur corporation avait son bureau au xviii° siècle. C'est
par décision ministérielle du 16 février 1835 que cette rue changea son ancien nom en
celui *de l'Hôtel-de-Ville*, afin de calmer la frayeur superstitieuse causée par le choléra
de 1832, dont furent victimes un grand nombre de ses habitants : il semblait pour la
plupart des gens, étrangers à la science étymologique, que ce nom de *Mortellerie* fût
d'un funeste présage, et qu'il fallait le faire disparaître.

(2) Jaillot, *loc. cit.*, t. III, *Quartier Saint-Paul*, p. 23.

(3) Sauval, *loc. cit.*, t. I°, p. 129.

des droits de passage et d'écoulement des eaux, que les autres propriétaires riverains pouvaient avoir [1].

En reprenant la suite de nos recherches, nous retrouvons, au commencement du xvie siècle, l'ancien logis *du Croissant*, entre les mains de Pierre Le Royer, receveur des impôts et fouages du diocèse de Mantes, à cause de sa femme, Anne Le Roy, qui y avait succédé à Jean Ribacin, receveur de Chartres [2]. C'était alors une « *grande maison* » composée de deux corps d'hôtel, l'un entre cour et jardin, et l'autre sur la rue de Jouy, où elle avait son entrée. Ce deuxième corps d'hôtel était accompagné d'une petite maison « appliquée à estables », qui s'ouvrait sur la cour seulement, et en arrière de laquelle partait une allée, mesurant sept toises de long sur une de large, par où s'écoulaient les eaux ménagères. Le tout, enfin, était encore chargé, en outre du cens dû au domaine du roi, de la rente annuelle et perpétuelle de 40 sous parisis, constituée précédemment par la veuve d'Etienne Noviant au profit du collège de Laon [3].

Pierre Le Royer et sa femme, Anne Le Roy, agrandirent leur propriété, en achetant, suivant acte du 15 mars 1510 (n. st.), à Jean Guérin, marchand chapelier, bourgeois de Paris, une petite place où il y avait un mûrier, et qui était située derrière et contre leur jardin. Ce terrain mesurait 5 toises 5 pieds et demi de long, sur 3 toises 2 pieds de large, et joignait, à droite, une ruelle descendant à la rue de la Mortellerie [4]. Sans aucun doute, cette ruelle n'est autre que l'allée dont nous venons de parler, comme elle est certainement la même que Jaillot

(1) *Recueil de lettres patentes, ordonnances royales, décrets et arrêtés préfectoraux concernant les voies publiques, dressé sous la direction de M. Alphand.*
(2) Titres de propriété de la Pharmacie Centrale de France, *Transaction passée devant Mahcut et Montigue, not^{res}, le 2 mai 1530.*
(3) Titres de propriété de la Pharmacie Centrale de France, *Décret d'adjudication au Châtelet du 11 juillet 1528.*
(4) Idem, *Acte de vente passé devant Pierre Pichou, l'aîné, et Pierre Pichou, le jeune, not^{res}, le 15 mars 1510 (n. st.).*

mentionne encore dans ces parages, sous le nom de *ruelle du Mûrier*, en s'abstenant aussi d'en fixer au juste la position [1].

Après la mort des époux Pierre Le Royer et Anne Le Roy, leur habitation de la rue de Jouy, ainsi agrandie, fut vendue de la façon suivante, en vertu de deux jugements de licitation rendus successivement, les 18 avril et 18 mai 1528, entre les co-héritiers de la succession d'Anne Le Roy, parmi lesquels nous avons retenu les noms de Le Roy, Gorris, Perceval, Guyot, etc., que nous rencontrerons encore : 1° le 11 juillet de la même année, l'un des dits co-héritiers, Raoul Guyot, notaire et secrétaire du roi, contrôleur de l'audience de la chancellerie de France, se rendit adjudicataire de la « grande maison », c'est-à-dire de celle anciennement dite *du Croissant*, telle qu'elle vient d'être décrite, non compris toutefois celle servant d'étable, moyennant la somme de 3,300 livres tournois et à charge, en outre, des cens et arrérages qu'elle pouvait devoir et de la rente de 40 sous parisis dont elle était restée redevable envers le collège de Laon. Dans le décret de cette adjudication, l'emplacement de cette grande maison est indiqué : « tenant d'une part à la maison et jardin appartenans « aux vefve et héritiers de Jehan Olivier, seigneur de Mancy, « d'aultre part à ung jardin et lieux qui furent à feu Gencien et « à une petite maison estant et respondant sur la dicte rue de « Jouy, de présent applicquée à estables servans à ladicte « grant'maison, laquelle petite maison n'a aulcune yssue en « ladicte rue de Jouy ; aboutissant ladicte grant'maison, par « devant, à ladicte rue de Jouy, d'un bout, et, par derrière, « aux hoirs dudict feu Gencien et à une *courcelle* (petite cour) « et lieu ayant yssue à une ruelle qui a aussy yssue en la rue « de la Mortellerie, d'aultre part [2]. » 2° Puis, le 19 août

(1) Jaillot, *loc. cit.*, t. III, *Quartier Saint-Paul*, p. 23.
(2) Titres de propriété de la Pharmacie Centrale de France, *Décret d'adjudication du 11 juillet 1528.*

suivant, le même Raoul Guyot se rendit encore adjudicataire de la petite maison désignée ci-dessus, « applicquée à estables, » couverte de tuiles, avec une petite cour derrière, « assise en la « rue de Jouy, où souloit pendre *l'Imaige Saincte-Catherine* » : dans cette dernière adjudication était comprise la petite place ou courcelle, où il y avait un mûrier [1], et que les défunts époux, Pierre Le Royer et Anne Le Roy, avaient acquise, ainsi que nous l'avons dit.

Raoul Guyot vivait encore en 1530, puisque le 2 mai de cette année, il passait une transaction avec Robert Gauthier, sergent du parloir aux bourgeois de la Ville de Paris, par laquelle il lui accordait six écus d'or au soleil pour le dédommager de la jouissance de la « courcelle » au mûrier, dont il le privait par suite de l'acquisition qu'il en avait faite, comme nous venons de le voir, sur la succession d'Anne Le Roy [2]. Quoi qu'il en soit, Raoul Guyot était certainement mort en 1537, car on voit alors son fils, Claude Guyot, sieur de Charmaux, qui lui a succédé par droit de survivance, dans ses charges et offices de notaire et secrétaire du roi, et de contrôleur de l'audience de la chancellerie de France, être détenteur des biens paternels de la rue de Jouy, tant en son nom qu'en celui de son frère mineur, Raoul IIe du nom [3]. Celui-ci étant mort avant sa majorité, Claude Guyot hérita de sa part et accrut ainsi son lot, qu'il avait déjà grossi de plusieurs acquisitions. Pour commencer, il avait acheté, le 14 mars 1536 (n. st.), de Guillaume Boileau, avocat au parlement de Paris, et de sa femme, Barbe Beauvalet, moyennant la somme de 36 écus d'or au soleil, quatre toises de terrain en carré, enclavées dans son jardin, à

---

(1) Titres de propriété de la Pharmacie Centrale de France, *Décret d'adj^{on} du 19 août 1528.*

(2) Idem, *Transaction passée le 2 mai 1530, devant Jean Maheut et Pierre Montigue, not^{res}.*

(3) Idem, *Déclarations au domaine du roi des 20 mars 1538* (n. st.), *20 mars 1540* (id.), *et 16 Janvier 1583* (id.).

la charge pour les vendeurs de boucher toutes les vues du pignon de leur maison donnant sur le jardin de l'acquéreur [1]. Puis, le 21 janvier 1539 (n. st.), Claude Guyot avait acquis encore, pour le prix de 800 livres tournois, de Gabrielle Paulmier, veuve de François Le Bouleur, en son vivant avocat au Châtelet, une petite maison, que la venderesse avait eue en héritage de son père, Pierre Paulmier, examinateur au Châtelet, et qui était « assise rue de Jouy, à l'enseigne de l'*Image Saint-* « *Jacques*, tenant d'une part et aboutissant par derrière audict « acheteur, et d'aultre part aux héritiers de Jehan Perceval et « de Philippe Le Roy, jadis sa femme, et par devant sur « ladicte rue de Jouy, en la censive du roi » [2]. Cette petite maison restera désormais confondue avec la grande maison du *Croissant*, dans laquelle elle se trouvait enclavée.

Claude Guyot compléta ses acquisitions de la rue de Jouy par celle de la maison à l'*Image de Saint-Christophe*, qui attenait à l'hôtel *du Croissant* : nous l'avons déjà mentionnée comme appartenant, en 1428, à Jean de Conflans, puis à Girard de Conflans en 1447 [3]. Nous ignorons ce qu'étaient ces deux propriétaires ; nous savons seulement que, en 1390 et 1410, c'est-à-dire sous le règne de Charles VI, il existait un Jean de Conflans, notaire et secrétaire du roi [4]. Après Girard de Conflans, qui fut probablement le fils de Jean, cette maison avait appartenu à Dreux de Dammartin, lorsque, le 10 décembre 1490, elle fut vendue à Jean de Perceval l'aîné, receveur des tailles et aides en l'élection de Reims, et à son épouse Philippe Le Roy [5]. Le 15 avril 1542, les dénommés ci-

(1) Titres de propriété de la Pharmacie Centrale de France, *Contrat passé*, *le 14 mars 1536*, (n. st.), *devant Sarrazin et Trouvé, not^{res}.*
(2) Idem, *Acte passé devant Payen et Trouvé, not^{res}, le 21 janvier 1539* (n. st.).
(3) Id., *Sentences du Châtelet du 28 février 1428* (n. st.), *et du 29 mars 1447* (id.).
(4) Douët d'Arcq, *Choix de pièces inédites relatives au règne de Charles VI*, t. II, p. 15 ; — A. Tuetey, *Journal de Nicolas de Baye*, t. I, p. 328
(5) Titres de propriété de la Pharmacie Centrale de France, *Acte de vente du 15 avril 1542, passé devant Pierre Boule et Charles Maheut, not^{res}.*

après : Philippe Perceval, veuve de Pierre de Gorris, docteur régent de la Faculté de médecine ; Guillaume Budé, docteur aussi de la même Faculté, et Charlotte Perceval, sa femme ; Jeanne Perceval, veuve de Robert Péan, et son fils Jean, avocat au parlement ; Marie Fraguier, veuve de François Léchassier, marchand joaillier et bourgeois de Paris, fille de Mathieu Fraguier et de Marie Perceval, tant en son nom qu'en celui de ses frères ; tous co-héritiers de défunts Jean Perceval et Philippe Le Roy, son épouse, vendirent à leur tour, la maison à Cloud Sevalis, docteur en théologie, archidiacre de Mortaing, au diocèse d'Avranches. Dans l'acte de vente, l'immeuble est ainsi décrit : « une maison contenant deux corps d'hostel, iceluy de devant « estant à deux pignons sur rue,... où est contre le mur pour « enseigne l'*Imaige Sainct-Christofle ;* assise à Paris, rue de « Jouy, tenant d'une part à l'hôtel du *Croissant noir,* d'aultre « part et aboutissant par derrière à Mᵉ Claude Guyot, contrô- « leur de l'audience, et par devant sur la dite rue ; en la censive « des religieux de Notre-Dame-de-la-Charité, dits des Billettes, « et chargée envers eux, la totalité de la dite maison et lieux, de « huict deniers parisis de cens, et oultre de douze livres parisis « de rente non racheptable envers le doyen et chapitre de « Nostre-Dame de Paris, etc.... » [1] Une sentence du Trésor du 1ᵉʳ août 1624 mentionne bien que, par la suite, Claude Guyot acquit cette maison de Cloud Sevalis [2] ; mais il n'indique pas la date de cette acquisition, dont l'acte fait défaut parmi les anciens titres de la propriété actuelle, que nous avons consultés. Quoi qu'il en soit, nous verrons ladite maison faire partie du partage des biens de la succession de Claude Guyot.

Claude Guyot, comme nous l'avons dit, avait d'abord, par droit de survivance, succédé à son père dans ses charges et

(1) Titres de propriété de la Pharmacie Centrale de France, *Acte de vente passé devant Pierre Boule et Charles Mahent, notᵣᵉˢ, le 15 avril 1542.*
(2) Idem, *Sentence du Trésor du 1ᵉʳ août 1624.*

offices ; puis il fut reçu maître des comptes en 1551 et devint président en 1573. Entre temps, il fut nommé deux fois prévôt des marchands : la première pour quatre années, de 1548 à 1552; la seconde pour deux années, de 1564 à 1566. Mais cette dernière nomination, qui eut lieu sous l'administration de Catherine de Médicis, se fit dans des circonstances tout-à-fait exceptionnelles. En effet, rompant tout-à-coup avec l'ancienne coutume, le mode de scrutin du prévôt et des échevins fut singulièrement modifié, et l'élection remise presque entièrement au bon plaisir du roi. Charles IX avait déclaré, par lettres patentes du 14 juillet 1564, que dorénavant cette élection se ferait en nombre double ; qu'une liste en serait présentée au roi, qui se réservait de choisir, parmi les candidats désignés, celui qu'il jugerait le plus convenable. Cette atteinte grave et imprévue, portée aux libertés municipales, inquiéta le parlement, qui, avant d'enregistrer ces lettres patentes, voulut qu'elles fussent communiquées au corps de Ville de Paris. Dans sa séance tenue le 8 août, le corps de Ville supplia le parlement de vouloir bien faire à cet égard des remontrances au roi. Catherine de Médicis, qui s'attendait à quelque résistance, s'empressa, pour la vaincre sur-le-champ, d'écrire à la Ville « que le roi agréait que la prochaine élection se fît suivant l'usage accoutumé ». Aussitôt le parlement rendit un arrêt qui autorisait le corps de Ville à suivre ses anciens usages ; mais une seconde lettre royale du 25 août prescrivit de nouveau que l'élection serait faite en double et soumise à la volonté du prince ; et, malgré l'intention manifestée par les officiers municipaux d'adresser au roi des remontrances, il fut fait comme il avait été ordonné : le scrutin fut porté en cour, et le sieur Claude Guyot désigné comme prévôt des marchands. Cette violation des anciennes libertés municipales paraît s'être continuée jusqu'à l'année 1570 [1]; si elle fut un abus d'autorité,

[1] Le Roux de Lincy, *Histoire de l'Hôtel-de-Ville de Paris*, t. Iᵉʳ, p. 158, 159.

elle prouve néanmoins combien le mérite et les services du magistrat qui en avait été la cause, étaient appréciés du pouvoir royal. Mais, soit dit en passant, il n'empêche qu'à mesure que l'autorité souveraine augmenta, elle acquit une prépondérance marquée dans l'élection du prévôt des marchands. Le roi, la cour, avertissait le corps des électeurs pour lui recommander son candidat favori ; souvent cette puissante sollicitation était écoutée, mais il arrivait aussi quelquefois que le candidat protégé se trouvait écarté, et l'antique principe de l'autonomie communale conservait encore tous ses droits. Nous sommes loin, aujourd'hui, de ces coutumes municipales : depuis longtemps, Paris est privé de la liberté d'élire son maire.

Claude Guyot, sieur de Charmeaux, n'était donc pas un personnage de peu d'importance. Il avait épousé Marie Fraguier, fille de Jean Fraguier, seigneur de Courcelles, président des comptes à Moulins[1] ; il en eut un fils, Antoine Guyot, auquel il céda d'abord la survivance de ses offices de secrétaire du roi et de maître des comptes, avec une partie de ses biens et seigneuries. Puis, suivant un acte du 23 mai 1573, Claude Guyot et sa femme Marie Fraguier donnèrent encore, à ce même Antoine, leur maison, avec le jardin, où ils demeuraient rue de Jouy : « ladicte maison et jardin tenant d'un costé à la « maison et jardin de Mᵉ de Leuville-Olivier, d'aultre part à « une aultre maison appartenant auxdicts donateurs..., et au « jardin de Mᵉ Guérard ;... aboutissant à ladicte rue de Jouy, « et par derrière, à une petite maison appartenant auxdicts « donateurs, par laquelle ils ont un passaige pour aller en la « rue de la Morteïlerie ; lequel passaige ils donnent audict « Anthoine Guyot, leur fils[2]. » La prise de possession de

(1) Bibliothèque Nationale, Manuscrits, Cabinet des Titres, *Dossiers bleus*, vol. 342.

(2) Titres de propriété de la Pharmacie Centrale de France, *Acte passé devant Jean Quétin et François Ymbert, notres à Paris, le 23 mai 1573.*

cette maison ne fut cependant accordée à celui-ci par son père, que deux ans après, suivant acte du 28 novembre 1575. Dans cet acte, Claude est qualifié de président de la chambre des Comptes de Paris, avec la survivance pour son fils[1]. C'est vers ce temps que dut mourir Claude Guyot, l'acte de partage de sa succession étant daté du 23 mars 1577 (n. st.)[2].

Par suite de ce partage, une déclaration faite au domaine du roi, le 16 janvier 1582, par Pierre Viole, écuyer, seigneur du Chemin, Roquemont et Noiseau en partie, commissaire ordinaire des guerres, nous apprend qu'il était, au nom et comme tuteur et curateur des enfants mineurs de lui et de feue Isabelle Guyot, jadis sa femme, fille et héritière en partie, du président Claude Guyot, devenu détenteur des maisons suivantes : 1° la grande maison à l'enseigne du *Croissant*, qu'avait acquise, avons-nous dit, Raoul Guyot, l'aïeul d'Isabelle Guyot, le 11 juillet 1528, de la succession des époux Pierre Le Royer et Anne Le Roy ; 2° la petite maison à l'enseigne de *Sainte-Catherine*, avec la place où il y avait un mûrier, acquise aussi par le même, le 19 août suivant, sur la même succession ; 3° une autre maison où pendait l'*Image Saint-Jacques*, acquise, avons-nous encore dit, le 21 janvier 1539 (n. st.), par Claude Guyot, de la veuve de François Le Bouleur[3].

Pierre Viole, que nous venons de mentionner, fait aussi partie d'une famille de magistrats, qui a marqué dans l'histoire parisienne, et dont les membres, toujours présents au parlement, donnèrent lieu à ce plaisant dicton, *le Parlement n'a*

(1) Titres de propriété de la Pharmacie Centrale de France, *Acte passé devant Jean Quétin et François Ymbert, not^{res} à Paris, le 28 novembre 1575.*

(2) Idem, *Sentence des Requêtes du Palais du 27 juillet 1584 ; — Acte passé devant Guy Remond et Nicolas Taconnet, not^{res} à Paris, le 9 février 1623.*

(3) Id., *Déclaration du 16 janvier 1582 ; — Sentence des Requêtes du Palais du 27 juillet 1584.*

jamais dansé sans viole [1] : témoin, pour commencer, son aïeul, Nicolas Viole, écuyer, seigneur d'Andresel, conseiller du roi et correcteur en la chambre des Comptes, qui fut prévôt des marchands en 1494 et 1495 ; puis son oncle, Pierre Viole, seigneur d'Athis-sur-Orge, premier avocat du roi en la cour des aides, qui fut aussi prévôt des marchands, et posa, en cette qualité, la première pierre de l'Hôtel-de-Ville, en 1533 ; puis son frère, Guillaume Viole, décédé en 1568, qui fut évêque de Paris.

S'il faut en croire certaine généalogie dressée, vers 1550, par Denisot, bibliothécaire du roi, après Guillaume Budé, l'origine de la famille Viole remonterait, au delà de l'ère chrétienne, au chevalier romain Lucius Piso, époux d'une fille de la noble maison des Flamines, qu'on avait surnommée *Viole,* à cause de sa prédilection marquée pour les violettes, dont elle portait toujours des bouquets. Ce Lucius Piso laissa un fils qui fut appelé *Lucius a Viola,* parce que son père étant décédé jeune, sa mère *Viola Pisonis,* plus connue que son mari, transmit, suivant la coutume, son nom à son fils dans la descendance duquel il resta. Selon cette curieuse généalogie, Lucius a Viola vivait au temps de la conquête des Gaules par Jules César ; il était alors tribun de gendarmerie et commandait mille hommes de guerre. Après la bataille de Pharsale, il reçut le gouvernement de Lyon, où il vint s'établir avec sa femme et ses enfants, dont la postérité resta d'abord fixée au Lyonnais, au Forez, puis en Auvergne. Mais, sans essayer nullement de vérifier l'exactitude de cette fantastique origine, il peut nous suffire de savoir que les Viole de Paris remontent sûrement à Philippe Viole, qui était, en 1385, examinateur au Châtelet d'Orléans, puis lieutenant-général au siège et bailliage de cette ville. Après le meurtre du duc Louis d'Orléans, les Viole, demeurés fidèles et zélés serviteurs de la maison de ce prince, comme marque de deuil perpétuel, changèrent en *sable* (noir)

(1) Le Roux de Lincy, *loc. cit.,* p. 171.

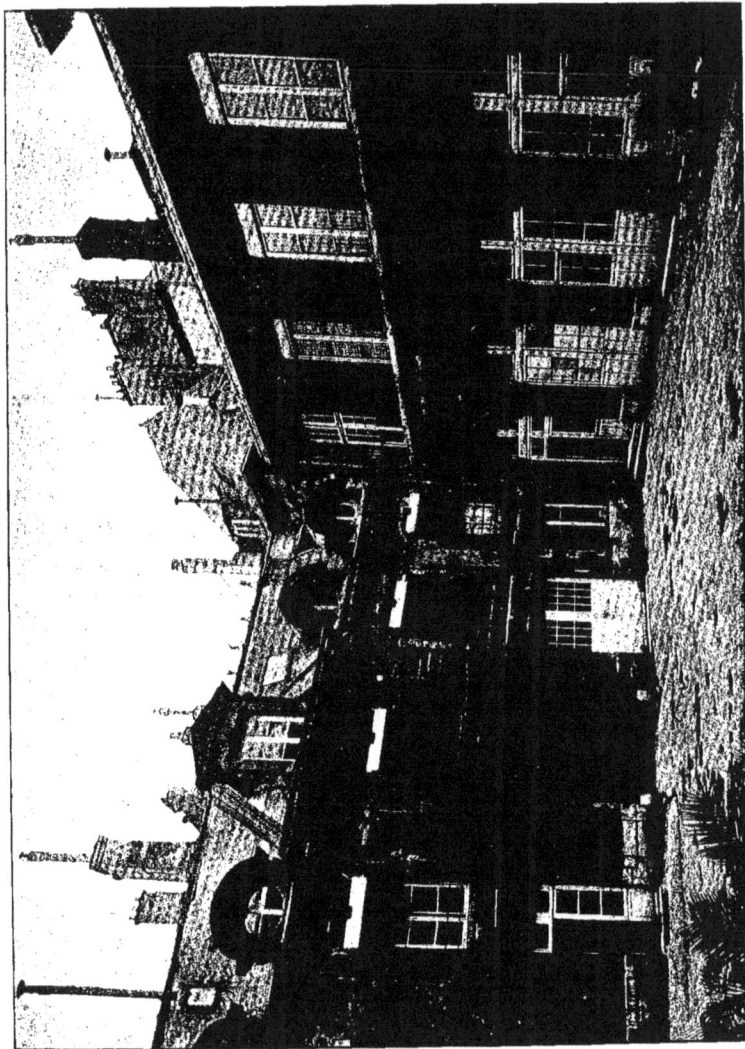

HÔTEL D'AUMONT. — COUR D'HONNEUR : FAÇADES DE LOUIS LE VAU.

l'*azur* (bleu) du champ de leurs armoiries, *aux trois chevrons d'or brisés* [1].

Le 11 juillet 1595, après la mort de Pierre Viole, ses trois fils, Eustache Viole, seigneur de Roquemont, maître de cérémonies du roi ; Claude Viole, seigneur de Guermente et du Chemin, conseiller du roi et auditeur en sa chambre des comptes ; et Nicolas Viole, seigneur des Loges, avocat au parlement ; lesquels, à cause de leur feue mère Isabelle Guyot, avaient hérité des trois maisons provenant de la succession de leur aïeul Claude Guyot, comme il a été dit précédemment, vendirent la plus grande, celle à l'enseigne du *Croissant*, avec une autre plus petite y attenant, à leur oncle maternel, le président Antoine Guyot, qui était alors demeurant dans la première, et à qui nous avons déjà vu Claude Guyot, son père, faire donation d'une autre de ses maisons de la rue de Jouy. Dans le contrat de vente, la nouvelle acquisition d'Antoine Guyot est ainsi désignée : « tenans les dites « deux maisons d'un long à la maison dite de Mancy, apparte- « nant aux héritiers feu Me de Leuville, d'autre long, vers la « rue (de Jouy), à Me Le Tonnelier, à cause de demoiselle « Marie Le Charron, sa femme ;... aboutissant d'un bout, par « derrière, à une petite maison au sieur de La Rivière, écuyer « du roi,... en laquelle y a une sortie à une ruelle qui va à « la rue de la Mortellerie,... et d'autre bout, par devant sur « la dite rue de Jouy : le tout... estant en la censive du Roy, « et chargées envers luy les dites grande et petite maison de « 7 deniers parisis de cens » [2].

Après la mort du président Antoine Guyot, — qui dut avoir lieu vers 1602, ainsi que semble en témoigner un inventaire, après décès, de ses biens, daté du 19 septembre de

(1) Bibl. Nle, Ms., Cab. des Tit., *Dossiers bleus*, vol. 342 et 674.

(2) Titres de propriété de la Pharmacie Centrale de France, *Acte passé devant Claude Trouvé et Toussaint Alaune, notres, le 11 juillet 1595.*

cette année et mentionné dans la sentence du Trésor, — déjà citée plusieurs fois, — ces deux maisons, ainsi réunies, passèrent aux mains de sa fille et unique héritière, Marguerite Guyot de Charmeaux, dame d'Ansac [1], qui, veuve sans enfants de Bernard Potier, seigneur de Silly, président de Bretagne, avait épousé en secondes noces Henri du Plessis, seigneur de Richelieu, le frère aîné d'Alphonse du Plessis, archevêque de Lyon, et du fameux évêque de Luçon, le futur cardinal de Richelieu.

Henri du Plessis était maréchal de camp à l'armée du duc de Nevers, lorsqu'il obtint le gouvernement d'Angers ; il fut tué en duel, en 1619, par le marquis de Thémines, qui avait aspiré à cette fonction et se vengea ainsi du succès de son concurrent [2]. Dans ses *Historiettes*, Tallemant des Réaux dit de Henri du Plessis que « c'était un homme bien fait et qu'il « ne manquait pas d'esprit. Il avait de l'ambition et voulait « dépenser plus qu'il ne pouvait ; il affectait de passer pour un « des dix-sept. En ce temps-là, on appela ainsi les dix-sept de « la cour qui paroissoient le plus. On dit que sa femme, « comme un tailleur lui demandoit de quelle façon il luy feroit « une robe. — Faites-là, dit-elle, comme pour la femme d'un « des dix-sept seigneurs » [3]. De Marguerite Guyot, Henri du Plessis avait eu un enfant, né le 14 octobre 1618, au château de Richelieu, qui dépendait de la paroisse de Braye, où il fut baptisé le lendemain sous les prénoms de François-Louis ; mais la mère mourut un mois après des suites de son accouchement, et l'enfant ne tarda pas à la suivre, le 18 décembre suivant, dans le caveau funéraire de la famille, en l'église

---

[1] Titres de propriété de la Pharmacie Centrale de France, *Sentence du Châtelet du 28 mai 1620* ; — Bibl. N⁰, Ms., Cab. des Tit., *Dossiers bleus*, vol. 342.

[2] De Bassompierre, *Journal de ma vie*, édition de M. de Chantérac, t. III, p. 4, note 1.

[3] Tallemant des Réaux, *Historiettes*, édition de Montmerque et Paulin-Paris, t. I, p. 2.

de Braye, où, quelques mois après, le père devait les rejoindre [1].

La présence en ces lieux de cet aîné des du Plessis nous rappelle forcément une question que nous jugeons à propos de remettre sur le tapis, parce que, bien qu'elle nous semble jusqu'à présent irrésolue, elle intéresse directement notre sujet. Il s'agit de l'endroit précis où est né le cardinal de Richelieu. Or, un savant géographe du xviiᵉ siècle, l'abbé Michel-Antoine Baudrand, affirme dans ses écrits et y répète, en français comme en latin, que Richelieu a vu le jour ici-même. Ainsi, dans son *Lexicon geographicum* (édition de 1670), cet auteur dit bien que Richelieu est né à Paris, sans plus, il est vrai ; mais, dans sa *Geographia ordina litterarum disposita* (édition de 1681-1682, t. II, p. 173), il a soin d'ajouter que c'est dans la rue de Jouy : « *cum ipse natus esset Parisiis, in vico de Jouy* « *dicto, anno 1585* ». Cette addition est évidemment spéciale et intentionnelle. Enfin, dans l'édition posthume du même ouvrage en français, *Dictionnaire géographique et historique,* revue et augmentée par les soins si ponctuels des religieux de Saint-Germain-des-Prés, et publiée, en 1705, aux dépens du frère de l'auteur, Louis Baudrand, la même mention se trouve répétée et augmentée, mais avec une précision et une insistance plus marquées ; car il y est dit que Richelieu « *était né à Paris, en l'an 1585, dans la rue de Jouy, où est à présent l'hôtel d'Aumont* ». A notre avis, cette nouvelle addition, relative à l'hôtel d'Aumont, est cette fois suffisamment significative, en ce sens que ce ne peut être qu'à bon escient qu'elle a été faite. Les affirmations répétées, complétées et précisées de l'abbé Baudrand sont donc bonnes à retenir.

D'ailleurs, la question de savoir si Richelieu est bien né à Paris a été tranchée, il n'y a pas bien longtemps, d'une façon si

[1] Gabriel Hanotaux, *Histoire du cardinal de Richelieu*, t. Iᵉʳ, p. 61, 62.

péremptoire, par l'éminent historien, M. Gabriel Hanotaux, dans sa remarquable *Histoire du Cardinal de Richelieu*, qu'il n'est plus nécessaire désormais d'insister sur ce point[1]. Seulement, le lieu exact de la naissance de Richelieu à Paris ne nous paraît point, jusqu'à présent, déterminé d'une façon aussi certaine. Dans son livre, M. Hanotaux ne semble pas avoir accordé autant d'attention que nous aux affirmations de Baudrand ; il a préféré s'en tenir à une hypothèse qui lui est toute personnelle, et qu'il appuie, du reste, sur un document indiscutable, extrait des anciens registres paroissiaux de Saint-Eustache, et publié pour la première fois, en 1867, par A. Jal, dans son *Dictionnaire critique de biographie et d'histoire.* Dans ce document, qui n'est rien moins que l'acte de baptême de Richelieu, il est dit que « le 5ᵉ may 1586, Armand-« Jean du Plessis, fils de messire François du Plessis, « seigneur de Richelieu,... prevost de l'hostel du Roy et « grand prevost de France, et de dame Suzanne de La « Porte, sa femme, demeurans en la rue du Bouloy, et le dict « enfant fust né le 9ᵉ jour de septembre 1585. » Et, de ce que le père et la mère de Richelieu demeuraient rue du Bouloi lors du baptême de leur fils, M. Hanotaux croit devoir conclure que c'est probablement à cette adresse que naquit le cardinal.

Cette conclusion ne saurait cependant être irréfutable. Il est permis d'observer que, puisque huit mois se sont écoulés entre la naissance et le baptême de Richelieu, il ne serait pas impossible que, par suite d'un concours de circonstances accidentelles ou fortuites, cette naissance fût arrivée rue de Jouy, plutôt que rue du Bouloi. En effet, d'après un écrivain du temps, l'abbé Michel de Pure — « dont le témoignage, dit M. Hanotaux, est « précieux, parce qu'il fut un familier de la maison de

---

(1) A l'opinion de ceux qui font naitre le cardinal à Richelieu, en Poitou, M. Hanotaux, (*loc. cit.*, p. 63 et suiv.) oppose le témoignage décisif de contemporains mieux informés et surtout l'affirmation de Richelieu lui-même.

« Richelieu », — il paraît « que l'accouchement fut pénible, qu'il
« faillit coûter la vie à la mère, que l'existence de l'enfant
« resta incertaine, et que, lorsque le baptême eut lieu à l'église
« Saint-Eustache, huit mois après la naissance, on ne fit
« aucune fête, le péril, qu'avaient couru l'enfant et la mère,
« portant plutôt au deuil qu'à la joie ». Enfin, suivant le dire
du même abbé, le père était éloigné de Paris au moment de la
naissance de son fils [1] : ce qui semblerait encore indiquer que
la mère n'était alors que de passage à Paris, c'est-à-dire n'y
étant venue que pour le temps de ses couches, et que, pressée
par les symptômes douloureux d'une délivrance prochaine,
peut-être prématurée, elle dût en hâte s'arrêter en un logis
ami, naguère le logis du *Croissant,* celui-là même dont
les hôtes devinrent plus tard ses alliés. Dans ce cas,
il s'agirait bien du logis qui appartenait encore, en 1585,
au président Antoine Guyot, et qui, avons-nous dit, passa
aux mains de sa fille, Marguerite Guyot, épouse de
Henri de Richelieu. Incidemment on peut encore rappeler que,
dans l'acte de baptême exhumé par Jal, figure, parmi les
parrains du futur cardinal, un maréchal d'Aumont, qui
semblerait se rapporter au dire du géographe Baudrand ; mais
il n'en peut rien être, car le premier maréchal d'Aumont qui
apparaît aux lieux qui nous occupent, c'est Antoine d'Aumont,
fils du parrain en question, Jean d'Aumont ; et il n'y apparaît
que vers 1629, comme nous le verrons plus loin, c'est-à-dire
quarante-cinq ans environ après ce baptême.

D'autre part, si nous reportons notre attention sur une
annotation que M. Hanotaux a jointe à son dire, nous remarquons que l'acte publié par Jal, aurait été reproduit après lui,
en fac-similé, par M. Martineau, dans son *Cardinal de
Richelieu.* Depuis lors, les registres de Saint-Eustache, sur

[1] *Vita Eminentissimi cardinalis Arm. Joan. Plessei Richelii,* etc., Paris 1656, par
Michel de Pure.

lesquels cet acte était inscrit, ont péri, en 1871, dans les incendies de la Commune avec les archives de l'Hôtel-de-Ville ; et M. Hanotaux d'ajouter que « M. Martineau a insisté « avec raison sur un détail, à savoir que les mots *demeurans* « *en la rue du Bouloy* ont été écrits en marge et après coup, ce « qui paraît marquer une certaine hésitation dans l'indication « du domicile à Paris de la famille du Plessis[1]. » Voilà qui est donc bien fait pour révoquer quelque peu en doute l'hypothèse de la naissance de Richelieu rue du Bouloi ; tandis que rien, jusqu'à présent, ne vient contredire les affirmations successives de l'abbé Baudrand, qui nous paraissent plus acceptables, en disant que Richelieu *est né à Paris, dans la rue de Jouy, où est à présent l'hôtel d'Aumont.*

Mais reprenons notre sujet. Aussitôt après les décès prématurés de Marguerite Guyot, de son époux Henri de Richelieu et de leur enfant, on retrouve, dès 1619, leurs deux maisons de la rue de Jouy revenues, par voie d'héritage, aux mains de leur tante, Madeleine Guyot, veuve d'Emar de Paris, écuyer, seigneur de Boissy-le-Châtel ; mais elle n'en garda pas longtemps la propriété. En effet, agissant au nom de Madeleine Guyot, sa mère, et de ses frères et sœurs, Robert de Paris, chevalier, seigneur de Boissy-le-Châtel, écuyer de la petite écurie du roi, vendit, le 5 juillet 1619, ces dites deux maisons, moyennant le prix de 42,000 livres tournois à Mᵉ Regnault Lusson, contrôleur-général de la grande chancellerie, qui habitait à côté, et servit, en cette circonstance de prête-nom à un certain Michel-Antoine Scarron, seigneur de Vaures[2], dont il sera encore fait mention ci-après, et avec qui nous ne tarderons pas à faire quelque peu connaissance. Les

---

(1) M. G. Hanotaux, *loc. cit.*, p. 66.

(2) Titres de propriété de la Pharmacie Centrale de France, *Sentence du Trésor du 1ᵉʳ août 1624 ; — Quittance passée devant Michel Groyn et Nicolas Taconnet, notʳᵉˢ, le 31 août 1624.*

droits de lods et ventes de cette acquisition furent de
3,500 livres à payer au Trésor. Dans un titre de 1623, nous
voyons la plus grande de ces deux maisons, avec son jardin,
ainsi désignée : « tenant d'une part audit sieur Lusson...,
« d'autre part à la maison et jardin du sieur de Fourcy... »[1] ;
cette seule désignation fait aisément reconnaître qu'elle occupe
l'emplacement de l'ancien hôtel du *Croissant noir*, alias du
Dé. Quant à l'autre maison, la plus petite, elle est nettement
indiquée par les termes du même titre : « sise au bout dudit
« jardin de ladite grande maison, dont l'issue et entrée est en
« une petite ruelle en cul-de-sac, appelée la *ruelle du Paon-
« Blanc* »[1]. Il est évident que cette petite maison n'est autre
que celle à l'*Image Sainte-Catherine*, déjà mentionnée plusieurs fois, et que la ruelle du Paon-Blanc est aussi bien le
cul-de-sac que nous avons déjà rencontré, sous les appellations
successives de *Longue-Allée, ruelle du Mûrier,* puis *impasse
d'Aumont,* et qui accède encore à l'ancienne rue de la Mortellerie, aujourd'hui rue de l'Hôtel-de-Ville, presque vis-à-vis de la
rue du Paon-Blanc, qu'au XVIᵉ siècle, Gilles Corrozet, dans ses
Antiquitez de Paris, appelait, comme sa voisine la *rue de la
Masure,* une *descente sur la rivière*[2].

Enfin, suivant encore le même partage des biens de la
succession de Claude Guyot, du 23 mars 1577 (n. st.), on voit que

(1) Titres de propriété de la Pharmacie Centrale de France, *Décret d'adjudication
volontaire du 12 juillet 1623.*
(2) La rue du *Paon-Blanc* doit son nom à une enseigne du voisinage, et la rue de
la Masure à une vieille maison délabrée qui s'y trouvait. Avec la rue des *Degrés,* du
quartier Saint-Denis, les rues du Paon-Blanc et de la Masure, sont les voies publiques les
plus petites et les plus étroites de Paris. Quant à l'enseigne du *Paon-Blanc,* c'était celle
d'une maison de la rue de la Mortellerie, située à droite de l'impasse d'Aumont. Sur le
Terrier du Roy de 1700 (Arch. Nᵗᵉˢ, Q¹* 1099 ¹⁰ ᶜ ᵉᵗ ᴰ), cette maison est indiquée :
« à l'enseigne du *Roy Henry,* et auparavant du *Paon-Blanc.* » Aujourd'hui c'est une
auberge d'aspect assez sordide, dont la devanture est munie d'une grille assurément
séculaire. A l'étage on distingue, à moitié effacées, ces deux inscriptions : 1° « *Au rendez-
vous des enfants de la Creuse et de la Haute-Vienne;* ce qui nous rappelle que le
quartier est en grande partie habité par des *morteliers,* ouvriers maçons, originaires du
Limousin, et que l'ancienne rue de *la Mortellerie* avait emprunté son nom à leur

l'ancienne maison à l'*Image Saint-Christophe* était échue, cette année-là, à Jean Le Charron, à cause d'Anne Guyot, son épouse, fille aussi de Claude Guyot [1]. Jean Le Charron ne fut pas non plus un personnage de peu d'importance. On le trouve, en maints documents du temps, qualifié de seigneur châtelain de Louans, et pourvu des offices et charges de conseiller du roi en son conseil privé, maître des requêtes, président en la cour des aides et prévôt des marchands en 1572 [2]. Mais il dut inaugurer bien piteusement cette charge municipale. Il n'y avait pas huit jours qu'il était nommé prévôt des marchands, lorsque, très tard dans la soirée, peu d'instants avant le signal du massacre de la Saint-Barthélemy, le roi Charles IX le fit mander avec tout le corps de Ville, pour s'assurer de son concours et lui ordonner de prendre toutes les mesures nécessaires à l'exécution de l'odieuse tuerie qu'il préparait. Le Charron était avant tout un magistrat très respectueux de la légalité ; lui et les notables qui l'accompagnaient, comprenant ce qu'on leur demandait, montrèrent d'abord des scrupules. Mais le maréchal de Tavannes les ayant si violemment apostrophés devant le roi, en les menaçant d'être tous pendus s'ils n'obéissaient de suite, il leur parut bien difficile de ne pas tenir compte d'un ordre donné dans ces termes ; aussi eurent-ils la faiblesse de se prêter aussitôt à ce qu'on exigeait d'eux [3]. Cependant Le Charron et ses collègues, qui n'avaient obéi qu'à regret, le

profession ; 2° *Au Paon-Blanc, maison fondée en 1793* : cette inscription encadre l'image naïvement peinte d'un paon blanc. Dans ses *Maisons historiques et curieuses* (Joanne, Dict^re *de la France*, 1898), notre excellent confrère, M. Edmond Beaurepaire, rapporte que « d'après une tradition fort accréditée, Danton, Marat et Camille Desmoulins, auraient tenu plusieurs conciliabules secrets dans ce cabaret. » Mais voici une légende plus curieuse : c'est dans cette rue, à l'auberge même du *Paon-Blanc*, que quelques écrivains naïfs font mourir Marion Delorme à l'âge de 135 ans, le 5 janvier 1741.

(1) Titres de propriété de la Pharmacie Centrale de France, *Sentence de l'Hôtel-de-Ville du 5 mai 1589*.

(2) Bibl. N^le, Ms., Cab. des Tit., *Dossiers bleus*, vol. 342.

(3) Brantôme, *Œuvres complètes*, édition de Ludovic Lalanne, t. V. p. 119.

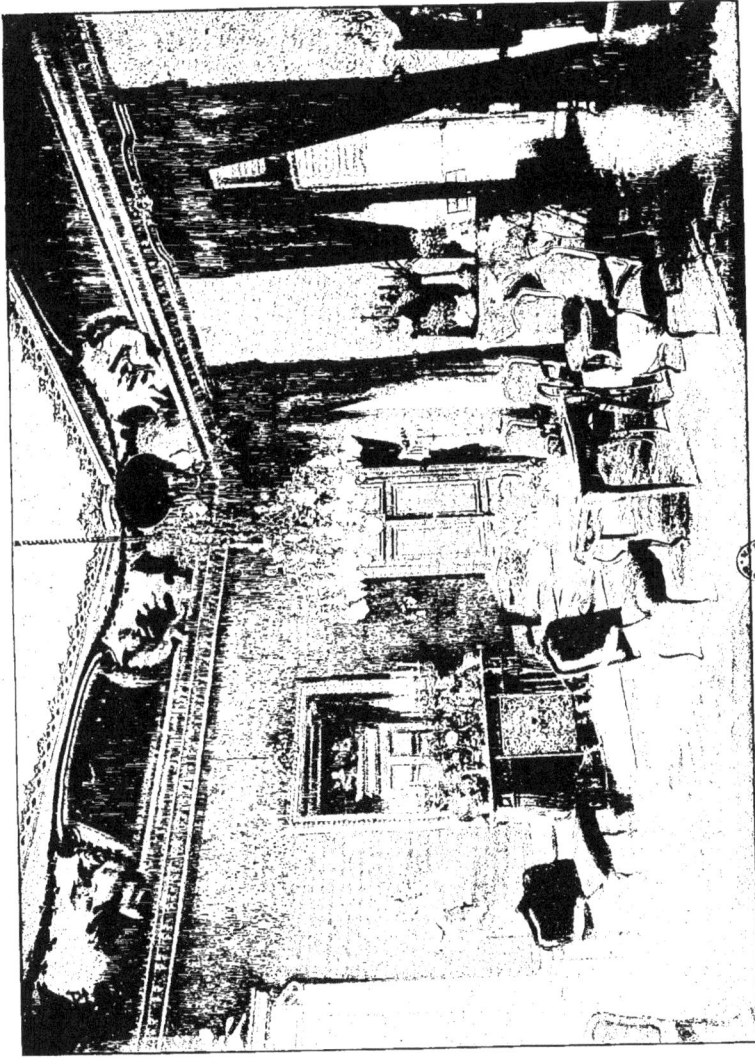

HÔTEL D'AUMONT. — GRAND SALON, DÉCORÉ PAR CHARLES LE BRUN.

lendemain furent pris d'épouvante en voyant la ville entière livrée à la soldatesque et aux malfaiteurs qu'ils étaient impuissants à contenir. Vers midi, ils allèrent au Louvre faire des remontrances au roi. Celui-ci, dont la première fureur était tombée et qui envisageait les suites du crime qu'on lui avait fait commettre, les accueillit favorablement, leur ordonna de monter à cheval, de parcourir les rues et de faire cesser les troubles. Il n'empêche que, malgré le zèle des magistrats municipaux, les massacres durèrent huit jours[1].

Jean Le Charron ne garda pas, sa vie durant, la maison à l'*Image Saint-Christophe;* car il la donna à sa fille, Marie Le Charron, lors de son mariage avec Claude Le Tonnelier, conseiller du roi, secrétaire de sa chambre et trésorier général de ses finances à Paris[2]. Après la mort de ce dernier, sa veuve, Marie Le Charron, donna, à son tour, cette maison à sa fille Anne Le Tonnelier, lors de son mariage aussi avec Regnault-Lusson, conseiller secrétaire du roi, contrôleur général de la chancellerie, déjà mentionné, suivant contrat du 18 août 1616, passé devant Etienne Tolleron et Nicolas Boucher, notaires à Paris. Enfin, le 9 février 1623, lesdits sieur Lusson et demoiselle Le Tonnelier, qui habitaient cette maison, la vendirent, moyennant la somme de 19,000 livres tournois, à Michel-Antoine Scarron, dont nous allons immédiatement parler[3]. L'acte de vente rappelle que ladite maison était située dans la censive du couvent des Billettes, à cause de leur *fief aux Flamands*[4], dont une extrémité, ainsi que nous l'apprend un titre postérieur, formait ici, dans le domaine du roi, une petite

---

(1) Le Roux de Lincy, *loc. cit.,* p. 262.

(2) Titres de propriété de la Pharmacie Centrale de France, *Sentence de l'Hôtel-de-Ville du 5 mai 1589*

(3) Idem, *Acte passé devant Guy Rémond et Nicolas T'aconnet, not^{res}, le 9 février 1623.*

(4) Le *fief* ou *Terre aux Flamands,* qu'on appelait, à l'origine, *le Champ aux Bretons,* ou *la Bretonnerie,* est l'ancien domaine où fut construit le monastère des Billettes (aujourd'hui le temple protestant de la rue des Archives) ; ce fief s'étendait jusqu'à la rue de Jouy. Il fut acquis par les Billettes, le 8 juillet 1381, de Guillaume de Hangest,

6

enclave mesurant sept toises de long en façade, à compter de la maison à l'enseigne de l'*Ermitage*, sur onze toises de profondeur : soit une contenance de soixante-dix-sept toises carrées, qui comprenait la maison à l'enseigne du *Croissant noir* et celle à l'*Image Saint-Christophe*[1].

* *

En récapitulant ce qui précède, on constate aisément que la totalité de l'héritage laissé, vers 1576, par Claude Guyot, rue de Jouy, était passée aux mains de Michel-Antoine Scarron, suivant deux actes de vente différents : l'un, du 5 juillet 1619, comprenant la grande maison à l'enseigne du *Croissant*, avec la petite maison à l'*Image Saint-Jacques,* qui y était enclavée, et celle de derrière à l'*Image Sainte-Catherine*, le tout ensemble moyennant le prix de 42,000 livres ; l'autre, du 9 février 1623, ne comportant que la maison à l'*Image Saint-Christophe*, moyennant 19.000 livres. C'est sur l'emplacement de ces maisons que fut commencé, par la suite, l'hôtel d'Aumont.

Mais Michel-Antoine Scarron ne borna point là ses acquisitions. Il agrandit encore son domaine, en achetant, le 22 novembre 1630, à Thomas Morant, chevalier, seigneur et baron du Mesnil-Garnier, conseiller du roi en ses conseils, grand trésorier de ses ordres, et à Françoise de Vieux-Pont, son épouse, « une maison, sise rue de la Mortellerie et consistant en un grand « corps de logis, appliqué à caves, cuisine au-dessus, salle à « côté de la dite cuisine, quatre chambres, deux greniers à « côté l'un de l'autre, galeries, deux autres petites chambres,

écuyer, en échange d'un autre fief sis au Mesnil-Madame Rance (Titres de propriété de la Pharmacie Centrale de France, *Sentence du Trésor du 1er août 1624*) ; — Jaillot, *loc. cit.*, t. III, *Quartier Sainte-Avoie*, p. 13, 14 et 15.

(1) Titres de propriété de la Pharmacie Centrale de France, *Bornage de la partie de l'hôtel d'Aumont relevant des carmes Billettes, du 5 mai 1674.*

« le tout couvert de tuiles, cour, puits en icelle et écuries. Les
« lieux ainsi qu'ils se poursuivent, comportent et étendent de
« toutes parts et de fonds en comble ; tenant d'une part au sieur
« Gastel, d'autre part à la *Cour Gencien* [1] ; aboutissant par
« derrière au sieur de Vaures (M.-A. Scarron), et par devant
« sur la dite rue de la Mortellerie, ... étant en la censive du
« roi, » moyennant le prix de 812 livres 10 sols tournois de
rente annuelle et perpétuelle [2]. C'est cette maison qui deviendra
plus tard le *petit hôtel d'Aumont*. On donnait autrefois le nom
de *petit hôtel* au corps de logis affecté aux officiers et aux
serviteurs du maître de la maison. L'emplacement du *petit
hôtel d'Aumont* est représenté sur le *Terrier du Roy de 1700 ;*
il correspond, aujourd'hui, à l'immeuble portant le numéro 14
de la rue de l'Hôtel-de-Ville.

Il est temps, à présent, de nous informer de ce qu'était
Michel-Antoine Scarron. Dans les titres d'acquisitions que
nous venons de citer, il est qualifié de seigneur de Vaures
et de Vaujours, conseiller du roi et contrôleur des ponts et
chaussées de France. Dans d'autres titres, il est encore dit :
conseiller secrétaire du roi, puis conseiller d'Etat, et maître
d'hôtel ordinaire du roi ; il a été aussi intéressé dans la ferme
générale des gabelles, et trésorier général de France. Il était
d'une famille noble et ancienne, originaire du Piémont, qui
vint s'établir à Lyon, dès le xvᵉ siècle, et de laquelle sont issus

(1) Sur le *Terrier du Roy de 1700*, cette désignation de *Cour Gencien* ou *Gencienne*
est le nom de l'enseigne d'une maison, qui correspond actuellement au numéro 18 de
la rue de l'Hôtel-de-Ville. Il est probable que cette enseigne était là en souvenir du
grand logis de la *Cour Gencien*, dont nous avons parlé plus haut, d'après Sauval
et Jaillot ; lequel grand logis devait s'étendre depuis le cul-de-sac, devenu l'impasse
d'Aumont, jusqu'au numéro 16 actuel de la rue. Ce nom de *Cour Gencien* se rattache
évidemment au souvenir de la famille Gencien, dont nous avons montré ici près l'un
des anciens logis, devenu l'*hôtel de Fourcy*. La *Cour Gencien* est vraisemblablement une
ancienne dépendance du logis primitif ; laquelle était bien déchue de son ancienne
splendeur, puisque, comme nous l'avons aussi rappelé, Sauval la comparait à une
véritable cour des miracles.

(2) Titres de propriété de la Pharmacie Centrale de France, *Acte de vente passé
devant Claude Dubois et Nicolas Taconnet, not^{res}, le 22 novembre 1630.*

les seigneurs de Saint-Try, de la Guespierre, de Rosnay, de Mandiné, de Bois-Larcher, de Vaures, de Vaujours, de Diores et autres lieux. La généalogie des Scarron, suivant d'Hozier, le juge-général des armes et blasons de France, remonte à Jean Scarron, seigneur de la Casa-Civile et gouverneur de Montcalier, en Piémont, qui fonda, en 1293, la chapelle des Scarron, en l'église collégiale de Notre-Dame de la Scala, à Montcalier. On y voit sa sépulture en marbre blanc, avec ses armes, qui sont restées celles de sa famille : *d'azur à la bande bretessée d'or*. Il était le trisaïeul d'un autre Jean Scarron, qui vint se fixer à Lyon en 1480, et dont le fils, Guillaume Scarron, maître des ponts et contrôleur des finances de cette ville, en fut de plus échevin, en 1545 et 1546. Enfin, un petit-fils de ce dernier fut Michel-Antoine Scarron, celui qui nous occupe à présent. Il avait épousé Catherine Thadey, dont le nom se retrouve sur chacun des titres de vente ou d'acquisition de son mari. Les membres de cette famille exerçaient aussi depuis longtemps des charges importantes dans la magistrature ; citons entre autres : Jean Scarron, reçu conseiller au parlement en 1568 ; Pierre Scarron, évêque de Grenoble, célèbre par sa grande barbe, et qui, dès 1603, était aussi conseiller à la même cour souveraine ; puis un autre Jean Scarron, seigneur de Mandiné, membre également du parlement et prévôt des marchands en 1644. Le moins opulent, mais le plus illustre d'entre tous, fut assurément Paul Scarron, l'auteur du *Roman comique* et du *Virgile travesti ;* par son père, aussi conseiller au parlement, il se trouvait être le neveu à la mode de Bretagne de notre Michel-Antoine Scarron [1].

De son mariage avec Catherine Thadey, Michel-Antoine Scarron, en outre d'un fils dont il sera fait mention ci-après,

(1) Bibl. N^le, Manuscrits, *Cabinet des titres : Pièces originales,* n° 2660 ; *Dossiers bleus,* n° 606. — Moréri, *Dictionnaire historique.* — A. de Boislisle, *Paul Scarron et Françoise d'Aubigné* (1894, in-8°), p. 99.

eut une fille, Catherine Scarron, qui épousa, le 14 mars 1629, Antoine d'Aumont, marquis de Villequier [1], qui fut fait, par la suite, maréchal de France : on l'appelait alors le marquis de Villequier, à cause de sa mère Catherine de Villequier, dont il tenait, par héritage, la terre de ce nom [2].

Michel-Antoine Scarron ne devait pas longtemps trouver de son goût les anciens logis qu'avaient successivement habités, rue de Jouy, les Guyot, les Viole, les Le Charron et les Richelieu, qui furent cependant, nous l'avons vu précédemment, d'assez opulents personnages. Il fit donc abattre les anciens bâtiments pour les remplacer par un grand hôtel. Cet hôtel était presque entièrement construit en 1648, car il est ainsi mentionné dans un titre daté du 13 juillet de cette année : « une grande maison avec jardin et cour en laquelle le dit « Sr Scarron est demeurant, prétendue bastie sur la place « où estoient antiennement basties deux maisons, en l'une « desquelles estoit pour enseigne le *Croissant noir,* et en l'autre « l'*Imaige Sainct-Christophe* » [3]. Du reste, c'est précisément cette année-là qu'Antoine d'Aumont vendit sa maison de la place Royale (aujourd'hui place des Vosges, n° 13) au président des Hameaux [4], et vint se fixer définitivement rue de Jouy, chez son beau-père.

L'année suivante, Michel-Antoine Scarron fit parachever les bâtiments de ladite grande maison, et, suivant un traité qu'il avait passé, le 4 mai 1649, avec son gendre, celui-ci paya, en conséquence, à l'architecte et aux entrepreneurs une somme totale de 30,000 livres tournois, répartie ainsi qu'il suit : à Louis Le Vau [5], architecte du roi, 204 livres pour les

(1) La Chesnaye-Desbois, *Dictionnaire de la Noblesse.*

(2) A. Jal, *loc. cit.*

(3) Titres de propriété de la Pharmacie Centrale de France, *Sentence du Trésor du 13 juillet 1648.*

(4) Sauval, *loc. cit.*, t. II, p. 157. — G. Saige, *Journal des Guerres civiles* (1648-1652), t. Ier, p. 20.

(5) Louis II, Le Vau, architecte, né en 1612, mort en 1670.

dessins et plans des bâtiments susdits, suivant quittance du 21 janvier 1650, passée devant Baudry et Groyn, notaires; à Michel Villedo, maître des œuvres des bâtiments du roi, 19,412 livres 10 sols, en six paiements, dont le dernier à la date du 13 juin 1650; à Pierre Moreau, maître charpentier, 4,150 livres en trois quittances ; à Jacques Barbe, maître couvreur, 1,000 livres ; à Lucas Badin, maître plombier, 1,000 livres; à Jacques Vallin, maître menuisier, 2,100 livres en trois quittances; à Guillaume Lhermessin, maître serrurier, 1,000 livres; à Simon Carré, maître paveur, 800 livres ; et à Louise Thierry, veuve d'Etienne Manqué, maître vitrier, 333 livres 10 sols. Pour tenir compte à son gendre de cette avance de 30,000 livres, Michel-Antoine Scarron lui constitua une rente de 1,500 livres par contrat du 15 mai 1651 [1].

Dans la répartition que nous venons d'énumérer, deux noms sont à retenir : Le Vau, architecte, et Villedo, entrepreneur de maçonnerie. Jusqu'à présent, la plupart des historiens ont affirmé que c'était François Mansart, le vieux Mansart, qui avait fourni les plans et les dessins de cet hôtel, tandis qu'il n'y mit la main que pour l'agrandir pour le compte d'Antoine d'Aumont, après la mort de Scarron, comme Blondel l'a avancé dans son *Architecture française* [2]. Louis Le Vau est donc bien le premier architecte de cette demeure. On l'ignorait jusqu'à présent, et c'est pour nous une bonne fortune d'être le premier à le signaler. Ce Louis Le Vau est celui qui construisit l'hôtel Lambert, dans l'île Saint-Louis, les châteaux de Vaux et du Raincy, le collège des Quatre-Nations (aujourd'hui le palais de l'Institut, etc., etc.) : c'est assez dire pour justifier son talent et sa notoriété. Son titre d' « architecte du roi » nous empêche du reste de le confondre avec son père, Louis Le Vau,

[1] Titres de propriété de la Pharmacie Centrale de France. *Constitution de rente passée devant Baudry et Groyn, not^{res}, le 15 mai 1651.*

[2] J.-F. Blondel, *Architecture françoise* (édition de 1752, 7 vol. in-f°), t. II, p. 124.

grand-voyer et inspecteur-général des bâtiments du roi à Fontainebleau. Notre Louis Le Vau, l'architecte de Scarron, est appelé aussi *l'aîné*, pour le distinguer de son frère cadet, François Le Vau, plus connu comme ingénieur-constructeur de ponts que comme architecte [1].

Quant au deuxième nom, celui qui vient en tête de liste des entrepreneurs de l'hôtel de Scarron, il s'agit de Michel Villedo, qui fut un des plus gros entrepreneurs de maçonnerie qui aient travaillé, en ce temps-là, à Paris, où il était venu en sabots, et avait débuté, en servant les maçons, comme manœuvre et gâcheur de mortier. Il s'enrichit sous le règne de Louis XIII. C'est lui qui commença l'aplanissement de la butte Saint-Roch et y construisit les premières maisons, vers 1649, notamment dans la rue qui porte son nom [2].

Nous pouvons borner ici cette phase nouvelle de notre étude. Michel-Antoine Scarron mourut le jour de Pâques 1655, comme l'indiquait l'épitaphe de son tombeau, placé jadis dans l'église des religieuses de l'Ave-Maria (aujourd'hui le petit lycée Charlemagne), où son épouse, Catherine Thadey, décédée le 5 novembre 1658, fut aussi inhumée [3]. Sans être un homme très considérable, Michel-Antoine Scarron fut du moins un homme très considéré. Pendant les troubles de la Fronde, ce beau-père d'un lieutenant-général des armées en passe de devenir maréchal de France, s'il ne l'est déjà, se trouvait à la tête de la milice bourgeoise de son quartier. On sait que Paris se trouvait alors divisé en seize quartiers. La milice de chaque quartier était composée de six compagnies, et s'appelait une *colonelle*, parce qu'elle était com-

---

(1) Bauchal, *Nouveau dictionnaire des architectes français*.

(2) Edouard Fournier, *Enigmes des rues de Paris*, p. 179.

(3) Bibliothèque historique de la Ville de Paris, Épitaphier manuscrit (n° 11749), t. 1er, p. 55.

mandée par un colonel. Or, notre Scarron commandait, à ce titre, la milice du quartier de la Mortellerie, avec son fils Thomas Scarron, comme lieutenant-colonel[1]. D'ailleurs, des titres nous montrent celui-ci capitaine de la galère de la Reine.

*
* *

Un an après la mort de Michel-Antoine Scarron, sa veuve, Catherine Thadey, ses fils, Thomas Scarron, chevalier, seigneur de Vaures, capitaine de la galère de la reine, et Jean Scarron, conseiller du roi en sa cour de parlement, et consorts, vendirent, suivant contrat du 1er mars 1656, l'hôtel de la rue de Jouy, avec toutes ses dépendances, au maréchal Antoine d'Aumont et à Catherine Scarron, son épouse, moyennant le prix de 174,000 livres tournois, en déduction duquel lesdits acquéreurs donnèrent décharge et quittance des 1,500 livres de rente, que leur devait la succession, pour les 30,000 livres naguère avancées par eux pour le parachèvement de l'hôtel. Dans ce contrat, la propriété est ainsi décrite : « Une grande maison sise en cette ville de Paris, rue de « Jouy, paroisse Saint-Gervais, en laquelle lesdits seigneur « maréchal et son épouse sont demeurans, consistant en « plusieurs bastimens, corps de logis, grande court, escurie, « offices, caves, cuisines, grand jardin ; plus deux maisons « estant au derrière dudit jardin, qui ont leur entrée par la « rue de la Mortellerie ; tous les lieux ainsy qu'ils se pour- « suivent et comportent..., tenant d'une part la dite grande « maison, rue de Jouy, à Mme de Fourcy et autres, d'autre à « Me Dreux de Landelle, procureur au Châtelet de Paris, et « à (en blanc) ; aboutissant par derrière aux dites deux « maisons, et pardevant sur ladite rue de Jouy ; et lesdites

(1) G. Saige, loc. cit., t. II, p. 32 et 357.

« deux maisons auxquelles aboutist ledit jardin, tenant d'une
« part à M. Portail de Montesson, d'autre à (en blanc), et
« qui aboutissent à (en blanc). Estans lesdites maisons tant en
« la censive du Roy nostre Sire qu'en celle des autres
« seigneurs dont ce meut, et chargées des cens qu'elles
« peuvent debvoir pour toutes charges. Lesquelles maisons
« sont de la succession dudit deffunt Scarron, et ont esté
« acquises par luy... »(1). Cet acte de vente est accompagné
de deux ensaisinements : l'un du fermier du domaine du roi ;
l'autre du prieur du couvent des Billettes, à cause du fief aux
Flamands.

Mais le maréchal d'Aumont et son épouse Catherine
Scarron ne devaient point s'en tenir là. Dans le but de donner
plus d'extension à leur hôtel, sur la rue de Jouy, ils firent
encore les quatre acquisitions suivantes :

La première, en date du 18 mars 1662, consistant en un
grand corps de logis sur le devant, avec une porte cochère,
une cour où il y avait deux petits bâtiments, du côté droit en
entrant, et un jardin au bout de ladite cour; le tout « tenant
« d'une part et d'un long à l'hostel desdictz seigneur et dame
« d'Aumont, d'autre et par devant au sieur Estor et demoiselle
« Maillard, sa femme, et à costé à demoiselle Françoise Fizeaux,
« vefve de feu Monsieur de Caen, et aboutissant par derrière
« dudit jardin à Monsieur Portail de Montesson, conseiller à la
« cour des Aydes, et par devant sur ladite rue de Jouy ». Cette
acquisition se fit, moyennant 23,000 livres, des héritiers de
Dreux de Landelle, en son vivant procureur au Châtelet de Paris,
à qui la propriété appartenait, comme héritier de Nicolas de
Landelle, son père, qui fut aussi procureur au Châtelet, et suivant
acte de partage du 5 juillet 1624. Dans l'acte de vente, il est

---

(1) Titres de propriété de la Pharmacie Centrale de France, *Acte de vente passé le
1er mars 1656, devant François de Turmenies et Michel Groyn, notres.*

7

indiqué que cette propriété est achetée par les époux d'Aumont pour servir de communs et de basse-cour à leur hôtel[1].

La deuxième acquisition est du 3 janvier 1663 ; elle a été faite au prix de 15,000 livres, par Mme la maréchale d'Aumont, seule, de ses propres deniers et pour son compte personnel, de Françoise Fizeaux, veuve de Pierre de Caen, conseiller du roi au parlement et trésorier de l'extraordinaire des guerres en Brie ; celle-ci en avait recueilli la propriété suivant partage du 6 juin 1643, comme fille de Marguerite de Landelle, veuve de Charles Fizeaux, commissaire-examinateur au Châtelet, laquelle auparavant la tenait en héritage de son père, Nicolas de Landelle, mentionné ci-dessus, par acte de partage du 5 juillet 1624 ; et Nicolas de Landelle l'avait acquise, par adjudication du 9 août 1597, sur la succession de Germain Dodier, procureur au parlement. En 1663, cette propriété consistait en une maison sise rue de Jouy, comportant un corps de logis, une cour avec un petit jardin à côté, une galerie, un puits mitoyen ; l'entrée de la maison était dans la rue de Jouy, par une allée, dont le dessus et le dessous ne dépendaient pas[2].

La troisième acquisition fut de même faite par la maréchale d'Aumont, seule et en son propre nom, de Pierre Estor, bourgeois de Paris, et de Marguerite Maillard, son épouse, le 17 août 1663, moyennant le prix de 11,000 livres. Cette acquisition consistait en une maison, sise rue de Jouy, avec une petite cour où il y avait un puits mitoyen avec la maison de Mme de Caen, acquise précédemment par la maréchale ; « tenant d'une part à (en blanc) aux dits sieur et dame « d'Aumont, à cause de l'acquisition qu'ils ont faite des « héritiers Landelle, par derrière à ladite maréchale à cause

---

(1) Titres de propriété de la Pharmacie Centrale de France, *Contrat du 18 mars 1662, passé devant Eustache Cornille et Michel Groyn, not^res.*

(2) Idem, *Décret du 9 août 1597,* et *Contrat du 3 janvier 1663, passé devant Groyn et son confrère, not^res.*

« de l'acquisition qu'elle en a aussi faite de ladite dame de
« Caen, et pardevant sur la rue de Jouy ». La propriété
étant venue aux dits vendeurs du propre de Marguerite Maillard,
à qui la maison aurait été baillée en dot, lors de son mariage
avec Pierre Estor, par Balthazar Maillard, conseiller du roi,
et son épouse Marguerite Fizeaux, ses père et mère, suivant
contrat du 6 juillet 1643 ; auxquels sieur et dame Maillard
la maison appartenait à cause de ladite dame Maillard qui en
avait hérité, le 6 juin 1643, de Marguerite de Landelle, épouse
de Charles Fizeaux, commissaire-examinateur au Châtelet,
laquelle était fille et héritière de Nicolas de Landelle, et aïeule
de ladite dame Estor [1]. Parmi les titres qui accompagnent ce
contrat d'acquisition, est joint l'acte par lequel Nicolas Viole,
conseiller du roi au parlement, héritier par bénéfice d'inventaire de Pierre Viole, sieur du Chemin, son père, vendit la
maison à Nicolas de Landelle, procureur au Châtelet de
Paris [2].

Enfin, la quatrième et dernière acquisition, sur la rue de
Jouy, fut encore faite de même par la maréchale d'Aumont, seule
et en son propre nom, le 18 juillet 1664, de Marguerite Minot,
veuve en dernières noces de Thomas Gobert, maître-maçon,
bourgeois de Paris, au prix de 4,500 livres tournois. Il ne
s'agit plus cette fois que d'un petit corps de logis, de 22 pieds
de long sur 18 de large, dépendant d'une maison appartenant
à ladite veuve Gobert, située rue de Jouy, à l'enseigne de l'*Y*
(i grec); tenant d'une part aux époux d'Aumont, d'autre part à
ladite demoiselle Minot; et aboutissant par derrière à Marthe
Boucher. Ce petit immeuble appartenait à Marguerite Minot,
tant au moyen de l'abandon qui lui en avait été fait par les

---

[1] Titres de propriété de la Pharmacie Centrale de France, *Contrat passé le 17 août 1663, devant Eustache Cornille et François Gaultier, notres*.

[2] Idem, *Contrat passé le 21 juillet 1600 devant Etienne Tolleron et Nicolas Privé, notres*.

enfants et héritiers de son défunt mari, suivant une transaction du 12 février 1663, qu'en conséquence de la vente qui
en avait été faite à elle et son époux, le 10 février 1662, par
François Cornoailles, avocat à la cour du parlement, en son
nom et comme tuteur de ses enfants mineurs, qu'il avait eus
d'Anne Fizeaux, jadis sa femme, à qui la propriété appartint
par héritage de son père, Charles Fizeaux, époux de Marguerite de Landelle, qui la tenait de son père Nicolas de
Landelle [1].

Chacune des trois premières acquisitions, qui précèdent,
porte, en marge de son contrat, la notification d'ensaisinement
du prieur des Carmes Billettes ; quant à la quatrième, l'ensaisinement est signé de l'abbé de Tiron, dans la censive duquel
se trouve l'immeuble que cette acquisition comporte.

En résumé, il est facile de constater que les immeubles,
objets de ces quatre acquisitions, constituaient, quelque
soixante ans auparavant, la totalité de l'héritage du procureur
Nicolas de Landelle, rue de Jouy. Ils correspondent aujourd'hui
au numéro 5 de cette rue. Désormais, ils vont subir les transformations nécessaires à leur nouvelle destination, c'est-à-dire
leur annexion à l'hôtel d'Aumont, dont il n'existait encore que
les bâtiments se rapportant actuellement au numéro 7.

Avant que M. et Mme d'Aumont n'agrandissent leur hôtel
en façade sur la rue de Jouy, ils avaient déjà commencé par
s'étendre en profondeur vers la rue de la Mortellerie, où nous
avons vu précédemment que se trouvait la maison, achetée par
Michel-Antoine Scarron, qui sera le *petit hôtel d'Aumont*. Ils
avaient en effet, de ce côté, acquis de Claude d'Alesso, conseiller
au parlement, suivant contrat passé devant Demonthenault et
Groyn, notaires à Paris, le 4 octobre 1659, moyennant la somme
de 26,000 livres, la maison appelée la *cour Gencienne*, où il y

(1) Titres de propriété de la Pharmacie Centrale de France, *Contrat passé le
18 juillet 1664 devant Gaudion et Gaultier, not*res.

avait pour enseigne *le Sabot*. Cette maison, qui ouvrait sur la rue de la Mortellerie, aboutissait au jardin de l'hôtel d'Aumont [1]; d'après le *Terrier du Roy de 1700*, elle correspond aujourd'hui au numéro 18 de la rue de l'Hôtel-de-Ville : elle est bien évidemment cette *cour Gencien*, que nous avons mentionnée précédemment d'après les historiens Sauval et Jaillot.

Puis, dans le but d'accroître ce jardin, ils firent encore, du même côté, le 7 juillet 1666, l'acquisition d'une grande maison, accompagnée d'une autre maison plus petite, avec un jardin « planté de buis et d'une allée de filarias » ; le tout appartenant alors à Marie-Anne Baudin, veuve de Louis Portail, sieur de Montesson, conseiller à la cour des aides ; tenant, d'une part, au sieur Audigier, marchand de blé, d'autre part à la maison dite *des Balances*, dont il va être question ; aboutissant, par derrière, aux sieur et dame d'Aumont, et, par devant sur la rue de la Mortellerie [2].

Enfin, la dernière acquisition des époux d'Aumont, sur la rue de la Mortellerie, est celle qu'ils firent, le 2 juin 1668, des créanciers de feu Louis Portail, au prix de 12,640 livres, des trois quarts d'une maison, sise rue de la Mortellerie, à l'enseigne *des Balances*, consistant en deux corps de logis, l'un sur la rue, l'autre sur le derrière, une cour entre deux, une autre petite cour derrière le deuxième corps de logis, et un autre corps de logis [3]. Le dernier quart de laquelle maison a été acheté par Mme la maréchale d'Aumont, après la mort de son mari, des héritiers de feu Jean Dupont, le 23 octobre 1671, moyennant la somme de 5,600 livres [4]. Attenante à la précédente, la maison *des Balances* était d'autre part contiguë *au petit hôtel*

---

(1) Titres de propriété de la Pharmacie Centrale de France, *Extrait des registres du Parlement*, du 15 avril 1660 ; *Contrat du 13 février 1680, passé devant Galloys et Laurent, notres.*

(2) Idem, *Contrat du 7 juillet 1666, passé devant Guichard, notre.*

(3) Idem, *Idem du 2 juin 1668, passé devant Gaultier, notre.*

(4) Id., *Id. du 23 octobre 1671, passé devant Ménard, notre.*

d'Aumont. Ces trois maisons réunies forment à présent le
numéro 14 de la rue de l'Hôtel-de-Ville ; elles étaient séparées
de la *Cour Gencienne* par la maison d'Audigier, indiquée,
sur le *Terrier du Roy de 1700,* à l'enseigne de *la Traverse.*

Suivant les notifications d'ensaisinement qui accompagnent
les contrats de ces trois dernières acquisitions, on remarque
que celles-ci et leurs dépendances relèvent toutes entièrement
de la censive du roi.

Le domaine de l'hôtel du maréchal d'Aumont est donc
désormais constitué. Il ne nous reste plus qu'à suivre la nouvelle
et dernière transformation de cette demeure. Mais, auparavant,
nous pensons qu'il est nécessaire de faire la présentation du
nouveau maître de céans, en commençant par ses origines.

Antoine d'Aumont appartenait à une illustre maison dont
l'origine se perd dans l'obscurité des temps. Cette maison avait
pris son nom de la terre d'Aumont située dans l'Ile-de-France,
près de Méru, à trois lieues de Beauvais, qu'elle a possédée
jusqu'en 1482, où Jean V d'Aumont la donna en partage à
Ferry, son frère puîné. La fille de celui-ci, Anne d'Aumont, son
héritière principale, l'apporta en dot, en 1522, à Claude de
Montmorency, baron de Fosseux, dont le fils, Georges de
Montmorency, l'eut en partage à son tour. Ce dernier ne laissa
qu'une fille, Marguerite, mariée à Richard Le Pelletier, seigneur
de Martainville, en Normandie, dont les descendants jouissaient
encore de la terre d'Aumont en 1637. L'abbaye de Ressons, de
l'ordre des Prémontrés, sise dans le Vexin français, doyenné de
Chaumont, au diocèse de Rouen, qui n'était à l'origine qu'un
prieuré, lequel fut érigé en abbaye, en 1125, reconnut les
anciens seigneurs d'Aumont pour ses principaux fondateurs et
bienfaiteurs : ils y avaient, à ce titre, droit de sépulture [1].

De cette famille sont issus les seigneurs de Chapes, de

(1) *Histoire généalogique,* par le P. Anselme.

Châteauroux, de Clairvaux, de Rochebaron, de Villequier, d'Humières. Elle compte, parmi ses membres, plusieurs personnages illustres de notre ancienne histoire. Jean III, sire d'Aumont, écuyer, sergent d'armes du roi, se trouva, en 1328, à la bataille de Cassel, et servit, sous Philippe de Valois, dans toutes les occasions importantes. Pierre II le Hutin, sire d'Aumont, son petit-fils, qui avait porté les armes pendant plus de quarante ans, fut porte-oriflamme et mourut en 1413. Le fils de ce dernier, Jacques d'Aumont, chambellan du roi, fut tué à la bataille de Nicopolis, en 1396 ; son frère Jean IV, échanson du roi, périt à la bataille d'Azincourt, en 1415. Enfin Jean VI se distingua dans les guerres de religion et fut fait maréchal de France en 1579. Sa rudesse l'avait fait surnommer à la cour le *franc gaulois*. Après la mort de Henri III, en 1589, il fut l'un des premiers à reconnaître Henri IV, qui lui donna le gouvernement de Champagne. Il se trouva à la bataille d'Arques et à celle d'Ivry ; c'est à lui que Henri IV dit le soir de cette journée, en l'invitant à souper : « Il est juste que vous soyez du festin, après « m'avoir si bien servi à mes noces. » Il fut ensuite nommé gouverneur de la Bretagne, où il eut à lutter contre le duc de Mercœur, chef des ligueurs dans cette province. Il mourut, le 19 août 1595, d'un coup de mousquet au siège de Comper, près de Rennes ; il était âgé de soixante-dix-sept ans, et avait servi sous six rois : François Ier, Henri II, François II, Charles IX, Henri III et Henri IV [1].

Son fils Jacques d'Aumont, gentilhomme de la chambre du roi, fut prévôt de Paris et mourut en 1614; il avait épousé Catherine de Villequier, fille unique de René de Villequier, gouverneur de Paris et premier gentilhomme de la chambre du roi [2].

(1) *Nouveau Dictionnaire historique* (1786) ; — *Nouvelle biographie générale* de Didot ; — *Dictionnaire historique de la France*, par Ludovic Lalanne.
(2) Comme cette expression de *premier gentilhomme de la chambre* reviendra plus d'une fois au cours de la présente notice, nous croyons utile d'en rappeler ici la signification. Les *gentilshommes de la chambre* étaient des officiers de cour qui servaient auprès de la

Il eut de ce mariage, entre autres enfants, le maréchal Antoine d'Aumont, qui nous occupe.

Né vers 1600, Antoine d'Aumont fut élevé auprès de Louis XIII, dont il était un des enfants d'honneur. La fortune ne pouvait guère manquer de lui être favorable. Elle le combla. Il faut dire que ce petit-fils de maréchal de France sut par ses bons services justifier ses faveurs. Il servit d'abord, comme volontaire, au siège de Montauban, en 1621 ; fut blessé au combat de l'île de Ré, en 1627 ; se trouva en 1628, au siège de La Rochelle, et, en 1629, à l'attaque du Pas-de-Suse, à la prise de Courtrai, de Mardick, de Dunkerque, de Lens et de Condé ; commanda l'aile droite à la bataille de Rethel gagnée sur Turenne lui-même en 1650, et contribua beaucoup au succès de cette journée. Il fut successivement capitaine des gardes du roi, en 1632 ; chevalier de l'ordre de Saint-Michel, en 1633 ; gouverneur de Boulogne et du pays boulonnais, en 1635 ; lieutenant général des armées en 1644 ; maréchal de France, en 1651 ; gouverneur de Paris, en 1662 ; enfin duc et pair, en 1665 [1].

Par l'énumération de ses terres ou seigneuries, qui accompagne ordinairement son nom dans les titres de propriété de son hôtel, on peut juger de l'étendue et de l'importance de ses

personne du roi de France. L'office de *premier gentilhomme de la chambre du roi* fut institué par François Ier, en 1545, lorsqu'il eut supprimé la charge de *grand chambrier de France*, après la mort de son fils Charles, duc d'Orléans, qui était pourvu de cette charge. Henri IV en créa un deuxième. Depuis Louis XIII, il y eut quatre premiers gentilshommes de la chambre. Ils remplissaient par année, auprès du roi, les fonctions du grand chambellan absent, lui présentaient la chemise, le servaient quand il mangeait dans sa chambre, réglaient le service et la dépense, les deuils de la cour, les divertissements, ballets, comédies, mascarades, surveillaient les théâtres royaux, choisissaient les pièces et les artistes, etc. — Outre les quatre premiers gentilshommes, il y avait les *gentilshommes ordinaires du roi*, qui servaient par semestre. Leur nombre a plusieurs fois varié ; il y en avait vingt-six sous Louis XIV. Les gentilshommes ordinaires de service devaient se trouver au lever et au coucher du roi, et l'accompagner partout, afin d'être toujours à portée de recevoir ses ordres. Lorsque le roi se rendait à l'armée, ils lui servaient d'aides-de-camp.

(1) Le P. Anselme, *loc. cit.* ; — La Chesnaye-Desbois, *loc. cit.* ; — Saige, *loc. cit.*, t. 1er, p. 20.

richesses domaniales. C'est ainsi qu'on voit le maréchal d'Aumont qualifié de seigneur de Rochebaron, comte de Brézé, baron de Chapes, Rochetaillée, Joucy, La Mothe, Seur et Liz, marquis de Villequier, d'Isle, Noslay et autres lieux. Lorsqu'il fut créé duc et pair, il est bon d'observer que ce ne fut point la terre ancestrale d'Aumont en Ile-de-France qui fut érigée en duché-pairie, puisque la famille d'Aumont, avons-nous dit, ne la possédait plus depuis 1482, mais bien le marquisat d'Isle en Champagne, qu'Antoine d'Aumont avait acquis en 1648, et qui fut désormais appelé Isle-Aumont [1]. Les armes de la maison d'Aumont étaient : *d'argent au chevron de gueules, accompagné de sept merlettes de même, quatre en chef et trois en pointe.* Le maréchal d'Aumont portait: *écartelé au 1 d'Aumont; au 2 de Villequier* [2] *; au 3 écartelé, au 1 et 4 de Chabot* [3], *au 2 de Luxembourg* [4], *et au 3 de Baux* [5] *; au 4 grand quartier de Rochechouart* [6] *; et sur le tout de Rochebaron* [7].

Antoine d'Aumont qui avait suivi le roi en Flandre, en 1667, puis en Franche-Comté, l'année suivante, mourut subitement à son retour d'une attaque d'apoplexie, le 11 janvier 1669, âgé de soixante-neuf ans. S'il fut inférieur en talents à son grand-père, il ne manqua point cependant de certain mérite; il fut surtout un adroit et fin courtisan. Son faste et ses grands airs l'avaient fait surnommer *Tarquin le Superbe* [8].

Indépendamment de l'extension domaniale de son hôtel de

(1) Isle-Aumont, commune du département de l'Aube, arrondissement de Troyes, canton de Bouilly.

(2) De Villequier (Bourgogne) : de gueules, à la croix fleurdelisée d'or cantonnée de douze billettes de même.

(3) De Chabot (Poitou) : d'or à trois chabots de gueules posés 2 et 1. (Le chabot est une espèce de poisson, ainsi nommé à cause de sa grosse tête.)

(4) De Luxembourg : d'argent, au lion de gueules la queue fourchée et nouée, passée en sautoir, armé, lampassé et couronné d'or.

(5) De Baux (Provence): de gueules, à une comète (ou étoile) à seize rais d'argent.

(6) De Rochechouart (Poitou); fascé, enté ou nébulé d'argent et de gueules de six pièces.

(7) De Rochebaron (Forez): de gueules, échiqueté d'argent et d'azur de deux traits.

(8) A. de Boislisle, *Mémoires de Saint-Simon*, t. XII, p. 418, note.

8

la rue de Jouy, objet des importantes acquisitions que, précédemment, nous lui avons vu faire, une des principales préoccupations du maréchal d'Aumont, pendant les vingt dernières années de sa vie, fut assurément l'achèvement et l'embellissement de cette résidence. Ainsi que nous l'avons dit déjà, il chargea François Mansart[1] du soin d'ériger les nouvelles constructions et d'exécuter, pour les anciennes, les transformations nécessaires. Quelques dessins du temps, gravés par Israël Sylvestre[2] et Jean Marot[3], indiquent à peu près l'état des lieux avant l'intervention de cet éminent architecte. Suivant ces documents, l'hôtel n'occupait alors que l'espace correspondant actuellement au numéro 7 de la rue de Jouy, et ne se composait que de quatre corps de logis, dont un sur la rue, deux en aile, à droite et à gauche de la cour, et le quatrième au fond de celle-ci. Les trois premiers bâtiments sont assurément de Le Vau. On le reconnaît aisément à l'ordonnance un tant soit peu lourde et massive des façades : caractéristique de la plupart des œuvres de ce maître, qu'on retrouve jusque dans les épais reliefs des guirlandes et des mascarons sculptés au sommet des baies principales sur la cour. Du côté de la rue, aucun ornement n'apparaît, sauf le superbe mascaron du linteau de la grand'porte, au-dessus duquel on remarque encore, à la clef de l'imposte, un motif assez bizarre, composé de *cuirs* à enroulements dont l'étrange disposition figure un masque grimaçant de faune ou de satyre[4].

Quant au corps de logis principal du fond de la cour, que

(1) François Mansart, architecte, né à Paris en 1598, mort en 1666. C'est lui qui construisit l'église de la Visitation (aujourd'hui temple protestant, rue Saint-Antoine) ; l'hôtel de La Vrillière (Banque de France) ; l'hôtel de Mazarin (Bibliothèque Nationale); l'hôtel de Conti, sur le quai de ce nom ; l'hôtel de Fieubet (école Massillon), quai des Célestins; le château de Bercy; le château de Maisons, près de St-Germain-en-Laye; etc., etc.

(2) Israël Sylvestre, dessinateur et graveur, né à Nancy, en 1621, mort en 1691.

(3) Jean Marot, architecte et graveur, né à Paris en 1619, mort en 1679.

(4) On retrouve une disposition décorative de ce genre au-dessus de la porte de l'hôtel Lambert, rue Saint-Louis-en-l'Ile, à Paris : elle représente un vampire.

flanquent deux pavillons d'ailes, le mode architectural employé est tout différent de celui des bâtiments que nous venons de décrire ; il présente ici une proportion de vides et de pleins à la fois plus harmonieuse et plus élancée. Les lignes et les saillies y sont plus saisissantes et plus marquées, quoique plus légères ; et, dans leur ensemble, on sent bien la solennelle et parfaite rectitude du grand siècle, dont l'œuvre de François Mansart est essentiellement la meilleure interprétation. Il est donc manifeste que la main de cet artiste a tracé cette façade, et qu'il s'y est entièrement substitué, avec son goût personnel, à son prédécesseur, Louis Le Vau, dès qu'il eut entrepris l'agrandissement et la transformation de l'hôtel d'Aumont.

Du côté du jardin, le verso de cette page architecturale, quoique d'une triple étendue, égale en beauté son recto. Pour éviter la froide et monotone uniformité de dix-sept travées de fenêtres, Mansart en a rompu le long alignement au moyen de deux pavillons symétriques, peu saillants, il est vrai, mais dont les angles sont suffisamment accentués par des chaînes à refends formant pilastres, alors qu'un cours de modillons souligne la saillie de l'entablement. Pour compléter la décoration de cette façade, où respirent la grandeur et la richesse, des guirlandes fleuries et des mascarons souriants couronnent les baies de l'étage, tandis que, au-dessus de celles du rez-de-chaussée, festonnent des écharpes légères, alternées d'élégantes consoles, en guise de clefs. Enfin, par une délicate attention d'usage, l'architecte a timbré les balcons en fer forgé des deux avant-corps, du monogramme de son haut et puissant client : deux lettres entrelacées, A. D., qu'on distingue encore, rappellent le maréchal Antoine d'Aumont.

Mais il manque ici, à l'œuvre de Mansart, le grand escalier, qu'au dire de Blondel il avait fait construire à neuf [1],

(1) Blondel (J.-F.), *loc. cit.*, p. 124.

et qui passait pour une merveille. Il était situé dans le pavillon d'aile de droite, au fond de la cour. Qu'est-il devenu ? On le voyait encore à la fin du dix-huitième siècle. Le vestibule, qui lui servait d'accès, était décoré d'un ordre dorique d'une élégante proportion. Ce même ordre régnait dans le péristyle qui précédait cet escalier ; il en rendait l'abord des plus somptueux et le faisait paraître plus grand (1).

D'après Blondel encore, on remarquait aussi dans cet hôtel quelques ouvrages de peinture de Simon Vouet (2), et notamment, au rez-de-chaussée, un beau plafond où ce peintre avait figuré Junon sur son char, accompagnée de Minerve et de Vénus, avec Mercure plus bas, disposé à exécuter les ordres de cette déesse (3). Mais ces peintures ne pouvaient guère dater que du temps de Michel-Antoine Scarron, car on sait que leur auteur mourut en 1649 (4). Quoi qu'il en soit, il n'en reste depuis longtemps aucune trace, pas plus que d'un autre plafond non moins admirable, représentant l'*Apothéose de Romulus*, que le maréchal d'Aumont avait fait peindre, au salon de l'étage, par Charles Le Brun, vers 1660. Claude Nivelon, élève de Le Brun, dans un travail important sur son maître, resté inédit, a minutieusement décrit cette œuvre remarquable. L'artiste s'inspirant du XVe livre des *Métamorphoses* d'Ovide, y avait peint le dieu Mars debout, sur un char étincelant d'or et attelé de quatre coursiers, amenant son fils Romulus devant l'assemblée des dieux, au rang desquels il est élevé par Jupiter. Romulus présentait à Jupiter une petite louve d'or ciselé, en souvenir de son enfance merveilleuse (5).

(1) Dezallier d'Argenville, *Voyage pittoresque de Paris* (édition de 1778), p. 205.
(2) Blondel (J.-F.), *loc. cit.*, t. II, p. 124.
(3) Dezallier d'Argenville, *loc. cit.*, p. 205.
(4) Simon Vouet avait aussi décoré l'hôtel de Villequier qu'Antoine d'Aumont posséda, place Royale (des Vosges), jusqu'en 1648. L'hôtel de Fourcy, voisin de l'hôtel d'Aumont, fut aussi décoré par cet artiste.
(5) Henri Jouin, *Charles Le Brun et les arts sous Louis XIV*, Paris, 1889, in-f°, p. 458 ; — Bibl. Nle, Manuscrits, Claude Nivelon, *Vie de M. Ch. Le Brun et description détaillée de ses œuvres* (n° 12,987 du fond français) f° 130-133.

Dans l'important et excellent ouvrage que M. Henri Jouin a publié sur Charles Le Brun, cet auteur a dit que, suivant la tradition, ce plafond passait pour avoir été détruit ; mais qu'une visite qu'il a faite, il y a quelques années, à l'hôtel d'Aumont, lui a laissé quelques doutes sur cette destruction. « Peut-être, l'œuvre de Lebrun, dit-il, est-elle simplement recouverte par un plafond moderne [1] ». Ce qui donnerait à supposer que la peinture a été exécutée sur enduit, comme une fresque, dont l'enlèvement et la repose sont ordinairement des opérations très délicates et très coûteuses. Mais ici l'œuvre de Le Brun a été, en réalité, peinte sur toile : c'est Dezallier d'Argenville qui l'affirme dans les deux premières éditions de son *Voyage pittoresque de Paris*, publiées en 1749 et 1752. Cette indication nous a du reste été confirmée par le témoignage personnel de l'éminent directeur de la Pharmacie Centrale de France, M. Charles Buchet lui-même, qui occupe actuellement le salon où ce fameux plafond a jadis existé. M. Buchet nous a, en effet, rapporté que, lorsqu'il fit restaurer il y a quelques années, les anciennes peintures qui ornent encore les voussures de ce plafond, il a constaté, de ses propres yeux, que ces peintures étaient réellement exécutées sur toile. Pourquoi en aurait-il été autrement du plafond ?

Cependant on ignore ce qu'est devenue l'*Apothéose de Romulus*. Bien que Hurtaut et Magny, dans leur *Dictionnaire*, et Thiéry, dans son *Guide*, mentionnent encore l'existence de cette œuvre à l'hôtel d'Aumont [2], Dezallier d'Argenville a déjà cessé d'en parler, en 1757, dans la troisième édition de son *Voyage pittoresque* (page 233), où il garde également le silence au sujet du plafond de Simon Vouet. Ces deux plafonds

[1] Henri Jouin, *loc. cit.*, p. 458.
[2] Hurtaut et Magny, *Dictionnaire historique de la Ville de Paris et de ses environs* (1779), t. III, p. 255 ; — Thiéry, *Guide des amateurs et des étrangers voyageurs à Paris* (1787), t. Ier, p. 708.

auraient-ils été enlevés dans l'intervalle des années 1752 et 1757 ? Cela paraît très probable si l'on accorde crédit plus qu'à tout autre, au dire de d'Argenville, dont le livre passe pour un consciencieux récolement, fait et contrôlé sur place, des curiosités d'art existant de son temps à Paris. Quoi qu'il en soit, il est certain que la disparition de ces deux plafonds est antérieure à l'année 1803 ; car, dans un état des lieux très détaillé, faisant partie d'un des titres de l'hôtel, daté du 5 prairial an XI, il n'en est fait aucune mention. Ainsi, au sujet du grand salon de l'étage, qu'éclairent six fenêtres, dont trois sur la cour et trois sur le jardin, il n'y est parlé que de « la corniche « en voussure décorée d'ornements de sculpture, représentant « différents sujets et attributs accompagnant des tableaux et « des médaillons peints, en partie détruits [1] ».

Ces peintures sont précisément celles que M. Buchet a fait restaurer. Elles sont au nombre de huit, savoir : quatre médaillons et quatre cartouches. Les médaillons sont ovales et placés aux angles sur des lions et des cuirasses, sculptés en bas-relief. Ils figurent, en camaïeu, un personnage dans des actions diverses. Ce personnage est évidemment Romulus ; mais à la hauteur où se trouvent placées ces peintures de petites dimensions, il est à peu près impossible d'en saisir les détails. Quant aux cartouches ménagés au milieu des voussures, ils sont plus visibles. Celui de droite représente un berger endormi et des hommes sommairement vêtus emportant deux enfants, sans doute Romulus et Rémus ; une femme, dont les vêtements sont rehaussés d'or, s'avance vers eux. Sur le cartouche faisant face à la cheminée, un vieillard présente à Romulus un plan ouvert, et le fondateur de Rome semble indiquer du doigt le point où devront s'élever les murs de la cité ; des pierres d'assises, un compas, une équerre, sont

(1) Titres de propriété de la Pharmacie Centrale de France, *Contrat de vente par adjudication du 5 prairial, an XI.*

figurés au premier plan. Le cartouche de gauche nous montre l'enlèvement des Sabines ordonné par Romulus, assis sur un siège richement décoré. Enfin, le cartouche ménagé au-dessus de la cheminée laisse voir Romulus assis sur un trône, levant les bras dans l'attitude de la surprise, à la vue de suppliants prosternés devant lui, tandis que la foudre éclate dans les airs obscurcis, et que vers lui descend le dieu qui doit le soustraire à son peuple pour l'emporter dans l'Olympe. Chacun de ces cartouches est accosté de petits génies en bas-relief, environnés d'arcs, de flèches et de carquois.

Parmi les peintures de Le Brun qui ornaient les murs de l'hôtel d'Aumont, il faut encore citer une toile que lui avait commandée le maréchal; c'est la *Vierge au Silence* ou le *Sommeil de l'Enfant Jésus.* Cette toile, datée de l'année 1655, est à présent au Louvre. En 1693, elle était passée aux mains de M. le comte d'Armagnac, grand écuyer du roi et gouverneur d'Anjou. Celui-ci la donna au roi le 17 août 1696. Sous le règne de Louis XVI, elle était placée dans la salle du trône au palais du Luxembourg[1].

Rien ne manquait à cette belle résidence. La salle à manger donnait accès dans l'orangerie, qui longeait, à droite, un vaste jardin, tracé *à la française,* dans le style que Le Nôtre avait mis en vogue [2]. Ce jardin s'étendait jusque vers la rue de la Mortellerie, dont les bâtiments étaient, selon le goût du temps, masqués par un treillage ouvragé, peint en vert et orné de dorures, avec une niche au milieu, où il y avait une statue d'époque romaine, assez bien conservée. De superbes figuiers en caisses, des arbres et des arbustes, taillés en formes géométriques, étaient répartis çà et là avec symétrie. Les parterres formaient panneaux décoratifs avec leurs cordons de buis festonnés en broderies. Indépendamment d'une fontaine

(1) Henri Jouin, *loc. cit.,* p. 85, 468, 469.
(2) Le Nôtre, architecte de parcs et de jardins (1613-1670), traça le parc de Versailles.

jaillissante, un grand bassin, d'où l'eau s'élançait en gerbe, animait ce riant décor. On avait disposé dans les allées des bancs de pierre à consoles et des vases de genre antique, sculptés de bas-reliefs. On admirait surtout, dans ce jardin, un groupe de marbre qui représentait Vénus, à demi couchée sur un rocher, avec l'Amour, et qui passait pour le chef-d'œuvre de François Anguier [1]. Ce groupe a disparu depuis bien longtemps ; on ignore ce qu'il est devenu.

Les gazettes rimées du temps ont retenti des fêtes que le maréchal d'Aumont donnait à son hôtel de la rue de Jouy. C'est là qu'il traita, en 1663, les ambassadeurs suisses. Dans sa *Muse historique*, le poète-gazetier Loret n'a pas manqué de célébrer le banquet que d'Aumont leur offrit le vendredi, 16 novembre de cette année-là ; voici en quels termes :

> Hier, jour de carpes et de truites,
> De brochets et de soles frites,
> Monsieur le maréchal d'Aumont,
> Plus brave et fier qu'un Rodomont,
> Seigneur d'élite et de remarque,
> Un des grands d'auprès le monarque,
> Leur fit aussi dans son hôtel,
> Un festin rare, et qui fut tel,
> Qu'encor que ce fut un jour maigre,
> Chaque invité parut allaigre,
> Et, tout de bon, fort satisfait
> Et de la table et du buffet,
> Du bon ordre et de la conduite... [2].

Lorsque le cavalier Bernin, le *Michel-Ange moderne* [3], comme l'appelaient ses contemporains, vint à Paris, sur l'appel

---

(1) D' Martin Lister, *Voyage à Paris* (1698), traduction de E. de Sermizelles (1873), p. 169 (communication de M. A. Callet). — Germain Brice, *Description nouvelle de la Ville de Paris*, édition de 1706, t. I, p. 383. — Dezallier d'Argenville, *loc. cit.* — François Anguier, sculpteur, (1604-1669).

(2) Loret, *La Muse historique* (1650-1665), édition Daffis, Paris, 1878, quatre vol. in-8°, t. IV, p. 126.

(3) Bernini (Giovanni-Lorenzo), dit *le cavalier Bernin*, peintre, statuaire et architecte italien, né à Naples en 1598, mort en 1680, était venu à Paris en 1665, pour exécuter

de Louis XIV, qui lui avait adressé tout exprès une lettre autographe, c'est à cet hôtel qu'il alla visiter le maréchal d'Aumont, en 1665. Parmi les visiteurs intimes de ce somptueux logis, nous ne saurions omettre la future marquise de Maintenon, alors épouse du poète Paul Scarron, qui était, comme nous savons, cousin de la maréchale, Catherine Scarron de Vaures. Une ode héroï-comique adressée, en 1651, par le spirituel cul-de-jatte au maréchal d'Aumont, à l'occasion de sa promotion à la dignité de maréchal, prouve qu'on était en bons rapports d'un ménage à l'autre[1]. Dans cette pièce Scarron énumère en vers les états de service de M. d'Aumont et lui prédit

Qu'il ira loin, s'il va toujours.

En apprenant, par les titres de propriété, à quelles censives appartenait l'hôtel d'Aumont, nous avons pu constater aussi qu'il dépendait de la paroisse de Saint-Gervais. Nous le savions du reste par deux indications de l'abbé Lebeuf : la première, où il dit que cet hôtel était compris dans ladite paroisse, et se trouvait être la dernière maison du côté de la paroisse Saint-Paul ; la seconde, où il ajoute que la paroisse Saint-Paul ne comprenait que le côté gauche de la rue de Jouy, et qu'il ne lui manquait de l'autre côté que les hôtels de Fourcy et d'Aumont[2]. D'autre part, avant la disparition des registres paroissiaux de Paris, lors de l'incendie de l'Hôtel de Ville en 1871, on pouvait encore lire, sur ceux de Saint-Gervais, l'acte de la bénédiction nuptiale donnée à Antoine d'Aumont et à Catherine Scarron le 14 mars 1629, et celui de leur fils, Louis-Marie-Victor d'Aumont, marquis de Villequier, marié à Magdeleine-Phare Le Tellier, la sœur du célèbre

sur ses dessins, l'achèvement du Louvre. Mais Colbert ayant préféré les plans de Claude Perrault, il dut retourner en Italie, sans avoir pu donner suite à ses projets.

(1) A. de Boislisle, *Paul Scarron et Françoise d'Aubigné*, p. 86.

(2) L'abbé Lebeuf, *Histoire de la ville et de tout le diocèse de Paris* (édition de 1883), t. Ier, p. 84, 85 et 328.

ministre Louvois, à la date du 21 novembre 1660; puis la mention du service funèbre du maréchal d'Aumont, du 31 janvier 1669, également célébré à l'église Saint-Gervais[1].

En mourant, le maréchal d'Aumont laissait une veuve très riche, Catherine Scarron, que nous avons vue, du vivant de son mari, contribuer si largement de ses propres deniers à la formation de leur hôtel. Ce ne fut point, paraît-il, une veuve inconsolable. Elle était même assez folle. « Au bout de quarante « ans de mariage, dit Saint-Simon, elle devait être sage, « puisqu'elle était vieille[2]; » mais M. de Marsan, le frère de M. le Grand et du chevalier de Lorraine, lui tourna la tête et l'exploita, comme il l'avait fait de tant d'autres. « Ce qu'il tira

(1) A. Ja!, *loc. cit.*, voir au mot *Aumont.* — A part le P. Anselme, qui affirme à plusieurs reprises dans son *Histoire généalogique* (t. IV, p. 878, t. VII, p. 542), que le maréchal Antoine d'Aumont a été inhumé à Saint-Gervais, aucun historien, à notre connaissance n'a mentionné cette sépulture ; ni Germain Brice, ni Piganiol de la Force, ni l'abbé Lebeuf n'en ont parlé. Cependant il nous paraît indubitable que la tombe du maréchal d'Aumont a bien existé à Saint-Gervais. A cet égard, voici du reste une mention des comptes présentés à la succession de son défunt époux par la maréchale, qui équivaut à une certitude : « A Mᵉ François du Chemin, prestre, habitué à S. Gervais et « Estienne Festou, fossoyeur, la somme de cinq cens vingt huit livres, sçavoir : audit » Sieur du Chemin quatre cens cinquante livres, et audit Festou soixante livres ; le tout « pour le convoy, service et enterrement de deffunct M. le Mareschal; et dix-huit livres « pour frais; ledict payement par quittance, passée devant Laurent, notaire, le 16ᵉ dé-« cembre 1673. » (*Archives du Palais de Monaco*, Série Q. carton nᵒ 5.) On trouve en outre, dans les mêmes comptes, un paiement fait, le 13 mai 1673. par devant Laurent et Monthenault, notaires, de 969 livres 9 sols aux marguilliers de S. Gervais, sans autre indication. Ce devait être le paiement pour le droit d'inhumation. Avec la mention de ces deux quittances, la question est suffisamment éclaircie. Mais il nous est avant tout agréable de déclarer que nous en devons la connaissance à la très obligeante communication de notre éminent confrère, M. Gustave Saige, Conservateur des Archives de la principauté de Monaco, correspondant de l'Institut. Nous verrons plus loin comment les princes Grimaldi de Monaco sont devenus les héritiers des ducs d'Aumont, partant détenteurs de leurs papiers de famille. Or, si les Brice, les Piganiol et les Lebeuf, de même que les anciens épitaphiers de Paris, sont restés muets au sujet de la sépulture du maréchal Antoine d'Aumont, c'est que rien ne la signalait extérieurement. Un simple caveau que n'accompagnait aucun monument funéraire dut seul recevoir la dépouille du maréchal. » Cela peut s'expliquer, nous a dit M. Saige, par l'extrême désunion des « héritiers et de sa veuve, qui se jetèrent dans une série de procès les uns contre les « autres, et ne pensèrent guère probablement à s'unir pour honorer le défunt, qui a tout « l'air d'être mort intestat. »

(2) *Journal du marquis de Dangeau*, édition Didot, 1854, t. III, p. 432, *Addition de Saint-Simon.*

« de la maréchale, dit encore Saint-Simon, est incroyable. Elle
« voulut l'épouser, et lui donna tout son bien. Son fils la fit
« mettre dans un couvent par ordre du roi, et bien garder. De
« rage, elle enterra beaucoup d'argent, qu'elle avait, en lieu où
« elle dit qu'on ne le trouverait pas ; et, en effet, quelques
« recherches que le duc d'Aumont, son fils, ait pu faire, il ne
« l'a jamais pu retrouver [1] ». Quand elle mourut, en 1691, on
trouva un testament fait dix-sept ans auparavant, où elle léguait
cent mille écus au comte de Marsan [2]. Il y avait même eu un
contrat de mariage entre eux, daté du 25 novembre 1675 [3].

*
* *

Après la mort du maréchal d'Aumont, c'est son fils aîné,
Louis-Marie-Victor d'Aumont et de Rochebaron, celui qu'on
appelait auparavant le marquis de Villequier, qui hérita de
l'hôtel ; et cela se fit en vertu d'un acte de donation universelle
à lui faite par son père, passé devant Gaultier, notaire à Paris,
le 1er février 1668, de tous les biens meubles et immeubles qui
se trouveraient appartenir au donateur au jour de son décès,
avec substitution au profit des aînés de mâle en mâle de la
maison d'Aumont. Cependant, d'après une sentence arbitrale
rendue, le 1er avril 1670, entre Catherine Scarron et son fils
susdit, par les arbitres nommés suivant arrêt du Conseil du
5 août 1669, laquelle sentence fut homologuée par autre arrêt
du Conseil du 22 avril 1670, puis déposée entre les mains dudit
Gaultier, notaire, le 23 juin 1670, il fut jugé que les trois
acquisitions faites, en janvier et août 1663, et en juillet 1664,
par la maréchale, en son nom et pour lui être propres,

(1) *Mémoires de Saint-Simon*, édition de MM. Chéruel et Régnier fils, t. VI, p. 172
et 173.
(2) *Journal du marquis de Dangeau, loc. cit.*
(3) A. de Boislisle, *loc. cit.*, p. 87.

faisaient partie de la communauté d'entre elle et son mari. Enfin par arrêt du parlement rendu, le 28 août 1677, entre elle et son fils, Louis-Marie-Victor d'Aumont, il fut ordonné entre autres choses, que l'hôtel d'Aumont et les maisons situées rues de Jouy et de la Mortellerie, qui en dépendaient, demeureraient à celui-ci « sur tant et moins et « jusqu'à concurrence de la part qui lui appartenait des biens « de ladite communauté, comme donataire universel de son « père » [1].

Le nouveau propriétaire de l'hôtel, Louis-Marie-Victor d'Aumont, grâce à la puissante situation de son père, fut, de bonne heure aussi, favorisé par la fortune et les honneurs. Né en 1632, il fut colonel de cavalerie à dix ans, et, à seize, capitaine des gardes en survivance. Par droit de survivance aussi, il hérita des titres et charges de son père. C'est ainsi qu'il fut duc d'Aumont, pair de France et gouverneur de Boulogne et du pays boulonnais. Il servit avec honneur Louis XIV dans la guerre de Flandre, et fut fait chevalier des ordres du roi. Le 10 mars 1669, il fut nommé premier gentilhomme de la chambre du roi, à la place du duc de Mortemart et du comte de Vivonne, survivancier de celui-ci. Ce jour-là, il se démit de son emploi de capitaine des gardes, que le roi donna au marquis de Rochefort, maréchal de camp. Le comte de Vivonne reçut le même jour un ample dédommagement à la perte qu'il faisait de sa charge de premier gentilhomme de la chambre : Louis XIV le nomma général des galères [2].

Peu de temps après que le duc d'Aumont fut nommé premier gentilhomme de la chambre, il se remaria, veuf depuis quatorze mois. Le 22 juillet 1668, il avait perdu sa première

(1) Archives de la Seine, *Domaines*, carton 125, pièce 3117. Cette pièce est un acte de vente de l'hôtel, passé devant Nicolas Armet et Louis Gervais, notaires à Paris, le 28 avril 1756.

(2) A. Jal, *loc. cit.*, voir au mot *Aumont*.

femme, Madeleine-Phare Le Tellier, dont nous avons mentionné ci-dessus la bénédiction nuptiale à Saint-Gervais, en 1660, et qui quitta la vie, à peine âgée de vingt-deux ans. Le 27 septembre 1669, il épousa donc, en secondes noces, François-Angélique de La Motte-Houdancort, dite mademoiselle de Toussi, fille de feu Philippe de La Motte-Houdancourt, vice-roi en Catalogne, duc, pair et maréchal de France, et de dame Louise de Prie, gouvernante des Enfants de France et surintendante de leur maison [1].

Le duc d'Aumont compte parmi les collectionneurs les plus fameux de son temps. Les collectionneurs s'appelaient alors des *curieux ;* et c'est à ce titre qu'Abraham du Pradel le cite, en première ligne, dans son *Livre commode des adresses* [2]. Avant de venir prendre possession de l'hôtel paternel de la rue de Jouy, il avait son cabinet de tableaux rue Vivien (ou rue Vivienne) [3]. Il réunit bientôt dans sa nouvelle résidence quantité de meubles précieux et des curiosités d'un très grand prix, comme des bronzes, des pierres gravées, sans parler des tableaux rares, des cabinets portatifs et mille autres curiosités qui faisaient juger de son parfait discernement [4]. A son goût pour les œuvres d'art, il ne tarda pas à joindre celui des antiquités et des médailles. C'était du reste la vogue du temps. Les amateurs de médailles se trouvaient un peu partout. C'était un goût presque général chez les gens qui se piquaient de faire des collections. Le roi lui-même avait cette manie, ce qui eût suffi pour la mettre à la mode [5].

Suivant certaines *clefs,* le Diognète que nous montre

---

(1) A. Jal. *loc. cit.*, voir au mot *Aumont.*

(2) A. du Pradel, *Le Livre commode des Adresses pour l'année 1692*, édition d'Edouard Fournier, t. Ier, p. 216.

(3) Idem, idem. — *Revue universelle des Arts*, t. XV, p. 259.

(4) Germain Brice, *Description nouvelle de la ville de Paris*, édition de 1706.

(5) *Mémoires de Choisy*, p. 227. — Edouard Fournier, *La Comédie de La Bruyère*, p. 207.

La Bruyère, dans ses *Caractères,* au chapitre de *la Mode,* serait
le duc d'Aumont : « Je l'admire, dit-il, et je le comprends moins
« que jamais : pensez-vous qu'il cherche à s'instruire par les
« médailles, et qu'il les regarde comme des preuves parlantes
« de certains faits, et des monuments fixes et indubitables de
« l'ancienne histoire ? rien moins : vous croyez peut-être que
« toute la peine qu'il se donne pour recouvrer une tête vient
« du plaisir qu'il se fait de ne pas voir une suite d'empereurs
« interrompue ? C'est encore moins : Diognète sait d'une
« médaille le fruste, le flan, et la fleur de coin ; il a une tablette
« dont toutes les places sont garnies, à l'exception d'une seule ;
« ce vide lui blesse la vue, et c'est précisément, et à la lettre,
« pour le remplir, qu'il emploie son bien et sa vie [1]. » Au
t. II de son ouvrage de l'*Utilité des voyages,* Bourdelot d'Airval
écrivait, en 1686 : « Monsieur le duc d'Aumont a bien fait voir
« qu'il se connaissait en tout dans les conférences qu'il a tenues
« chez lui, touchant l'histoire ancienne : il a découvert depuis
« peu deux portraits en agate de quelques-uns des tyrans du
« temps de Gallien [2]. »

D'après ces témoignages, l'érudition du duc d'Aumont
est suffisamment notoire. Cependant telle ne semble pas
être l'opinion d'Ezéchiel Spanheim, l'envoyé extraordinaire
de Brandebourg, qui était un numismate fort distingué,
et qui, lors de son séjour à Paris, en 1690, eut l'occasion,
comme invité, de prendre part aux doctes conférences de
l'hôtel d'Aumont. Dans sa *Relation de la cour de France,*
ce savant étranger a raconté comment le duc d'Aumont,
« quoique sans lettre ou savoir, se mit, dit-il, dans la
« curiosité de la recherche des antiquités romaines, ou
« plutôt dans la réputation de protéger ceux qui s'y adonnaient.

(1) La Bruyère, *Œuvres,* édition de M. G. Gervais, t. II, p. 357.
(2) Edouard Fournier, *Le Livre commode des Adresses,* par Abraham du Pradel.
annotation, p. 217.

« Ce fut aussi à l'occasion d'un maître d'hôtel qu'il avait,
« curieux des médailles antiques et qui en avait un assez beau
« cabinet, que ce duc établit chez lui une assemblée pour y
« discourir une fois la semaine. » C'est ainsi qu'on y entreprit
de décrire l'histoire des empereurs romains par les inscriptions
et les médailles battues sous leur règne. On se partagea la
tâche, et chacun fut prié de donner lecture de son travail et
d'entendre les avis des assistants. Ces conférences se tinrent
pendant près de deux ans, mais ne purent continuer plus longtemps, à cause des fonctions de premier gentilhomme de la
Chambre qui retenaient, la plupart du temps, le duc d'Aumont
à Versailles, et l'obligeaient à suivre le roi dans ses voyages (1).
Quoi qu'il en soit, il est parfaitement reconnu que le duc
d'Aumont contribua aux progrès de la numismatique ; et c'est
à ce titre que l'Académie des Inscriptions et Belles-Lettres lui
ouvrit ses portes.

Cependant sa passion pour les curiosités et les collections
ne l'empêchait point de s'engouer des créations artistiques les
plus raffinées du jour, et au besoin d'en lancer la vogue.
Ainsi, rien que pour le service de sa table, on cite, dans un
Mercure galant du temps, un souper qu'il donna, où parut
une de ces premières pièces d'orfèvrerie, appelées *surtouts,*
récemment inventés par Nicolas Delaunay, l'un des artistes-
orfèvres que Louis XIV logeait au Louvre (2).

Le duc d'Aumont n'agrandit point son hôtel ; au contraire,
il le diminua un tant soit peu, en vendant à François

(1) Ezéchiel Spanheim, *Relation de la Cour de France de 1690,* édition de
M. Ch. Scheffer, publication de la Société de l'Histoire de France (1882), in-8°, p. 133 à 137.
(2) « Il y a peu, dit l'auteur (avril 1698), que ces sortes d'ouvrages sont inventés pour
« garnir les tables. Ils y demeurent pendant tout le repas. On en fait de plusieurs pans
« différents. Ils sont souvent enrichis de figures ; ils portent quantité de choses pour la
« table, en sorte qu'on ne peut rien souhaiter à un festin que l'on n'y trouve. » Le narra-
teur nous apprend encore que, pour les soupers aux lumières, les surtouts étaient faits
de manière à pouvoir y placer des bougies ; et que, pour un repas de jour, il y avait
divers ornements fort agréables qui couvraient et cachaient l'emplacement des flambeaux.

Jacquier, conseiller-secrétaire du roi, moyennant 20,140 livres, le 13 février 1680, l'ancienne maison de la *cour Gencien*, que son père et sa mère, comme nous l'avons dit précédemment, avaient acquise conjointement le 4 octobre 1659 [1]. Entre autres charges et conditions énumérées dans le contrat de vente du 13 février 1680, nous devons retenir ceci : « Que ledit « sieur acquéreur et ses successeurs, propriétaires de la maison « présentement vendue, seront tenus de souffrir l'escoulement « des eauës du bassin et fontaine jaillissante du jardin dudit « hostel d'Aumont, dans la cour de ladite maison de la *Cour* « *Gencienne*, par un conduit ou gouttière ainsy et de la manière « que lesdites cauës y ont présentement leurs cours ; Et qu'ils « ne pourroient faire exhausser les bastimens, édifices et « cheminées qu'ils voudroient faire faire et adosser contre le « mur qui fait séparation d'entre le jardin dudit hostel « d'Aumont et de ladite maison, à plus grande hauteur que « ledit mur en l'estat qu'il est présentement. »

Comme son père, le duc d'Aumont mourut subitement dans son hôtel, d'une attaque d'apoplexie, le 19 mars 1704. Il était dans sa soixante-douzième année. De son premier mariage, avec Madeleine-Phare Le Tellier, il avait eu un fils, Louis d'Aumont, marquis de Villequier, et deux filles : l'une, Marie-Madeleine-Elisabeth-Phare, qui épousa le marquis de Beringhen ; l'autre, Anne-Charlotte, qui fut mariée au marquis de Créquy. De sa seconde femme, mademoiselle de Toussi, le duc d'Aumont n'eut qu'un fils, Louis-Marie d'Aumont, marquis de Chappes, qui devint lieutenant-général des armées ; il est plus connu sous le nom de duc d'Humières, par suite du mariage qu'il fit avec la fille et unique héritière du maréchal d'Humières, à la charge de prendre le nom et les armes de son beau-père [2].

(1) Titres de propriété de la Pharmacie Centrale de France, *Acte de vente passé le 13 février 1680, devant Gallois et Laurent, notres à Paris.*
(2) La Chesnaye-Desbois, *loc. cit.*

La seconde femme du duc d'Aumont, mademoiselle de Toussi, sœur aînée des duchesses de Ventadour et La Ferté, figure, comme elles, assez brillamment dans les fastes galants de l'époque. Elle n'avait pas attendu, paraît-il, d'être mariée pour révéler son tempérament ; de même qu'elle n'attendit pas non plus d'être veuve pour égayer l'alcôve de l'hôtel d'Aumont de ses ébattements amoureux. A propos de sa mort, arrivée le 5 avril 1711, Saint-Simon n'a cependant trouvé rien autre à dire d'elle que ceci : « La duchesse douairière d'Aumont « mourut... à soixante et un ans,... peu regrettée de sa famille... « C'était une grande et grosse femme, qui avait eu plus de « grande mine que de beauté, impérieuse, méchante, difficile « à vivre, grande joueuse, grande dévote à directeurs. Elle « avait été fort du grand monde et de la cour, où elle ne « paraissait plus depuis beaucoup d'années. Elle était riche, et « fut très attachée à son bien. Le roi lui donnait 10,000 livres « de pension [1]. » Le portrait n'est pas flatteur ; mais il est discret à l'endroit des mœurs de madame d'Aumont. Cela est bien étrange de la part d'un médisant comme Saint-Simon, qui n'avait qu'à puiser à pleines mains dans la chronique scandaleuse du temps.

Dans *la France galante*, publiée sans nom d'auteur [2], à la suite de l'*Histoire amoureuse des Gaules* de Bussy-Rabutin, au copieux chapitre intitulé *la France devenue italienne* ou *les derniers dérèglements de la cour,* les amours de la duchesse d'Aumont avec le duc de Caderousse, le marquis de Biran, l'archevêque de Reims, etc., sont racontées tout au long. Elle passait pourtant pour s'être adonnée aux œuvres pies ; mais sur le tard assuré-

---

[1] *Mémoires de Saint-Simon*, édition de MM. Chéruel et Régnier, fils, t. VII, p. 229, 230.

[2] Les récits qui composent le volume intitulé *la France galante* passent pour avoir été écrits en majeure partie par Sandraz des Courtils, contemporain de Bussy-Rabutin, et auteur des *Mémoires de d'Artagnan*, d'où Alexandre Dumas tira sa fameuse trilogie des *Mousquetaires*.

ment. Mme dè Sévigné ne l'appelait que la « sœur d'Aumont »,
et nous la montre ne prenant plus goût à rien, de méchante
humeur et ne cherchant qu'à ensevelir les morts(1). A ce sujet,
si La Bruyère a remarqué que « la dévotion vient à quelques
« uns, et surtout aux femmes, comme une passion, ou comme
« le faible d'un certain âge, ou comme une mode qu'il faut
« suivre, » les faiseurs de *clefs* n'ont pas manqué de viser
Mme d'Aumont parmi ces femmes, et principalement parmi
celles qui donnent à la fois aux couvents et à leurs amants.
« Galantes et bienfaitrices, dit l'auteur des *Caractères*, elles
« ont jusque dans l'enceinte de l'autel des tribunes et des
« oratoires où elles lisent des billets tendres, et où personne
« ne voit qu'elles ne prient point Dieu(2). »

Il est probable enfin que Saint-Simon, avant tout grand
seigneur, ne voulut pas, par pur esprit de caste, médire
davantage d'une dame de si haut parage qu'était notre folle
duchesse, comme il n'eût point manqué assurément de le faire
pour une présidente, qu'il ne considérait pas plus qu'une
simple robine ; et cependant il n'eût fait que répéter ce qu'on
entendait dire et chansonner partout, témoin ce couplet du
jour :

> Seras-tu toujours éprise
> De toutes sortes de gens ?
> A ton âge est-on de mise ?
> D'Aumont, quitte les galants.
> — Je ne sçaurois.
> — Quitte au moins les gens d'église.
> — J'en mourrois. (3)

Mme d'Aumont passait donc pour avoir toujours été au
mieux avec ses directeurs. Les deux plus fameux qu'elle eut

---

(1) *Lettres de Mme de Sévigné*, édition Hachette (collection *des Grands Ecrivains
français*), t. III, p. 347, 377.
(2) La Bruyère, *loc. cit.*, t. Ier, p. 180, 183, 458 et 459.
(3) *Recueil Maurepas*, t. VII, p. 37.

jusqu'en 1691, étaient le P. Gaillard, jésuite, puis le P. de La
Roche, oratorien. Mais ce qui avait donné le plus de prise à
la médisance, c'est que Charles-Maurice Le Tellier, archevêque
de Reims, frère du ministre Louvois, et prélat très décrié du
côté de la continence, avait été très longtemps amoureux d'elle.
Il avait gagné un nommé Duplessis, qui avait été valet de chambre
du duc et qui occupait le petit hôtel d'Aumont, sous promesse
de lui faire continuer toute sa vie la permission qu'il avait
de donner à jouer. De ce petit hôtel, il y avait une communication avec le grand, au moyen de l'orangerie qui reliait
latéralement ces deux parties de la propriété ; et le libertin prélat
y entrait toutes les nuits en gros manteau, dès qu'il savait que
le duc était retenu à Versailles [1] par les exigences de ses
fonctions, qui l'obligeaient à assister au coucher et au lever du
roi. Ces escapades nocturnes avaient fait d'autant plus de bruit
que la duchesse d'Aumont, ayant indisposé contre elle,
quelques années auparavant, le marquis de Villequier, son
beau-fils, celui-ci ne se privait pas de parler publiquement
contre les relations de sa belle-mère avec l'archevêque de
Reims. Le public renchérit encore là-dessus et n'épargna pas
les directeurs, et sans doute avait-il raison, car il faut toujours,
a-t-on dit, se méfier des femmes, et surtout des dévotes [2].

Quant à l'ex-valet Duplessis, qui favorisait si complai-
samment, au préjudice conjugal de son ancien maître, les
équipées galantes de M. de Reims, il nous paraît plaisant de
voir que c'est justement celui-là même qui avait initié le duc
d'Aumont aux mystères de la numismatique, suivant le dire du
très docte Spanheim, l'envoyé extraordinaire de Brandebourg.
En effet, un savant érudit de ce temps, Spon, nous montre,

(1) *Histoire amoureuse des Gaules, suivie de la France galante*, éd. A. Delahays
(1858), t. II, p. 341.
(2) Édouard Fournier, *Variétés historiques et littéraires*, t. VI, p. 238, 240 ; annotation du *Cochon mitré*.

sur sa *Liste des cabinets d'amateurs existant en 1673*, un certain Duplessis demeurant alors rue Saint-Martin, où il tenait une collection de médailles ; on le retrouve, vingt ans après, dans le *Livre commode des adresses pour l'année 1692*, mais habitant cette fois rue de Jouy[1], évidemment à l'hôtel d'Aumont, où la manie des monnaies l'avait amené à tenir un tripot, avec permission du roi.

*
* *

Après la mort du duc d'Aumont, ses belles collections, ses meubles précieux, ses curiosités, ses tableaux rares, furent vendus publiquement ; et cette vente dura plusieurs jours[2]. Son fils aîné, Louis d'Aumont, auparavant marquis de Villequier, et dès lors duc d'Aumont et pair de France, devint, à son tour, propriétaire de l'hôtel d'Aumont et des maisons dépendantes, comme remplissant le premier degré de la substitution au profit des aînés de mâle en mâle de la maison d'Aumont, suivant les termes de la donation du 1ᵉʳ février 1668 susmentionnée, faite par le maréchal Antoine d'Aumont à son fils, Louis-Marie-Victor. Une sentence arbitrale de 1708, rendue entre Louis d'Aumont et ses frères et sœurs, et confirmative entre autres de la première sentence du 1ᵉʳ avril 1670, sanctionna cette mutation[3].

Louis d'Aumont naquit le 19 juillet 1667. Devenu duc et pair, il fut aussi, par droit de survivance obtenue pour lui par son père, premier gentilhomme de la chambre et gouverneur de Boulogne et du pays boulonnais. En 1712, il fut envoyé par Louis XIV comme ambassadeur extraordinaire en Angleterre, à l'occasion de la paix qui venait d'être conclue

(1) Ed. Fournier, *Le Livre commode des Adresses*, *loc. cit.*, page 227, not. 5.
(2) G. Brice, *Description de la ville de Paris*, édition de 1706, t. Iᵉʳ, p. 283.
(3) Archives de la Seine, Domaines, carton 125, pièce 3117, *loc. cit.*

avec ce royaume. On peut juger du train princier qu'il dut mener au cours de cette importante mission, par la somme des émoluments qui lui furent alors alloués. Il reçut, à cet effet, 24,000 écus d'appointements par an, 24,000 livres pour dédommagement de la perte du change, 54,000 livres pour ses équipages, et trois mois d'avance. Il eut plus de 500,000 livres de brevet de retenue sur sa charge de premier gentilhomme de la chambre, et fut fait chevalier de l'ordre, seul et extraordinairement, à une messe basse, avant son départ. Ce fut le dernier que le roi fit [1].

L'hôtel de Powis, à Londres, où logeait le duc d'Aumont, fut entièrement consumé par un incendie. Sa vaisselle fut sauvée ; mais il prétendit avoir perdu tout le reste ; il prétendit aussi avoir reçu plusieurs avis que le feu avait été mis avec intention, et qu'on voulait l'assassiner. La reine d'Angleterre lui offrit des gardes. Mais le public à Londres, comme à Paris, en pensa autrement, et fut persuadé que le duc d'Aumont avait été lui-même l'incendiaire, autant pour gagner sur ce qu'il en tirerait du roi que pour couvrir une contrebande monstre, dont les Anglais se plaignirent ouvertement dès son arrivée, et où il réalisa d'immenses profits. C'est du moins ce qui se dit et ce qu'on crut. Le roi n'en donna pas moins 250,000 francs à lord Powis, et 100,000 au duc d'Aumont, et porta à 50,000 son traitement pendant quatre ans, tant en considération de son incendie que des frais de son ambassade [2].

Mais il fallait que tout cela fut bien criant, car cette fois Saint-Simon, n'a guère ménagé le duc d'Aumont, si haut personnage qu'il fût. « M. d'Aumont, dit-il, avait été toute « sa vie un panier percé, qui avait toujours vécu d'industrie. « Il avait eu longtemps affaire à un père fort dur et à une

---

(1) *Mémoires du duc de Saint-Simon*, édition de MM. Chéruel et Régnier, fils, t. IX, p. 367.

(2) *Mémoires de Saint-Simon, loc. cit.*, t. IX, p. 429, 430.

« belle-mère qui le haïssait fort, et qui était une terrible
« dévote. Il s'était marié malgré eux par amour réciproque à
« Mlle de Piennes (1), dont la mère était une Godet, comme
« l'évêque de Chartres, qui y fit à la fin entrer Mme de
« Maintenon, et le roi par elle, lequel imposa enfin et obligea
« le père à consentir, après plusieurs années, que ce mariage
« demeurait accroché, et que tous deux étaient résolus à n'en
« jamais faire d'autre. Le duc d'Aumont était d'une force
« prodigieuse, d'une grande santé, débauché à l'avenant, d'un
« goût excellent, mais extrêmement cher en toutes sortes de
« choses, meubles, ornements, bijoux, équipages ; il jetait à
« tout, et tira des monts d'or des contrôleurs généraux et de
« son cousin de Barbézieux (2), avec qui, pour n'en pas tirer
« assez à son gré, il se brouilla outrageusement. Il prenait à
« toutes mains et dépensait de même. C'était un homme de
« beaucoup d'esprit, mais qui ne savait rien, à paroles dorées,
« sans foi, sans âme, de peu de réputation à la guerre pour
« en parler sobrement, et à qui son ambassade ne réussit ni
« en Angleterre ni en France. Avant la mort de son père,
« logeant dans une maison de louage, il l'ajusta et la dora
« toute, boisa son écurie comme un beau cabinet, avec
« une corniche fort recherchée tout autour, qu'il garnit
« partout de pièces de porcelaine. On peut juger par là de
« ce qu'il dépensait en toutes choses. » (3)

Au retour de son ambassade, en 1713, le duc d'Aumont
eut une longue audience du roi, dans son cabinet. On

(1) Le duc Louis d'Aumont se maria, le 26 octobre 1690, avec Mlle Olympe de Piennes,
fille aînée et héritière d'Antoine de Brouilli, marquis de Piennes, chevalier des ordres du
Roi, gouverneur de la ville et citadelle de Pignerol, qui mourut à Paris le 1er novembre 1676,
âgé de 65 ans, et de Françoise Godet, fille de Claude Godet des Marais, parent de Paul
Godet des Marais, évêque de Chartres, confesseur de Mme de Maintenon et supérieur de
la maison royale de Saint-Cyr.

(2) Louis-François Le Tellier, marquis de Barbézieux, ministre de Louis XIV,
troisième fils du marquis de Louvois, né en 1668, mort en 1701.

(3) *Mémoires de Saint-Simon*, loc. cit., t. IX, p. 429, 430.

remarqua qu'il affectait toutes les manières anglaises jusqu'à nouer sa croix à son cordon bleu, comme les chevaliers de l'ordre de la Jarretière portent leurs médailles à leur cordon. Son retour ne reçut pas grands applaudissements. Mais l'argent qu'il en sut rapporter sut aussi l'en consoler [1].

Le 6 avril 1723, comme par une sorte de fatalité héréditaire, le duc d'Aumont fut aussi frappé d'apoplexie ; il était alors chez la Dangeville, une comédienne, qui était sa maîtresse. Elle le fit reconduire dans un fiacre, à l'hôtel d'Aumont, accompagné d'un chirurgien. La duchesse, — qu'on appelait l'*archiduchesse*, à cause de sa fierté, — ne voulut pas le voir, parce qu'il avait auprès de lui son fils, le marquis de Villequier, qu'elle détestait. Il mourut deux jours après sans voir sa femme ; et il se passa d'elle, comme elle de lui, ainsi qu'ils faisaient depuis longtemps ; car ils vivaient séparés, mais volontairement. Il y avait deux ans qu'il était tombé une première fois en apoplexie. Cette dernière attaque lui était venue d'une indigestion de poisson [2]. Il était âgé de cinquante-six ans. Son fils aîné, Louis-Marie d'Aumont, marquis de Villequier, brigadier des armées du roi, avait obtenu la survivance de sa charge et de son gouvernement [3]. Devenu, à la mort de son père, duc d'Aumont et pair de France, il entra en possession de l'hôtel paternel de la rue de Jouy, comme ayant rempli le deuxième degré de la substitution, « laquelle « par conséquent s'arrête en sa personne, en vertu de l'article 59 « de l'ordonnance d'Orléans de 1560 qui veut que les substitu-« tions dans le ressort du parlement de Paris ne s'étendent qu'à « deux degrés, l'institution ou première disposition non com-« prise » [4]. Il avait épousé, le 3 juillet 1708, Catherine de

[1] *Mémoires de Saint-Simon*, loc. cit., t. X, p. 113.
[2] *Journal et Mémoires de Mathieu Marais*, publiés par M. de Lescure en 1868, à Paris, chez Didot, 4 vol. in-8° ; t. II, p. 441, 442.
[3] *Mémoires de Saint-Simon*, édition de MM. Chéruel et Régnier fils, t. IX, p. 106.
[4] Archives de la Seine, Domaines, carton 125, pièce 3117, *loc. cit.*

Guiscard de Boulie, qui mourut, à trente-cinq ans, d'une longue maladie de poitrine, le 9 juillet 1723 [1].

Cette année-là, une violente épidémie de petite vérole sévit sur Paris, et frappa cruellement la famille d'Aumont. La duchesse douairière d'Aumont, Olympe de Piennes, qui fut une des dames les plus sages, mais aussi des plus hautaines de la cour [2], s'était réfugiée et barricadée à Passy, mais elle n'évita pas le mal et en mourut le 23 octobre 1723, près de sept mois après son mari, quatre mois après sa belle-fille, quinze jours avant son fils, le nouveau propriétaire de l'hôtel d'Aumont, qui mourut aussi de la petite vérole, le 5 novembre 1723, à trente-deux ans, emportant l'estime et l'affection de tout le monde, et surtout des dames, avec lesquelles il avait été fort bien, parce qu'il était bien fait et beau de visage [3].

De son union avec Catherine de Guiscard, le duc Louis-Marie d'Aumont ne laissa que deux fils, encore mineurs à sa mort, dont le cadet, Nicolas-Olympe d'Aumont, chevalier non profès de l'ordre de Saint-Jean de Jérusalem, mourut bientôt après, à l'âge de neuf ans. L'aîné, Louis-Marie-Augustin d'Aumont, qui resta seul propriétaire de l'hôtel d'Aumont après la mort de son frère, n'avait alors que quatorze ans, étant né le 8 août 1709 [4].

Louis-Marie-Augustin d'Aumont, duc d'Aumont et pair de France, premier gentilhomme de la Chambre et gouverneur de Boulogne et du pays boulonnais, par droit de survivance, était déjà lieutenant-général des armées en 1748. Il épousa, le 23 avril 1727, Victoire-Félicité de Durfort-Duras, veuve du duc Jacques de Fitz-James, et fille de Jean-Baptiste de Durfort, duc

(1) *Mémoires de Saint-Simon*, loc. cit., t. IX, p. 131. La Chesnaye-Desbois, *loc. cit.*

(2) *Journal et Mémoires de Mathieu Marais*. loc. cit., t. II, p. 180.

(3) *Idem*, idem, t. IX, p. 158 et 159.

(4) La Chesnaye-Desbois, *loc. cit.*

de Duras, et d'Angélique-Victoire de Bournonville. Elle mourut le 16 octobre 1753 [1].

En ce temps-là, il y avait longtemps que le quartier de la Mortellerie comme celui du Marais, n'était plus à la mode. Dès le milieu du XVIIe siècle, l'aristocratie commençait à transplanter ses nobles pignons au faubourg Saint-Germain. Cent ans après, la vogue était passée au faubourg Saint-Honoré ; plus tard ce sera le tour de la Chaussée-d'Antin. Le nouveau propriétaire de l'hôtel d'Aumont devait donc suivre le mouvement ; si bien qu'il abandonne le vieux logis de ses ancêtres, qui n'a cependant rien perdu de sa splendeur séculaire ; mais il le trouve si démodé qu'il ne craint pas de le vouer au marteau des démolisseurs, pendant qu'il s'en ira demeurer où le goût du jour l'entraîne, d'abord rue de Beaune, où l'*Almanach royal* nous le montre dès 1742, puis place Louis XV (aujourd'hui de la Concorde), au coin de l'ancienne *rue de la Bonne Morue* (de nos jours la rue Boissy-d'Anglas), dans l'un des deux magnifiques palais, dont l'architecte Jacques-Ange Gabriel venait de terminer les superbes colonnades, pour l'embellissement de cette place. En attendant, pendant qu'on lui prépare sa nouvelle résidence, il continuera d'habiter rue de Beaune, car c'est là qu'est encore indiquée son adresse, sur l'acte de la vente qu'il fit de l'ancien hôtel d'Aumont, le 28 avril 1756, à Charles Sandrié, maître-maçon, entrepreneur des bâtiments du roi, et à Marie-Thérèse Gauthier de Rougemont, son épouse. Quelques jours auparavant, le duc d'Aumont avait déjà vendu, moyennant 50,000 livres, la démolition des bâtiments du grand hôtel à François Delondres, entrepreneur de bâtiments, par acte passé devant Gervais et son confrère, notaires à Paris, le 4 avril 1756 [2]. C'était donc la

---

(1) La Chesnaye-Desbois, *loc. cit.*

(2) Archives de la Seine, Domaines, carton 125, pièce 3117, *loc. cit.*, et Titres de propriété de la Pharmacie Centrale de France, *Décret d'adjudication du 3 février 1768.*

condamnation irrévocable et sans pitié d'une des plus belles demeures seigneuriales du vieux Paris.

Dans le contrat de vente du 28 avril 1756, le duc d'Aumont cède et transporte à Charles Sandrié : 1° l'emplacement et tout le terrain du grand hôtel d'Aumont, contenant en totalité 1,267 toises 3 pieds 8 pouces ; 2° le petit hôtel d'Aumont et la maison joignante, ayant leurs entrées rue de la Mortellerie, sur laquelle ces deux bâtiments donnent par devant, tenant par derrière au jardin du grand hôtel et à l'orangerie qui communique d'un hôtel à l'autre, et contenant ensemble 130 toises 2 pieds. Le tout étant en la censive du roi, à l'exception d'une parcelle de 77 toises ou environ, sur la rue de Jouy, qui est de la censive des carmes Billettes, comme seigneurs du fief aux Flamands dont cette parcelle fait partie, et d'une autre petite enclave de 12 toises 3 pieds 8 pouces qui est de la censive de l'abbaye de Tiron ; sous réserve toutefois qu'à l'égard de la maison joignant le petit hôtel, elle peut être aussi dans la censive de l'abbaye de Tiron, sans garantie du vendeur, comme elle peut être aussi bien du domaine du roi, cette abbaye n'ayant encore présenté aucun titre pour s'en prévaloir ; de même pour 33 sols de rente foncière que les dames de la Visitation, de la rue Saint-Antoine, peuvent prendre sur la même maison. Le tout, grand et petit hôtel d'Aumont, avec la maison joignante, appartenant au duc d'Aumont comme il a été expliqué précédemment. De plus le vendeur cède et transporte aux dits sieur et dame Sandrié, qui acceptent, sans garantie et à leurs risques et périls : 1° la somme de 50,000 livres pour le prix de la démolition vendue le 4 avril précédent au sieur Delondres ; 2° la propriété accordée par la ville au vendeur, le 29 octobre 1733, de quatorze lignes d'eau. Et finalement ces vente, cession et transport sont faits moyennant les prix et somme de 200,000 livres, savoir : 105,000 pour le prix des dits emplacement et terrain du grand hôtel d'Aumont ; 32,500 pour celui du petit hôtel ; 12,500 pour la maison attenante ; le tout y compris la concession de quatorze lignes d'eau de la ville ; et 50,000 pour le prix du transport du marché fait avec le sieur Delondres [1].

Avant de prendre congé du duc d'Aumont, qui vient ainsi d'abandonner l'hôtel que ses ancêtres détenaient depuis un siècle, nous pouvons encore le suivre un instant à sa nouvelle résidence de la place Louis XV, dont il ne prit possession qu'à partir du 1er janvier 1777, au titre seulement d'usufruitier, suivant un bail de neuf années renouvelable, passé avec M. Louis Trouard, propriétaire et architecte, qui construisit le pavillon, objet de la cession. Jusque là, le duc d'Aumont continuera d'habiter rue de Beaune, où ledit bail indique encore sa demeure [2]. Place Louis XV, il continuera la tradition familiale du goût pour toutes les belles curiosités ; et ce qui le rendra célèbre, ce ne sont point les titres pompeux de ses charges et de ses offices, mais bien sa vive prédilection pour les arts, la réunion d'un fameux cabinet, ses relations avec le ciseleur Gouthière. Son nouvel hôtel deviendra l'asile qui recevra les épaves des plus riches collections du temps, celles du comte de Fontenay, du comte de Tallard, de la duchesse de Mazarin. Là, d'Aumont réunit la plus extraordinaire série qui se soit vue de meubles de Boule, de porcelaines de Chine, de laques du Japon, de bronzes, de marbres précieux qu'il fit richement monter (Gouthière, à lui seul, cisela pour lui plus de cinquante montures), de volumes reliés par Pasdeloup. Les tableaux l'intéressaient moins. La vente de ces merveilles, qui eut lieu le 12 décembre 1782, huit mois après sa mort, attira tout ce que la cour et la ville comptaient d'amateurs. Le roi fit acheter un grand nombre de pièces, entre autres deux vases de porphyre à tête de bélier, au prix de 14,500 livres ; une coupe

(1) Archives de la Seine, Domaines, carton 125, pièce 3117, *loc. cit.*
(2) Ces renseignements ont été puisés à des titres de propriété que, tout récemment, M. le vicomte de Polignac a eu la très grande obligeance de nous communiquer.

en jaspe fleuri du prix de 12,000 livres (vendue, en 1865, 31,900 francs) ; etc. « Aujourd'hui, a dit le très regretté « M. Eugène Müntz, c'est un titre de haute noblesse pour « toute œuvre d'art que d'être sortie du cabinet du duc « d'Aumont, et cette origine lui donne autant de prix que la « valeur d'art proprement dite, qui pour le fini et la distinction « de la main-d'œuvre, est presque toujours hors ligne » [1].

Ce ne sera pas trop nous écarter de notre sujet, pensons-nous, que de rappeler succinctement ce qu'est devenue par la suite cette opulente famille d'Aumont, dont le nom illustre est resté inséparable de l'hôtel qui l'abrita pendant plus d'un siècle. Or, après la mort de Louis-Marie-Augustin duc d'Aumont, c'est son fils aîné, Louis-Marie-Guy d'Aumont qui hérita du duché-pairie d'Aumont. Né le 5 août 1732, il fut marié, dès l'âge de quinze ans, à Louise-Jeanne de Durfort-Duras, duchesse de Mazarin, qui n'avait alors que douze ans, et qui était fille d'Emmanuel-Félicité duc de Durfort-Duras, pair et maréchal de France, et de Charlotte-Antoinette de La Porte, duchesse de Mazarin. Par suite de ce mariage, ce jeune époux porta l'appellation de duc de Mazarin, jusqu'à la mort de son père, où il prit le nom de duc d'Aumont, c'est-à-dire en 1782. Il était maréchal de camp depuis 1762. Entraîné par les idées du temps, lorsque la Révolution éclata, il en partagea l'enthousiasme et en adopta les principes. Lors de la prise de la Bastille le peuple lui offrit par acclamation le commandement de la garde nationale, mais il ne l'accepta point, trouvant la charge trop lourde pour lui. Il fut seulement nommé chef de division de cette milice populaire. Le 5 octobre 1789, c'est lui qui conduisit l'avant-garde de la marche du peuple sur Versailles, pour enlever le roi et le ramener à Paris. Inquiété pour l'affaire de la fuite de Louis XVI, il quitta

(1) *Grande Encyclopédie du XIXe siècle*, voir l'article *Aumont*.

le service en 1793 et se retira dans sa terre de Guiscard [1], où il mourut en 1799. Il ne laissa qu'une fille, Louise-Félicité-Victoire d'Aumont, qui avait épousé, en 1777, Honoré-Charles de Grimaldi, prince de Monaco, dont le prince de Monaco actuel est un arrière-petit-fils [2]. Il se faisait sans doute appeler Jacques d'Aumont, car c'est sous ce nom que les dictionnaires biographiques le présentent [3]. Du reste l'*Almanach royal*, pour l'année 1790, indique bien la rue de Caumartin comme étant l'adresse du duc d'Aumont, pair de France aussi bien que celle du duc d'Aumont, chef de division de la garde nationale [4], et l'on sait qu'il ne pouvait y avoir à la fois qu'un seul duc d'Aumont. Détail particulier, ce bon duc d'Aumont était boiteux, et l'on en riait ; aussi ne se montrait-il jamais qu'à cheval lorsqu'il conduisait ses gardes nationaux. Il avait de plus la singulière manie d'affecter les allures, les manières, les bons mots et même le costume de Henri IV.

Après lui, c'est son frère, Louis-Alexandre-Céleste d'Aumont, en faveur de qui le marquisat de Villequier avait été érigé en duché héréditaire, qui prit le nom de duc d'Aumont. Né le 14 août 1736, colonel du régiment de Royal-Pologne en 1760, premier gentilhomme de la chambre et brigadier des armées en 1762, maréchal de camp en 1770, chevalier des ordres en 1777, et lieutenant-général des armées en 1784, il fut aussi gouverneur du pays boulonnais, dont il fut élu député de la noblesse aux Etats généraux de 1789 ; mais il donna sa démission à la fin de l'année même. Il favorisa la fuite de Louis XVI dans la nuit du 21 juin 1791, émigra

---

[1] Guiscard, département de l'Oise, arrondissement de Compiègne, chef-lieu de canton.

[2] Paul Potier de Courcy, *Suite de l'Histoire généalogique du P. Anselme*, t. IX, deuxième partie, p. 252.

[3] Voir la *Biographie universelle* de Michaud, la *Nouvelle biographie générale* de Didot, etc.

[4] *Almanach royal* de 1790. p. 149 et 428.

ensuite à Bruxelles, puis accompagna Louis XVIII pendant
tout le temps de son exil, en qualité de premier gentilhomme
de la chambre. Rentré en France avec les alliés, en 1814, il fut
aussitôt nommé pair, mais refusa toute espèce d'emploi, et
mourut deux mois après à son château de Villequier. De son
mariage avec Félicité-Louise Le Tellier de Courtenvaux, il eut
un fils.

Ce fils, Louis-Marie-Céleste d'Aumont de Rochebaron, est
connu sous le nom de duc de Piennes jusqu'en 1799 où il prit
celui de duc de Villequier. Il ne se fit appeler duc d'Aumont
qu'après la mort de son père. Né le 7 septembre 1762, il fut sous-
lieutenant au régiment du Roi à douze ans, colonel en second
du régiment de Durfort-Duras-dragons en 1787, lieutenant-
général et pair de France en 1815, chevalier du Saint-Esprit
en 1820, et mourut le 9 juillet 1831. Comme son oncle, il avait
partagé les idées de la Révolution et fut un ami du duc
d'Orléans ; mais il émigra en 1792. Il eut aussi son heure de
célébrité, lorsque vers la fin des Cent-Jours, il fit pour combattre Napoléon, cette descente sensationnelle sur les côtes de
Normandie, où il se rendit maître, en un clin-d'œil, de Caen et
de Bayeux. Mais c'est par ses goûts excentriques et sa magnifi-
cence qu'il s'est surtout distingué. Avant la Révolution, il était un
des élégants qui donnaient le ton pour les modes, les chevaux
et les équipages. Ses écuries étaient célèbres ; les râteliers
étaient en acajou, les auges en marbre et les croisées en verre
de Bohême. Il a laissé son nom à ce superbe mode d'attelage
à quatre chevaux, appelé *à la d'Aumont*, et où les cochers sont
montés en jockeys. De Madeleine-Henriette de Rochechouart,
fille du comte de Rochechouart-Fuodas, qu'il avait épousée
en 1781, il laissa un fils, Adolphe-Henri-Aimeri, duc d'Aumont,
né à Paris, en 1785 et mort à Nantes en 1848, qui n'eut aussi
qu'un fils, Louis-Marie-Joseph d'Aumont, d'abord duc de
Villequier, puis duc d'Aumont. Ce dernier d'Aumont naquit à

Paris, en 1809 ; il resta célibataire et se trouvait résident au Caire (Egypte), en 1876 [1]; en lui s'éteignit la postérité mâle des ducs d'Aumont, dont le titre ducal est revenu depuis lors aux princes Grimaldi de Monaco, par suite de leur descendance maternelle, issue d'une fille d'Aumont, épouse, en 1777, d'un de leurs ascendants directs, comme nous l'avons rapporté ci-dessus.

*
* *

Pour en revenir à l'hôtel d'Aumont, si nous nous reportons au souvenir des beaux plafonds de Simon Vouet et de Charles Le Brun, nous nous rappellerons que Dezallier d'Argenville a cessé d'en faire mention dans les éditions postérieures de son *Voyage pittoresque de Paris*, à partir de 1757 : ce qui nous avait déjà permis de conjecturer que c'est vers cette année là que dut avoir lieu la disparition de ces plafonds. Nous en avons à présent la certitude par la coïncidence de date qui existe entre la vente de l'hôtel d'Aumont au maître maçon Sandrié et la suppression que l'auteur du *Voyage pittoresque* a fait subir à son texte primitif.

Cependant l'hôtel d'Aumont ne fut point démoli ; et quoique dépouillé de la plupart de ses richesses artistiques, il lui en restait encore assez pour satisfaire les goûts fastueux d'un opulent magistrat, aussi bon amateur des belles choses qu'un duc et pair de France. Dix ans plus tard, en effet, le 6 décembre 1766, suivant contrat passé devant Lambot et son confrère, notaires à Paris, Charles Sandrié vendait, moyennant 150,000 livres, à Pierre Terray, seigneur de Rosières et autres lieux, chevalier, conseiller du roi en ses conseils, procureur général de Sa Majesté en la cour des aides, et maître des requêtes

---

(1) Paul Potier de Courcy, *loc. cit.*, p. 253.

honoraire de son hôtel. Cette vente a été confirmée par sentence de décret volontaire d'adjudication, rendue sans oppositions au Châtelet, le 3 février 1768.

Par les tenants et aboutissants de la propriété, décrits au susdit décret, on remarque que cette vente ne comprend point le *petit hôtel d'Aumont* ni la maison joignante, dite *des Balances*, qui ont leurs entrées sur la rue de la Mortellerie, et que les époux Sandrié s'en sont réservé la propriété. A partir de cette époque, ces deux maisons ont cessé de faire partie de l'hôtel d'Aumont, et la dénomination de *petit hôtel* passera désormais au groupe de bâtiments servant alors de communs et de basse-cour, et qui correspondent aujourd'hui au numéro 5 de la rue de Jouy. Dans le même décret, il n'est plus fait mention également de l'orangerie, jadis si favorable aux expéditions nocturnes de certain prélat amoureux; mais le jardin y est encore représenté, comme planté de deux allées de marronniers et de plates-bandes de verdure, avec un petit bâtiment dans le fond à droite, contenant une salle de bains accompagnée de petits cabinets, et surmonté d'un réservoir, destiné à alimenter d'eau la fontaine de la grande cour et différents endroits de l'hôtel [1].

Le nouveau propriétaire de l'hôtel d'Aumont, Pierre Terray naquit en 1714. D'anciens titres l'intitulent seigneur de Rosières, Avant, les Ormeaux, Fay, Rigny-la-Nonneuse, Soligny-les-Etangs, Traînel et autres lieux; ce qui est suffisant pour savoir qu'il était assez riche en terres. Il avait été reçu conseiller au parlement en 1736, maître des requêtes ordinaire de l'hôtel en 1743, et procureur général à la cour des aides en 1749. Le 19 avril 1743, il épousa Renée-Félicité Le Nain, fille de Jean Le Nain, baron d'Asfeld, maître des requêtes ordinaire de l'hôtel du roi, intendant de justice à

(1) Titres de propriété de la Pharmacie Centrale de France, *Décret d'adjudication du 3 février 1768.*

Poitiers, puis en Languedoc[1]. Pierre Terray était frère de l'abbé Terray, le fameux ministre d'État, contrôleur général des finances, qu'eut Louis XV pendant les cinq dernières années de son règne, de 1769 à 1774.

La présence d'un Terray, comme propriétaire, à l'hôtel d'Aumont, fait naturellement penser à cet étrange ministre, que ses expédients financiers ont rendu si impopulaire; si bien que plusieurs auteurs, le confondant avec son frère, ont placé ici sa demeure. Mais il est à présent évident que c'est une erreur. En ce temps-là, l'abbé Terray habitait rue Neuve-des-Petits-Champs[2]. Si l'hôtel d'Aumont n'a pas eu l'honneur d'abriter le célèbre ministre des finances, en revanche son grand salon a du moins servi, le 4 décembre 1771, à la signature du contrat de mariage de l'illustre Lavoisier, l'un des fondateurs de la chimie moderne, dont la *Pharmacie Centrale de France* peut à si bon droit revendiquer le glorieux patronage.

Lavoisier avait alors vingt-huit ans; il n'y en avait pas trois qu'il était membre de l'Académie des sciences; et il n'y en avait que deux qu'il avait obtenu une charge de fermier-général, afin de subvenir aux frais onéreux de ses expériences scientifiques, lorsqu'il devint l'associé et le gendre de son collègue des fermes, Jacques Paulze, dont la fille, alors âgée seulement de quatorze ans, était, par sa mère, Claudine Thoynet, la petite nièce de l'abbé Terray et de Pierre Terray de Rosières. Claudine Thoynet, qui avait épousé Jacques Paulze en 1752, était fille d'une sœur de ces deux derniers. Comme Paulze et l'abbé Terray n'avaient point d'appartements assez vastes pour recevoir les nombreux invités de la signature du contrat, M. de Rosières offrit son hôtel pour la circonstance.

(1) Bibl. N^le, Manuscrits, Cabinet des Titres, *Dossiers bleus,* vol. 629; — Archives du département de l'Aube : E 1034, 1045, 1047.
(2) *Almanach royal* des années 1770 à 1784.

12

De temps immémorial la rue de Jouy ne vit jamais si grande
affluence de riches équipages, ni plus brillante compagnie
emplir les salons de l'hôtel d'Aumont. Plus de deux cents
personnes furent présentes, gentilshommes, savants, hommes
d'Etat, fermiers-généraux, dames de la cour, de la finance ou de
la bourgeoisie : M. Bertin, ministre secrétaire d'Etat; M. Tru-
daine, intendant des finances ; M. de Sartine, lieutenant-général
de police ; M. Demars, conseiller à la chambre des comptes ;
haut et puissant Jacques-Joseph-Marie Terray, ministre d'Etat,
contrôleur-général des finances ; Terray de Rosières ; Mon-
tigny, maître des requêtes ; Bouret, Douot, Grimod de la
Reynière, Danger, Faventines, Puissant, Gigaut de Crisenoy,
de La Hante, Didelot, fermiers-généraux, etc. L'Académie
était représentée par d'Alembert, Cassini de Thury, Bernard
de Jussieu. Parmi les dames se trouvaient la duchesse de
Mortemart, la marquise d'Asfeld, la comtesse d'Amerval,
Mme de Chavigny, Mme de Rosières, etc. ; c'était toute une
assemblée choisie d'hommes distingués et de femmes élégantes,
dont les noms figurent au contrat. Mais, vingt-deux ou vingt-
trois ans plus tard, combien de ces heureux du jour devaient
se rencontrer sur la route de l'exil, sinon sur la plate-forme
de l'échafaud ! Le mariage de Lavoisier fut célébré, peu de
jours après, dans la chapelle de l'hôtel du contrôleur-général,
rue Neuve-des-Petits-Champs, par le curé de la paroisse de
Saint-Roch[1].

Suivant l'inventaire fait après le décès de Pierre Terray
de Rosières, le 9 août 1780, par Duclos-Dufresnoy, notaire à
Paris, l'hôtel d'Aumont revint pour moitié, à son fils, Antoine-
Jean Terray ; et, pour l'autre moitié, à son petit-fils, Amédée
de Grégoire de Nozières, par représentation de sa mère, feue
Marie-Françoise Terray, fille de Pierre Terray, et épouse de

[1] Edouard Grimaux, *Lavoisier, d'après sa correspondance, ses manuscrits et ses
papiers de famille*, Paris, 1896, un vol. in-8°, p. 38 et 39.

feu Vital-Auguste de Grégoire, marquis de Nozières, maréchal de camp. Mais Antoine-Jean Terray devint bientôt seul héritier de la succession paternelle, par suite de la mort de son neveu Amédée de Grégoire, et suivant l'inventaire fait après le décès de celui-ci, le 21 mars 1781 [1].

Antoine-Jean Terray, chevalier, seigneur de La Motte-Tilly, Gumery en partie, avait été le légataire de l'abbé Terray, l'ancien contrôleur général des Finances, et jouissait ainsi d'une fortune considérable. Il se maria, en 1771, avec Marie-Nicole Perrency de Grosbois, l'année même où il fut reçu maître des requêtes ordinaire de l'hôtel. Il fut intendant de justice, police et finances de la généralité de Montauban, en 1773 ; puis de Moulins, en 1781 ; il exerçait enfin les mêmes fonctions à Lyon, depuis 1784, lorsque survint la Révolution [2]. Malgré sa réputation d'administrateur intègre, il fut arrêté, avec sa femme, à sa terre de La Motte-Tilly, où ils s'étaient retirés. Conduits à Paris pour être jugés, ils furent enfermés à la Conciergerie, puis comparurent devant le Tribunal Révolutionnaire. Le lendemain matin, 9 floréal an II, à huit heures, leurs têtes roulaient sur l'échafaud. Ils faisaient partie d'une fournée de trente-trois condamnés, composée d'hommes de cour, d'aristocrates, de sans-culottes, et même d'aristocrates sans-culottes [3]. Le procès-verbal de l'interrogatoire des époux Terray, dont nous reproduisons ci-après la copie, existe, comme bien d'autres, aux Archives Nationales ; ils forment ensemble une liasse très volumineuse.

« Cejourd'hui, huit floréal de l'an second de la Répu-

(1) Titres de propriété de la Pharmacie Centrale de France, *Adjudication du 5 prairial, an XI* ; — *Contrat de vente du 10 décembre 1823, passé devant Poisson, notre a Paris.*

(2) La Chesnaye-Desbois, *loc. cit.* ; — Bibl. N^le, Cabinet des Titres, *Dossiers bleus,* n° 629 ; — Michaud, *Biographie universelle.*

(3) H. Wallon, *Histoire du Tribunal révolutionnaire de Paris,* t. III, p. 351.

« blique française une et indivisible, à six heures de
« relevée, nous Claude-Emmanuel Dobsen, juge, président du
« tribunal révolutionnaire établi à Paris par la loi du
« 10 mars 1793, sans aucun recours au tribunal de cassation,
« et encore en vertu des pouvoirs délégués au tribunal par la
« loi du 5 avril de la même année, assisté de B⁴ Josse, duquel
« avons reçu le serment de commis-greffier du tribunal, en
« l'une des salles de l'auditoire, au Palais, et en présence de
« Gilbert Lieudon, substitut, l'accusateur public, avons fait
« amener, de la maison d'arrêt de la Conciergerie, le prévenu,
« auquel avons demandé ses nom, âge, profession, pays et
« demeure.

« A répondu se nommer Antoine-Jean Terray, âgé de
« quarante-quatre ans, ci-devant intendant à Commune
« Affranchie (*Lyon*), et actuellement cultivateur, natif de Paris,
« demeurant à La Motte-Tilly, district de Nogent-sur-Seine,
« département de l'Aube.

« D. — N'avez-vous pas entretenu des intelligences et
« correspondances avec les ennemis de la République, et
« n'avez-vous pas, de complicité avec eux, conspiré contre la
« liberté et la souveraineté du peuple ?

« R. — Non.

« D. — Avez-vous fait choix d'un conseil ?

« R. — Avoir choisi le citoyen Chauveau de La Garde.

« Lecture faite du présent interrogatoire, y a persisté et a
« signé avec nous, l'accusateur public, et le commis-greffier.

Signé : « *Terray, Lieudon, B⁴ Josse.* »

« Est de suite comparue la nommée Marie-Nicole Pernet
« (*sic*), femme Terray, âgée de quarante-trois ans, native de
« Dijon, département de la Côte-d'Or, demeurante à La Motte-
« Tilly, département de l'Aube.

« D. — N'avez-vous pas entretenu des intelligences et
« correspondances avec les ennemis de la République, et
« n'avez-vous pas, de complicité avec eux, conspiré contre la
« liberté et la souveraineté du peuple français.

« R. — Non.

« D. — N'avez-vous pas des parents émigrés ?

« R. — Qu'elle n'a point de proches parents émigrés, ni
« son mary.

« D. — Avez-vous fait choix d'un conseil ?

« R. — Avoir choisi le citoyen Chauveau de La Garde.

« Lecture faite du présent interrogatoire, y a persisté et a
« signé avec nous, l'accusateur public et le commis-greffier.

Signé : « *Perreney-Terray, Lieudon, B^d Josse* [1]. »

Il suffisait donc, au pouvoir impitoyable de cette époque,
d'être accusé pour être condamné ! Dix jours après, celui qui
était venu signer son contrat de mariage à l'hôtel d'Aumont,
l'illustre et infortuné Lavoisier, suivi de plusieurs de ses anciens
invités, montait avec eux sur la charrette fatale. Jusqu'au
dernier moment, Lavoisier avait conservé l'espoir d'être sauvé.
Peu de temps avant sa mort il disait à l'astronome Lalande
qu'« il prévoyait qu'on le dépouillerait de tous ses biens, mais
« qu'il travaillerait, qu'il se ferait pharmacien pour vivre ».
Tout fut tenté pour le sauver, mais inutilement. La tête du
grand savant tomba ; c'était le quatrième des vingt-huit
fermiers-généraux qui périrent ce jour-là. Son beau-père
M. Paulze, fut guillotiné le troisième.

Par suite de la condamnation d'Antoine-Jean Terray, ses
biens, ainsi que son hôtel de la rue de Jouy, furent confisqués
et devinrent propriétés nationales ; mais ils furent rendus

[1] Archives Nationales, W. 354, Dossier 737.

l'année suivante à la succession, en vertu d'un arrêté de restitution du bureau du Domaine du 25 fructidor an III [1].

Suivant un jugement rendu à la deuxième section du tribunal de première instance de la Seine, le 23 nivôse an XI, entre les héritiers d'Antoine-Jean Terray, l'ancien hôtel d'Aumont et ses dépendances furent mis en vente aux enchères publiques par licitation. Les héritiers étaient représentés par : 1° Armand-Jérôme Bignon et Mélanie Terray, son épouse, laquelle était héritière pour un quart d'Antoine-Jean Terray, son père ; 2° Hippolyte Terray [2], le frère de la précédente, héritier aussi de son père pour le deuxième quart ; 3° Daniel-Michel Le Peletier, au nom et comme tuteur de ses nièce et neveu, Madeleine-Zoé Le Peletier et Adolphe-Nicolas-Michel Le Peletier, enfants mineurs de feu Etienne-Ferdinand-Michel Le Peletier des Forts et de dame Pauline Terray, son épouse, décédée étant veuve, lesquels sont héritiers aussi, pour le troisième quart, de leur grand-père, Antoine-Jean Terray ; 4° Jean-Claude-Nicolas Perreney, demeurant à Grosbois (Côte-d'Or), tuteur d'Aglaé Terray, sa petite-fille, fille mineure de feu Antoine-Jean Terray et de feue Marie-Nicole Perreney, ses père et mère ; la dite mineure héritière du dernier quart des biens de la dite succession [3].

L'adjudication eut lieu, le 5 prairial an XI, au profit de Thomas-Séverin Dubreuil, propriétaire, moyennant la somme de 82,000 francs. Dans l'acte de cette adjudication, il est rappelé que la propriété a droit à une concession de quatorze

(1) Archives du département de la Seine, *Sommier général des propriétés nationales* (an VII à la Restauration), IXe arrondissement : Arsenal, Cité, Fidélité, Fraternité, f° 188.

(2) Hippolyte Terray fut préfet de la Côte-d'Or, de 1814 à 1815 et du Loir-et-Cher, de 1815 à 1819 : voir l'*Almanach royal* de 1814 à 1819 et la *Biographie universelle* de Michaud.

(3) Titres de propriété de la Pharmacie Centrale de France, *Adjudication du 5 prairial, an XI.*

lignes d'eau de la ville de Paris, suivant d'anciens brevets énoncés en un titre du 29 octobre 1733[1].

Le 6 messidor, an XII, Thomas-Séverin Dubreuil revendit la même propriété à Charles-Bernard Mignard, négociant, et Catherine Millot, son épouse, moyennant la somme de 86,441 francs. Dans le contrat de cette vente, le grand et le petit hôtel sont désignés ensemble sous le numéro 6 de l'ancien numérotage des rues, par section et district, institué sous la Révolution. Il y est en outre stipulé que les acquéreurs « seront « tenus d'entretenir le bail fait à l'administration municipale « du neuvième arrondissement (aujourd'hui le quatrième), « suivant un acte passé devant Laudigeois, notaire à Paris, le « 30 vendémiaire an IX, et ce pour le temps qui reste à « courir »[2]. La mairie du neuvième arrondissement occupait auparavant le presbytère de l'église Saint-Jean-en-Grève, désaffectée depuis 1792. Dès lors, les anciens bâtiments de l'hôtel d'Aumont, sont en plein rapport et prennent de la plus-value.

Le 10 avril 1823, M. et Mme Mignard susdits vendirent à leur tour la propriété, moyennant la somme de 300,000 francs, à M. Yon-Frédéric Rondeau, avocat, et Guillaume Breuillard, négociant, qui en passèrent, le même jour, déclaration au profit et pour le compte de M. Jean-Baptiste-Vincent Petit, chef d'institution, demeurant à Paris, rue Geoffroy-Lasnier numéro 25. Sur l'acte de cette vente, l'ancien hôtel d'Aumont est désigné sous les numéros 7 et 9 de la rue de Jouy : le numéro 7 correspondant à l'emplacement du petit hôtel, et le numéro 9 à celui du grand. Dans le même titre, il est encore dit que « les bâtiments de l'hôtel numéroté 7 (actuellement le

---

[1] Titres de propriété de la Pharmacie Centrale de France, *Adjudication du 5 prairial, an XI.*

[2] Idem, *Contrat de vente du 6 messidor, an XII, passé devant Péan de Saint-Gilles, no^tre à Paris.*

« numéro 5) ont été construits par les vendeurs, il y a dix-sept
« ans, aux lieu et place de ceux qui existaient lors de leur
« acquisition; ils sont élevés de cinq étages. Cet hôtel est
« séparé de celui numéroté 9 (aujourd'hui le 7) par un bâtiment
« en pierre de taille de deux étages... »[1]. C'est le commencement des transformations modernes de l'hôtel d'Aumont.
A partir de 1824, la mairie du neuvième arrondissement
fut transférée rue Geoffroy-Lasnier, dans l'immeuble même
qu'occupait auparavant l'institution Petit; devenue mairie du
quatrième arrondissement à partir de l'année 1860, elle y resta
jusqu'en 1868, où elle alla se fixer définitivement dans les
nouveaux bâtiments construits tout exprès, place Baudoyer.

Pendant que la mairie du neuvième arrondissement
évacuait l'hôtel d'Aumont, M. Petit, son nouvel acquéreur, y
transférait l'institution qu'il dirigeait rue Geoffroy-Lasnier, et
qu'avait fondée M. Lefortier, un peu avant 1810, après
la création du lycée Charlemagne. On sait que le lycée
Charlemagne n'a jamais admis d'internes; mais la plus grande
partie de ses élèves a toujours vécu sous le régime de l'internat
dans des institutions particulières, dont quelques-unes remontent
au commencement du dix-neuvième siècle. Parmi les maisons
de ce genre les plus en renom, outre l'institution Petit, on citait
les institutions: Massin, rue Saint-Gilles; Favard, à l'hôtel de
Mayenne, rue Saint-Antoine; Jauffret, à l'hôtel Le Peletier de
Saint-Fargeau, rue de Sévigné; Verdot, à l'hôtel Carnavalet.
Comme on le voit, la plupart de ces établissements s'étaient
fixés dans les plus belles demeures de notre ancien Marais.

L'énergie de M. Petit, son activité proverbiale, assurèrent
bientôt à son institution une prospérité et des succès qui ne
cessèrent que lorsqu'il mourut, le 21 avril 1858. Il était le
doyen des chefs d'institution de Paris, et officier de l'Université.

(1) Titres de propriété de la Pharmacie Centrale de France, *Contrat de vente et déclaration du 10 avril 1823, passé devant Poisson, notaire à Paris.*

On compte parmi ses anciens élèves : Rathery, l'érudit sous-directeur de la Bibliothèque nationale ; Lemaignan, professeur au collège Rollin ; Saint-René-Taillandier, prix d'honneur de philosophie au concours général de 1836 ; Edouard Thierry, de la bibliothèque de l'Arsenal, qui, en même temps qu'il remportait ses dernières nominations au concours général de 1832, publiait ses premières poésies, les *Enfants et les Anges ;* Ad. Guéroult, publiciste ; Paul Meurice, qui acheva ses humanités à Favard ; Lebaigue, professeur de seconde ; Geffroy, professeur d'histoire ; J. Bloch, professeur de lettres à Paris [1] ; puis M. Charles Buchet, le directeur actuel de la *Pharmacie Centrale de France*, qui n'y fit que commencer ses classes.

Afin de s'étendre quelque peu jusque sur la rue des Nonnains d'Hyères et y avoir une entrée commode, M. Petit se rendit adjudicataire d'une maison sise au numéro 21 de cette rue, aux termes d'un jugement de l'audience des criées du tribunal de première instance de la Seine, en date du 24 mars 1827, moyennant le prix principal de 25,050 francs, avec les charges en sus [2]. Point n'est besoin de remonter aux origines de propriété de cette maison ; son passé est entièrement dépourvu d'intérêt. M. Petit la fit démolir aussitôt et fit construire, à la place, la maison qu'on voit aujourd'hui sur le grand passage d'entrée, qui ouvre sur la rue des Nonnains d'Hyères, au numéro 21 [3].

L'ancien hôtel des ducs d'Aumont ne s'était pas autrement accru, lorsque la *Pharmacie Centrale de France* en fit l'acquisition, le 18 octobre 1859, sur les héritiers de M. Petit, lesquels étaient : 1° Mme Petit née Defer de Maisonneuve, sa veuve, usufruitière ; 2° et ses deux enfants, Marie-Gabrielle-

---

(1) E. de Ménorval, *Les Jésuites de la rue Saint-Antoine,... et le lycée Charlemagne*, Paris, 1872, in-8°, p. 260.

(2) Titres de propriété de la Pharmacie Centrale de France, *Jugement du 24 mars 1827*, Copie, Taillandier, avoué.

(3) Idem, *Contrat de vente du 18 octobre 1859, passé devant Beaufeu et Viefville notr^es à Paris*. Copie actuellement déposée chez Me Lefebvre, notaire, 8 ^bis, rue de l'Échelle, à Paris.

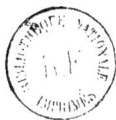

Julie Petit, épouse de M. John Kelley Snowden, et Jean-Alfred Petit, chacun pour moitié et par indivis [1]. Dans l'acte de vente, la propriété est décrite ainsi :

« La propriété se compose de : 1° Un grand hôtel ayant
« entrée par une porte cochère sur la rue de Jouy et consistant
« en un principal corps, ayant façade sur la rue de Jouy, sur
« laquelle elle porte le numéro 7 ; une cour d'honneur à la
« suite et divers bâtiments, en aile à droite, à gauche et au fond
« de cette cour, ainsi qu'au fond de la cour ci-après désignée.
« 2° Une maison élevée sur l'emplacement de l'ancien petit
« hôtel d'Aumont, ayant entrée par une porte bâtarde sur la
« rue de Jouy, et consistant en un principal corps de bâtiment
« élevé d'un rez-de-chaussée, de quatre étages carrés et d'un
« cinquième étage en mansardes, ayant façade sur la rue de
« Jouy, sur laquelle elle porte le numéro 5 ; une cour à la
« suite, et divers bâtiments à gauche de cette cour, lesquels
« forment enclave dans la propriété voisine. 3° Un bâtiment,
« prenant entrée par la rue des Nonnains d'Hyères, numéro 21,
« de trois étages carrés et d'un quatrième étage en mansardes.
« 4° Un grand jardin planté d'arbres. Au fond de ce jardin, à
« droite, se trouve une porte donnant sur l'impasse d'Aumont
« qui aboutit au numéro 20 de la rue de l'Hôtel-de-Ville, par
« laquelle impasse, les propriétaires de l'immeuble vendu ont
« un droit de passage seulement. »

La superficie totale de l'immeuble est d'environ 5,000 mètres carrés, dont 3,417 pour le jardin.

Dans les charges et conditions énoncées au contrat de vente, on retrouve maintenues de très anciennes servitudes, que nous avons eu déjà l'occasion de signaler, notamment les deux suivantes :

[1] Titres de propriété de la Pharmacie Centrale de France, *Contrat de vente du 18 octobre 1859, passé devant Beaufeu et Viefville, not*res *a Paris.* Copie actuellement déposée chez Me Lefebvre, notaire, 8 bis, rue de l'Échelle, à Paris.

« 1° Une des maisons qui côtoient, par le bout, le jardin
« dépendant dudit hôtel, est tenue de souffrir l'écoulement
« des eaux dudit jardin par un conduit en gouttière,
« en conformité d'un acte passé devant Mᵉ Laurent et
« son confrère, notaires à Paris, le 13 février 1680,
« contenant vente par Mᵗᵉ Louis-Marie d'Aumont à François
« Jacquier de ladite maison, dite de la *cour Gencienne.* »

« 2° Les vues qu'avaient alors, sur le jardin dudit hôtel
« d'Aumont, une maison dite *des Balances*, et une autre dite
« *le petit hôtel d'Aumont*, toutes deux situées dans la rue de
« la Mortellerie, doivent rester dans les positions, grandeurs
« et dimensions qu'elles avaient alors, mais fermées, comme
« elles l'étaient, de barreaux de fer maillés dormants, tant que,
« du côté du jardin, il ne sera pas élevé d'édifice contre les
« murs des susdites deux maisons et au droit des dites vues ;
« la faculté de bâtir contre les murs des dites maisons étant
« expressément réservée à l'acquéreur ; .... les dits murs
« restant mitoyens.... »

Les servitudes relatives à l'ancien cul-de-sac ou *impasse
d'Aumont* sont également conservées dans les charges et
conditions dudit contrat de 1859, où il est rappelé et maintenu
qu' « aux termes d'un acte passé devant Mᵉ Charlot,
« notaire à Paris, le 28 mai 1841, M. J.-B.-Vincent Petit
« d'une part, et M. Pierre Paturaud, marchand de vin,
« demeurant à Paris, rue des Nonnains d'Hyères, numéro 6 *bis*,
« propriétaire de deux maisons situées à Paris, rue de
« l'Hôtel-de-Ville, numéros 18 et 20, et séparées par
« l'impasse d'Aumont, qui appartient à la Ville de Paris, d'autre
« part, ont, au sujet de cette impasse, arrêté entre eux ce qui
« suit : 1° M. Petit consent à laisser subsister à toujours les
« constructions élevées par M. Paturaud sur l'impasse ; 2°
« M. Petit se réserve expressément le droit de passage par
« l'impasse d'Aumont, ainsi que celui d'écoulement des eaux

« et généralement tous les droits qui peuvent exister à son
« profit sur cette impasse, comme étant voie publique. »

Bien que cette impasse, ainsi que nous l'avons rappelé plus
haut, ait été supprimée, comme voie publique, par ordonnance
royale du 4 février 1843, et que son terrain ait été vendu par la
Ville à M. Paturaud, il n'en subsiste pas moins, aux termes
mêmes de cette cession municipale, que les droits de passage et
d'écoulement des eaux appartenant aux autres propriétaires
riverains sont aussi restés maintenus. Rien, depuis lors, n'a été
changé au contrat de 1841.

Pour terminer, disons que la *Pharmacie Centrale de
France*, paya, du prix principal de 560,500 francs, l'acquisition
de l'ancien hôtel des ducs d'Aumont.

*
* *

Ici s'arrête l'histoire de l'hôtel des ducs d'Aumont. Depuis
près d'un demi-siècle qu'il appartient à la *Pharmacie Centrale
de France*, il a fatalement subi les modifications nécessitées par
la destination industrielle et commerciale à laquelle il est
depuis lors affecté. Son beau jardin, qui mesurait en surface un
peu plus d'un arpent, est à présent recouvert de constructions
pour magasins, bureaux, manutentions, laboratoires, salles de
machines, etc., dont nous reparlerons en détail lorsque nous
décrirons les diverses installations de la *Pharmacie Centrale de
France*. Il est vrai que ces transformations n'étaient pas ici sans
précédents. On peut, en effet, se souvenir que, il y a près de
cent ans, des bâtiments de rapport avaient déjà envahi, au
numéro 5 de la rue de Jouy, la place qu'occupèrent autrefois
les maisons du procureur Nicolas de Landelle, puis les communs et la basse-cour de l'hôtel d'Aumont, puis le *petit hôtel*,
après que celui qui donnait sur la rue de la Mortellerie
eût été retranché de l'immeuble en 1768. Mais quant au

grand hôtel proprement dit, qui a remplacé, au numéro 7,
les anciens logis du *Croissant* et de l'*Image Saint-Christophe,*
il est resté, dans son extérieur, à peu près intact, sauf le
bâtiment à droite de la cour d'honneur, qui ne comportait
jadis qu'un rez-de-chaussée; il fut surélevé de deux étages,
vers le temps sans doute de la reconstruction des communs au
numéro 5 ; car ce bâtiment se trouve indiqué, ainsi surélevé,
dans l'acte de vente du 10 décembre 1823, tandis que, dans
le titre du 5 prairial an XI, il est dit qu'il n'est simplement
couronné, au-dessus de ses quatre arcades de rez-de-chaussée,
que d'une plinthe et d'un comble en appentis couvert d'ardoises.
On ne saurait non plus imputer, à la *Pharmacie Centrale de
France,* l'entière responsabilité des transformations intérieures
de l'hôtel d'Aumont, parce qu'elles ont été effectuées, pour la
plupart, bien avant son arrivée. De plus, on voudra bien se
rappeler et tenir compte que, pendant les années qui s'écoulèrent
de 1801 à 1859, les bureaux d'une mairie, puis les salles de
classe d'une institution avaient déjà successivement occupé les
lieux, non sans y laisser les plus déplorables traces de leurs
installations et surtout de leur longue occupation.

Cependant quelques intéressantes épaves de la décoration
intérieure du grand hôtel d'Aumont, restées en place, témoi-
gnent encore de son ancienne splendeur. Ce sont, entre autres,
au rez-de-chaussée, un certain nombre de panneaux de dessus
de porte, peints en grisaille ou en camaïeu. A l'étage, les appartements habités par le Directeur de la *Pharmacie Centrale de
France* ont conservé leurs lambris sculptés et dorés, notamment
dans le grand salon ; et l'on y voit encore les médaillons et les
cartouches de Le Brun, qui encadraient jadis le superbe plafond,
où l'illustre maître avait représenté l'*Apothéose de Romulus.*
Une pièce voisine mérite aussi d'être mentionnée pour ses
magnifiques boiseries en vieux chêne, où des griffons en
bas-relief ornent les dessus de porte : nous voulons parler du

salon de l'appartement qu'occupe depuis de longues années, à titre de locataire, M. l'abbé de Bussy, ancien curé de la paroisse Saint-Gervais ; son frère, M. Louis de Bussy, inspecteur général du génie maritime et membre de l'Institut, tout récemment décédé, vivait avec lui.

Mais, aujourd'hui, ce qu'on aime surtout à constater à l'hôtel d'Aumont, c'est l'attention discrète avec laquelle l'administration de la *Pharmacie Centrale de France* semble avoir voulu ménager l'aspect à la fois si calme et si noble de la cour d'honneur : là, grâce à l'entrée réservée au numéro 21 de la rue des Nonnains-d'Hyères pour les besoins du mouvement commercial, on ne se douterait guère de l'activité et de l'animation qui règnent derrière la belle façade de Mansart, et dont nul écho ne vient troubler dans cette cour silencieuse, les souvenirs endormis du passé.

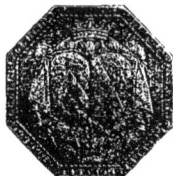

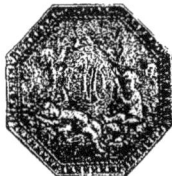

Jeton de Mᵐᵉ Louise-Jeanne de DURFORT-DURAS, duchesse de MAZARIN,
mariée à Louis-Marie-Guy d'AUMONT, née le 1ᵉʳ Septembre 1735, décédée le 17 Mars 1781.

LES ORIGINES DE LA PHARMACIE

ET LES APOTHICAIRES

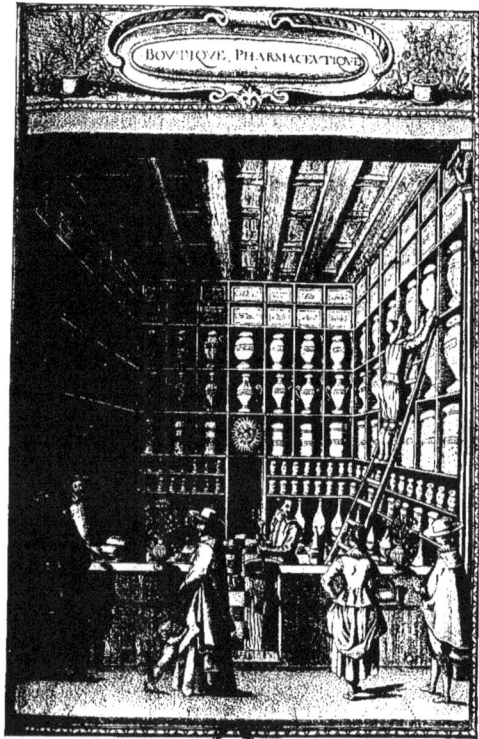

BOUTIQUE PHARMACEUTIQUE DE LA FIN DU XVIe SIÈCLE

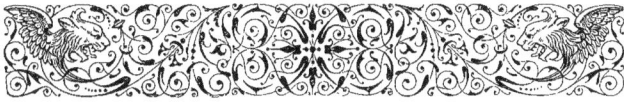

LES ORIGINES DE LA PHARMACIE

ET LES APOTHICAIRES

l'origine, l'art de préparer les remèdes et de les appliquer était exercé par les médecins; d'où la pharmacie, aussi vieille que la médecine, remonte à la première heure de l'humanité malade et infirme. Mais.... passons le déluge.

C'est sur la terre d'Egypte, qui fut, concurremment avec l'Inde, le berceau de toutes les sciences, où Moïse, Pythagore et Platon allèrent recevoir l'initiation sacrée du savoir, qu'est née la Pharmacie, fille de la Chimie; or, l'on sait, par les inscriptions hiéroglyphiques du monolithe de Rosette, que le premier nom de l'Egypte, ce pays de Cham, avait été *Chim* ou *Chimmis*, et que, suivant la judicieuse observation de Cuvier, la chimie y était née, toute baptisée du nom même de sa contrée d'origine, lequel signifie aussi *art égyptien, art du pays noir* (1).

La science pharmaceutique des Grecs, entée sur les traditions d'un savoir plus ancien, importé de l'Inde et de l'Egypte, se manifeste dans tout son éclat, avec *l'Officine du Médecin*

(1) *Journal officiel,* 13 juin 1869, article de M. Roswag (Nadié).

d'Hippocrate, le plus grand médecin de l'antiquité. Il vivait à l'époque brillante de Périclès, c'est-à-dire quatre à cinq siècles avant l'ère chrétienne.

Sous le règne de Ptolémée II, roi d'Egypte (285 à 247 avant J.-C.), nombre de savants grecs étaient venus à sa cour. Leur but ostensible et encouragé était la santé de ce prince, dont ils voulaient raviver et réconforter la faiblesse. Le résultat de leurs efforts, sur cette terre de la science mystérieuse, fut de pouvoir ressaisir beaucoup de secrets, perdus à force d'être trop cachés, et de les compléter par leurs propres découvertes, qui, faites pour un seul, bénéficièrent pour tous [1]. C'est ainsi que du Musée d'Alexandrie sont sortis les premiers progrès de la pharmacie.

Mais, cinq siècles plus tard, ces progrès s'affirment plus brillamment encore avec Galien, qu'on a appelé avec raison le père de la pharmacie. Originaire de Pergame, en Asie Mineure, il avait étudié en Grèce, puis à Alexandrie. Il avait trente-deux ans lorsqu'il vint se fixer à Rome et tenir dans la Voie Sacrée, une officine où il composait lui-même des drogues pour les empereurs Marc-Aurèle, L. Vérus et Commode, ses illustres clients.

Cependant, avec la fin des temps anciens, les traditions scientifiques avaient peu à peu fait place aux méthodes empiriques. Au cinquième siècle, le médecin latin Cœlius Aurelianus est le premier qui ait indiqué la composition de certains remèdes où entraient les substances les plus étranges, telles que la cervelle et le fiel de chameau, la présure de veau marin, les excréments de crocodile, du sang de tortue, etc. Déjà sous Néron, bien avant Cœlius, le médecin Andromaque avait inventé la *thériaque*, qui renfermait, entre autres ingrédients, de la chair de vipère; c'est un remède que les anciens considéraient comme un spécifique contre toute espèce de venin, et qui a

(1) Chevreul, *Histoire de la Chimie*, Journal des Savants, sept. 1849, p. 532.

joui, jusqu'à nos jours, d'une grande réputation. Il est vrai que, depuis Andromaque, sa formule a subi de nombreuses modifications. De même on attribuait à Mithridate, roi de Pont (121 à 64 avant J.-C.), un électuaire qui porta son nom et possédait les propriétés anti-vénéneuses de la thériaque. Un autre contre-poison du nom d'*ambroisie*, inventé, vers la même époque, par le médecin grec Zopyros, fut d'abord, avec le *mithridate* et la *thériaque*, ce qu'on pourrait appeler les *spécialités* de la pharmacie antique; mais, quoique considérées au début comme des antidotes, ces trois drogues s'élevèrent peu à peu au rang de *panacées*.

Les Arabes vinrent ensuite. Ils héritèrent du savoir des Grecs; mais leur science ne naquit réellement que lorsqu'ils eurent conquis l'Egypte. Ils dégagèrent bien vite l'art des remèdes de celui de la médecine, et spécialisèrent ainsi la science pharmaceutique, qui, plus libre, plus féconde par cet isolement, maintenu durant tout le moyen-âge, réveilla dans sa source antique ce qui devait être l'alchimie d'abord, puis la chimie.

C'est à Bagdad que les califes ouvrirent les premières pharmacies publiques, où la jeunesse studieuse venait s'instruire dans l'art des manipulations, sous les yeux de maîtres renommés. Ces pharmacies étaient sous la surveillance immédiate du gouvernement.

Abou-Moussah-Djafar-Al-Sofi, plus connu sous le nom de Géber, altération du mot Djafar, est considéré comme le fondateur de l'école des chimistes arabes. Il vivait au temps du célèbre calife Haroun-Al-Raschid, c'est-à-dire vers la fin du huitième siècle. Rhasès, Avicenne, Calid et tous les médecins arabes postérieurs à cette époque le citent comme leur maître. Il est l'oracle des chimistes du moyen âge qui n'ont fait que le copier textuellement; si bien que, de nos jours, le docteur Hœfer a pu dire que « Géber est pour l'histoire de la chimie ce « qu'Hippocrate est pour l'histoire de la médecine. » Il est l'auteur du livre intitulé : *Summa perfectionis*, le plus ancien ouvrage de chimie qui nous soit parvenu. Ses œuvres qu'on a portées au nombre de cinq cents, et dont il ne reste que des fragments traduits en latin, montrent que, depuis longtemps déjà, on croyait à la transmutation des métaux. On y trouve l'indication d'une panacée universelle : *l'Elixir rouge*, qui n'est qu'une dissolution d'or. Le mot *élixir* est un mot arabe qui veut dire *remède par excellence*. Un autre ouvrage, *Lapis philosophorum*, contient beaucoup de détails curieux et utiles, concernant la nature, la fusion, la purification, la malléabilité des métaux, et qui ont conservé une place dans les systèmes modernes de la science. C'est ainsi qu'on tient encore de Géber les formules de certaines préparations mercurielles. Vers le même temps vivait un autre médecin arabe, Jean Sérapion, dont les œuvres, imprimées pour la première fois à Venise, en 1497, contiennent un traité des remèdes, qui fut pour ainsi dire la plus ancienne *pharmacopée* connue.

Du même temps encore, peut être daté l'*antidotaire* de Mésué, de Damas. Entre autres écrits on a encore de lui divers traités : *Des Emplâtres, des Onguents, des Sirops,* dont il existe une traduction hébraïque à notre Bibliothèque Nationale, sous le numéro 581. De l'ancienne école des Nestoriens de Schoudi-Sabour, en Perse, était sortie une autre pharmacopée : celle composée au ix° siècle, sous le titre de *Krabadin*, par Sabour-Ehnsahel, qui fut consultée par tous ceux qui en ont publié depuis.

C'est du vocabulaire de cette pharmacie orientale que nous sont venus les mots, toujours employés, de *julep, looch, sirop, camphre, alcool, alambic*, etc. On tient aussi des Arabes l'analyse des plantes, dont ils tiraient des sucs, connus sous le nom de *robs*. Le mot *rob*, qui est resté dans les pharmacies, est le *robb* des Persans, qui appellent ainsi une sorte de moût de vin épuré. Selon Bergmann (*Opuscula*, t. IV, p. 96, note), nous ne

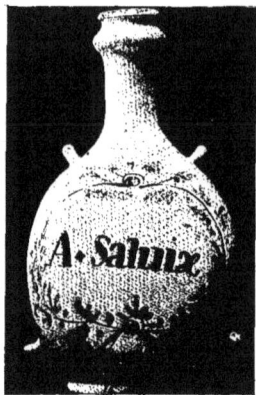

POT TRÈS ANCIEN
(Collection des Hôpitaux)

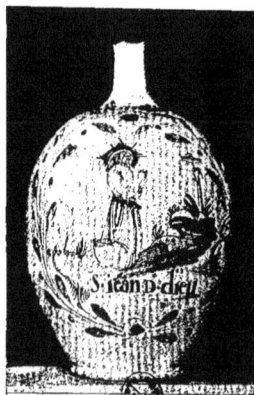

BOUTEILLE A EAU DISTILLÉE
(Collection des Hôpitaux)

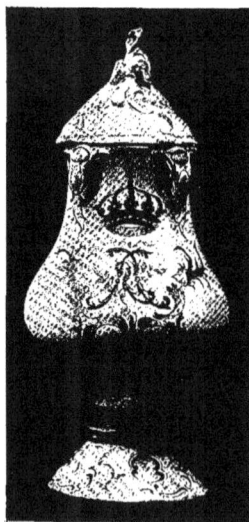

POT AUX ARMES DES DUCS DE LORRAINE
(Collection des Hôpitaux)

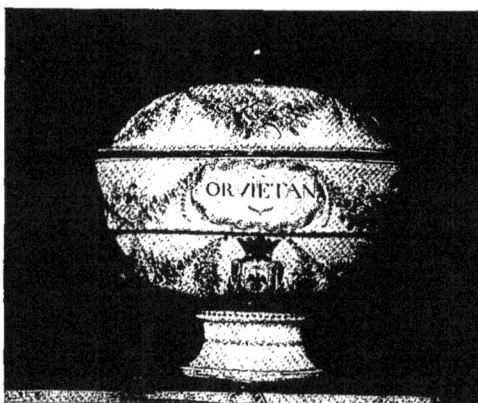

POT A PHARMACIE DU PREMIER EMPIRE
(Collection des Hôpitaux)

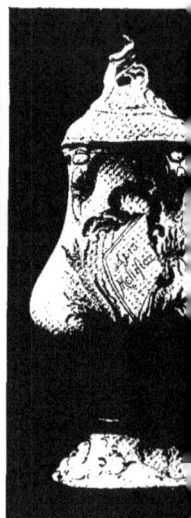

POT DE PHARMACIE DE
(Collection des Hôpita

devrions pas seulement le mot *rob* à la médecine orientale, nous lui devrions aussi l'*onguent égyptien*, l'*huile de scorpion*, l'*emplâtre de diachylon*, « compositions arabes, dit-il, qui ont conservé « leur nom et presque leur même préparation jusqu'à nous. »

Au commencement du xi⁰ siècle, paraît commencer l'application des remèdes, de nos jours dits *homœopathiques*, entrevus par les anciens, notamment par Polybe, gendre d'Hippocrate, et où des poisons violents sont employés en globules, c'est-à-dire à doses infinitésimales. C'est ainsi, par exemple, que, depuis Avicenne, on faisait usage de l'arsenic *in omnibus quæ sunt necessaria et resolutione sanguinis et prohibitione nocumenti* [1]. Ce qui prouve une fois de plus qu'il n'y a rien de nouveau sous le soleil.

Enfin, c'est de l'époque des Croisades que date l'importation de la pharmacie arabe en Europe; c'est alors qu'est fondée l'école de Salerne où l'on transplanta la science des Maures d'Espagne et les recettes de leurs médecins, et qui n'eut de rivale que l'école de Naples, instituée par Roger roi de Sicile et l'empereur Frédéric II.

Malgré les succès grandissants des universités de Naples et de Salerne, la pharmacie arabe n'avait cessé de s'accroître en richesse et en progrès. Cohen-Attar en donna un traité, en 1134, où se trouve indiquée la préparation d'une foule de potions, sirops, pilules dorées, etc. Vers la fin du xii⁰ siècle, parut une nouvelle pharmacopée; l'auteur était Nicolas Meyrepse, d'Alexandrie, le dernier des auteurs arabes, qu'il importe de ne pas confondre avec Nicolas de Salerne. Ce codex porte dans l'histoire le nom d'*Antidotaire Nicolas*; adopté par la faculté de Paris en 1332, jusqu'au xvii⁰ siècle il fut la charte des apothicaires, qui étaient tenus d'avoir chez eux toutes les substances qui y étaient indiquées.

[1] Edouard Fournier, *Le Vieux Neuf*, t. i, p. 140-142 et t. iii, p. 619-620.

C'est encore au concours des médecins juifs et arabes qu'est due la fondation de l'école de Montpellier, que les papes transformèrent, au xiiie siècle, en université consacrée presque uniquement à la médecine. A l'époque de la Renaissance, elle était devenue des plus florissantes. C'est là que s'éveilla la méthode expérimentale de l'observation.

C'est dans le but de créer une maison de charité, où des orphelins seraient instruits à préparer des médicaments et à les administrer aux pauvres honteux, qu'en 1576, un marchand apothicaire et épicier, Nicolas Houel, fonda, à Paris, en dehors de la faculté de médecine, la première école spéciale de pharmacie qui soit connue chez nous. Cet établissement, d'abord installé à l'Hôpital des Enfants-Rouges, fut, en 1578, transféré rue de l'Ourcine, à l'ancien Hôpital de la Charité chrétienne, qui avait été fondé par Marguerite de Provence, femme de saint Louis, et qui était alors abandonné. Nicolas Houel fit réparer les bâtiments qui étaient en fort mauvais état, et acheta un terrain contigu qui s'étendait jusqu'à la rue de l'Arbalète, et où il mit des arbres et des plantes employées en médecine, tant nationales qu'étrangères. Ce jardin botanique, établi à l'instar de celui de Padoue, fut le premier de ce genre qui ait existé en France. Après Nicolas Houel, cet établissement fut négligé, et, en 1596, Henri IV y plaça des militaires invalides que Louis XIII transféra à Bicêtre. Diverses communautés religieuses de femmes occupèrent ensuite les lieux qui devinrent la propriété de l'évêque de Paris, puis de l'Hôtel-Dieu. En 1624, les apothicaires de Paris s'en rendirent possesseurs; le jardin botanique fut reconstitué: des salles furent construites pour l'enseignement des connaissances pharmaceutiques. Dès ce moment, cette maison devint l'unique chef-lieu de l'école de pharmacie, ayant son administration, ses cours publics et gratuits, que la Faculté de médecine ne parvint pas à entraver, malgré son opposition manifestée plusieurs fois, tant que les corporations subsistèrent avec leurs privilèges et leurs jalousies. Nous verrons plus loin comment, après cette transformation, l'ancien établissement de Nicolas Houel devint le berceau de l'École supérieure de Pharmacie actuelle [1].

.

Après avoir esquissé les origines de la pharmacie, nous pensons qu'il n'est pas non plus sans intérêt de présenter, à son tour, le pharmacien à travers les âges.

Autrefois, le mot *pharmacien* eût été certainement pris en mauvaise part, parce que dans son étymologie spéciale et médicale, il signifie non seulement remède, médicament, mais encore venin, poison; et dans l'antiquité il eût signifié *empoisonneur*. Au contraire, le mot jadis consacré d'*apothicaire*, pris dans sa racine grecque offre un sens plus honnête; car il indique la boîte, le vase destiné à recevoir les médicaments, ou celui qui les prépare et les vend. Pour l'expression *apotheca officina*, les Italiens disent *boteca, botega,* et les Espagnols *botica,* d'où les Français ont fait *boutique,* équivalent d'apothicairerie.

Cependant le mot *apothicaire* n'a plus en français de signification officielle; ce n'est plus aujourd'hui qu'un terme archaïque pris en mauvaise part, appliqué par dérision aux pharmaciens. Le mot *apotheca* date du moyen-âge, où il était entré dans le langage courant pour être appliqué indifféremment à toutes les boutiques et magasins. On appelait *apothecarii* les marchands en gros ou les gardiens principaux des greniers d'abondance; le premier concile de Carthage défendait de leur conférer la cléricature. Plus tard, le mot devint plus précis; l'apothicaire des abbayes et des maisons royales était chargé de

---

[1] De nos jours, l'École de Pharmacie de la rue de l'Arbalète a été transférée avenue de l'Observatoire, près du Luxembourg, et son ancien emplacement est depuis lors occupé par l'Institut agronomique.

la conservation d'un petit nombre de substances rares et
recherchées : figues, amandes, riz, dattes, dit un document de
1290; les confections pharmaceutiques faisaient partie de la
collection.

Il est assez difficile de remonter aux origines du commerce
de la pharmacie. Ni en Grèce, ni à Rome, il n'y eut d'apothicaires ; le commerce des substances médicamenteuses était
libre; souvent ceux qui les vendaient les appliquaient eux-
mêmes. Les *rhizotomes* connaissaient les racines et les herbes et
savaient à quel temps de l'année et avec quelle formule il fallait
les recueillir ; les *pharmacopoles* vendaient des poisons ; les
médecins préparaient leurs prescriptions. Sous l'empire, un fonc-
tionnaire établi à demeure, en Crête, était chargé de faire
cultiver et récolter les simples pour la famille impériale;
lorsque la provision était abondante, on livrait au commerce ce
qu'on ne pouvait utiliser.

A Rome, les médicaments étaient préparés par des spécialistes appelés *séplasiaires :* ce nom leur venait de ce que, à
Capoue, la place publique, sur laquelle se tenaient les marchands de drogues, se nommait *séplasia.* Ces marchands
vendaient aussi les produits employés par les confiseurs, par-
fumeurs, teinturiers, etc. Les *herbarii*, qui vendaient les
plantes, avaient, comme nous le voyons chez nos herboristes, le
devant de leurs boutiques garni de guirlandes de feuilles. On
donnait le nom de *pharmacotrites* aux broyeurs, pileurs et
mélangeurs de drogues, tels qu'on en voit aujourd'hui à Paris,
dans le quartier du Marais ou dans celui de la rue des
Lombards.

En Italie, au temps des écoles de Salerne et de Naples, la
pharmacie se divisait en deux branches, celle des *stationarii* et
celles de *confectionarii.* Les premiers vendaient les drogues et
les seconds exécutaient les ordonnances des médecins. Ils ne
pouvaient s'établir que dans les grandes villes; ils étaient

soumis à la surveillance du *Collegium medicorum* et ne pouvaient outrepasser les tarifs établis.

L'Orient garda le privilège de la fourniture des médicaments; la rhubarbe venait des frontières de la Chine; le gingembre était recueilli dans l'Inde et le séné en Egypte; les Vénitiens avaient acheté aux Arabes le véritable secret de bien des drogues, et ils le conservaient de même que le monopole de leur vente. Ce commerce était assez important pour que nombre de gens s'y adonnassent.

Enfin, le terme d'*apothicaire* n'apparaît guère en France qu'au xiii⁰ siècle, et le monument qui fournit cette appellation pour la première fois, est le *Livre des Métiers* du prévôt de Paris, Etienne Boileau, qui vivait sous le règne de saint Louis. Il y est dit, à propos des droits que les marchands ont à payer aux Halles : « Tuit cirier, tuit pévrier et tuit *apotecaire* ne « doivent rien de coustume des choses devant dites pour « vendre en leur otel, car ils s'acuitent au pois-le-Roy.... Se « ils metent avant au samedi ès hales ou u marchié, chascuns « doit obole de coustume; et en leur otieus neant, si come il a « esté dit par devant. » D'après une ordonnance du même temps, les métiers francs de la Ville de Paris qui ne devaient pas le guet au roi comptaient « tous apotécaires. » Mais ce n'est qu'au siècle suivant que nous trouvons le mot *apothicaire* complètement défini. Au synode de Vallis-Obtana, en 1332, il est question d'apothicairerie dans ce sens : l'apothicaire, détenteur de substances précieuses, en connaît les vertus; il est quelque peu sorcier; on l'appelait pour des opérations redoutées et mal connues. Un droguiste de Montpellier fut mandé en Ecosse pour l'embaumement d'Edouard Ier. Lorsqu'ils voulurent règlementer leur commerce, les rois s'adressèrent aux médecins, seuls responsables de la santé publique. Une ordonnance du roi Jean, datée du mois d'août 1353, est spéciale aux apothicaires et régit leur profession.

L'apothicaire de la Renaissance était en même temps un assistant médical secondaire, un droguiste, un cirier, un épicier, un parfumeur ; les limites de ses droits étaient si peu fixées qu'à chaque instant il fallait des procès pour les étendre ou les maintenir.

Mais pour les médecins, les apothicaires étaient des valets auxquels ils abandonnaient les besognes répugnantes sans leur faire de promesses ni leur conférer de droits. Or, cet empire que les premiers ont toujours cherché à exercer sur ceux-ci, remonte à l'époque où les médecins, renonçant à la préparation des remèdes, en confièrent le soin à leurs aides, qui étaient en outre chargés de les porter aux malades. Défiants à l'excès et disposés à voir des concurrents parmi tous ceux qui n'étaient pas leurs hommes-liges, les médecins, dans le but d'accentuer leur suprématie et leur domination, avaient déjà rédigé, vers le milieu du xiiie siècle, la formule grotesque et humiliante du serment que devaient prêter les *maistres-apothicaires chrestiens et craignans Dieu*. Ce serment, qui se trouve consigné dans la *Pharmacopée*, composée par le médecin Brice Bauderon vers la fin du xvie siècle, n'est qu'un pastiche défiguré, mais très reconnaissable, du fameux serment d'Hippocrate, si en honneur dans l'antiquité : en voici le texte d'après les reproductions qu'en ont données Moreau de la Sarthe et Cadet de Gassicourt.

Formule du serment des apothicaires.

« Je jure et promets devant Dieu, auteur et créateur de « toutes choses, unique en essence divine et distingué en trois « personnes éternellement bienheureuses, que j'observerai de « point en point tous les articles suivants.

« Et premièrement, je jure et promets de vivre en la foi « chrétienne.

« *Item*, d'aimer et d'honorer mes parents, le mieux qu'il « me sera possible.

« *Item*, d'honorer, respecter et faire servir en tant qu'en
« moi sera, non seulement aux docteurs-médecins qui m'auront
« instruit de la connaissance des préceptes de la pharmacie;
« mais aussi à mes précepteurs et maîtres-pharmaciens sous
« lesquels j'aurais appris mon métier.

« *Item*, de ne médire d'aucun de mes anciens docteurs,
« maîtres-pharmaciens ou autres qu'ils soient.

« *Item*, de rapporter tout ce qui me sera possible pour
« l'honneur, la gloire, l'ornement et la majesté de la médecine.

« *Item*, de n'enseigner aux idiots et ingrats les secrets et
« raretés d'icelle.

« *Item*, de ne faire rien témérairement sans avis des
« médecins, ou sous l'espérance de lucre tant seulement.

« *Item*, de ne donner aucun médicament, purgation, aux
« malades affligés de quelque maladie, que premièrement je
« n'aie pris conseil de quelque docte médecin.

« *Item*, de ne toucher aucunement aux parties honteuses
« et défendues des femmes, que ce ne soit par grande nécessité,
« c'est-à-dire lorsqu'il sera question d'appliquer quelque
« remède.

« *Item*, de ne découvrir à personne le secret qu'on m'aura
« commis.

« *Item*, de ne donner jamais à boire aucune sorte de poison
« à personne, et de ne conseiller jamais à aucun d'en donner,
« non pas même à ses plus grands ennemis.

« *Item*, de ne jamais essayer de faire sortir du ventre de
« la mère le fruit en quelque façon que ce soit, que ce ne soit
« par avis du médecin.

« *Item*, d'exécuter de point en point les ordonnances des
« médecins sans y ajouter ni diminuer, en tant qu'elles seront
« faites selon l'art.

« *Item*, de ne me servir jamais d'aucun succédané ou
« substitut sans le conseil de quelque autre plus sage que moi.

« *Item*, de désavouer et fuir comme la peste, la façon de
« pratique scandaleuse et totalement pernicieuse de laquelle
« se servent aujourd'hui les charlatans, empiriques et souffleurs
« d'alchimie, à la grande honte des magistrats qui les tolèrent.

« *Item*, de donner aide et secours indifféremment à tous
« ceux qui m'emploieront, et finalement de ne tenir aucune
« mauvaise et vieille drogue dans ma boutique.

« Le Seigneur me bénisse toujours, tant que j'observerai
« ces choses (1). »

(1) Malgré sa forme ridicule, le serment des apothicaires rappelle trop celui d'Hippocrate pour nous abstenir de reproduire ce dernier à titre de comparaison ; le voici d'après
la belle traduction qu'en a donnée Littré :

Serment d'Hippocrate. — « Je jure par Apollon, médecin ; par Esculape, par Hygie
« et Panacée, par tous les dieux et toutes les déesses, les prenant à témoin que je rem-
« plirai, suivant mes forces et ma capacité, le serment et l'engagement suivants : Je
« mettrai mon maître de médecine au même rang que les auteurs de mes jours ; je
« partagerai avec lui mon avoir, et, le cas échéant, je pourvoirai à ses besoins ; je
« tiendrai ses enfants pour des frères, et s'ils désirent apprendre la médecine, je la leur
« apprendrai.

« Je ferai part des préceptes, des leçons orales et du reste de l'enseignement à mes
« fils, à ceux de mon maître, et aux disciples liés par un engagement et un serment
« suivant la loi médicale, mais à nul autre. Je dirigerai le régime des malades à leur
« avantage, suivant mes forces et mon jugement, et je m'abstiendrai de tout mal et de
« toute injustice. Je ne remettrai à personne du poison, si on m'en demande, ni ne
« prendrai l'initiative d'une telle suggestion ; semblablement je ne remettrai à aucune un
« pessaire abortif.

« Je passerai ma vie et j'exercerai mon art dans l'innocence et la pureté. Je ne
« pratiquerai pas l'opération de la taille ; je la laisserai aux gens qui s'en occupent. Dans
« quelque maison que j'entre, j'y entrerai pour l'utilité des malades, me préservant de
« tout méfait volontaire et corrupteur, et surtout de la séduction des femmes et des
« garçons, libres ou esclaves.

« Quoi que je voie ou entende dans la société, pendant l'exercice ou même hors de
« l'exercice de ma profession, je tairai ce qui n'a jamais besoin d'être divulgué, regar-
« dant la discrétion comme un devoir en pareil cas.

« Si je remplis ce serment sans l'enfreindre, qu'il me soit donné de jouir heureu-
« sement de la vie et de ma profession, honoré à jamais parmi les hommes ; si je le
« viole et que je me parjure, puissé-je avoir un sort contraire ! »

Il n'est nullement certain qu'Hippocrate lui-même soit l'auteur de ce serment, qui est
probablement celui que prêtaient avant lui les Asclépiades (descendants d'Esculape ou
initiés à ses doctrines). Il est à remarquer que, dès la plus haute antiquité, il y avait des
spécialistes pour l'opération de la taille, de même qu'il y en avait aussi pour les yeux.
Ces spécialistes ne prêtaient pas le serment médical, et n'étaient par conséquent pas
initiés. De là le discrédit de leur caractère, sinon de leur art lui-même, dans lequel ils
étaient souvent fort habiles.

PELLETIER

CAVENTOU

VAUQUELIN

ET PONDERA

ANCES SERVANT

ARMOIRIES DES APOTHICAIRES

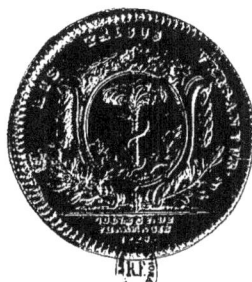

ET VIGILI ET PRUDENS

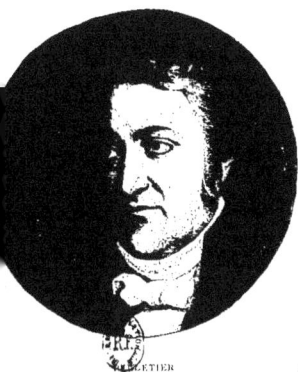

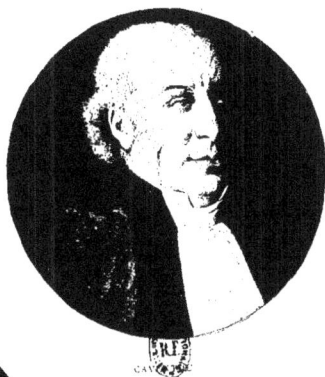

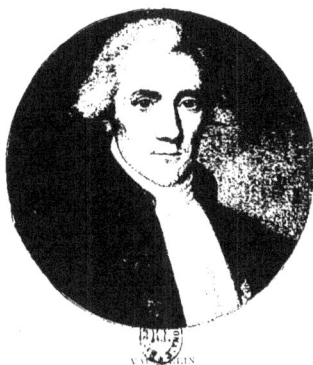

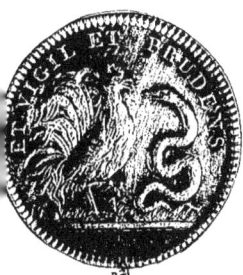

JETON DU COLLÈGE DE PHARMACIE (1775)
(AVERS)

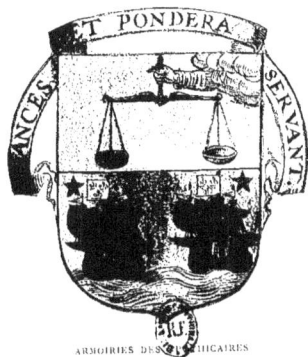

JETON DU COLLÈGE DE PHARMACIE (1775)
(REVERS)

Jusqu'au xvıı^e siècle les médecins préparaient partout eux-mêmes leurs ordonnances. L'introduction des médicaments chimiques leur rendit la tâche difficile; ils jetèrent feu et flammes contre cette nouveauté. On ne sait trop qui découvrit l'antimoine. Basile Valentin qui passe pour être l'auteur de cette découverte, a-t-il réellement existé? Est-ce le pseudonyme d'un médecin timoré? La question ne sera jamais résolue. Presque tous les docteurs, et particulièrement ceux de Paris, firent une guerre acharnée aux laboratoires, que Guy Patin, le Juvénal des apothicaires, appelait dédaigneusement des *cuisines arabiques*.

Le ridicule dont les médecins ne cessèrent d'accabler leurs humbles mais indispensables collaborateurs, suscita facilement contre ceux-ci la malice populaire; si bien qu'il n'y eut point de profession plus bafouée que celle d'apothicaire. Il en résulta, dans le langage courant, un certain nombre de locutions dérisoires devenues proverbiales, telles entre autres : *mémoire d'apothicaire*, pour parler d'un compte sur lequel il y a beaucoup à rabattre; *apothicaire sans sucre*, pour désigner un homme dépourvu des choses qui lui sont nécessaires. On sait que, sous Henri IV et même sous Louis XIV, le sucre était d'un prix si élevé, qu'il ne se vendait qu'en petites quantités; on le considérait comme un médicament, de sorte qu'on ne le trouvait que chez les apothicaires, à qui il était, du reste, nécessaire pour la confection de leurs sirops. On disait aussi des *qui pro quo d'apothicaire...*, mais nous en parlerons plus loin. En somme, la plaisanterie à l'égard des apothicaires était universelle et fort ancienne; mais on ignore quand en a commencé la désobligeante tradition.

Rabelais qui s'est moqué de tant de choses, s'est cependant abstenu de médire des apothicaires. Il est probable que cette abstention est due à un sentiment de respect filial, car son père, a-t-on dit, était lui-même apothicaire. Rabelais se contenta simplement, au prologue de son *Gargantua,* de comparer le laid visage de Socrate à certaines petites boîtes appelées *silènes,* telles qu'on en voyait jadis dans les boutiques d'apothicaires ; « painctes au-dessus de figures joyeuses et « frivoles, comme de harpyes, satyres, oysons bridez, lièvres « cornuz, canes bastées, boucqs vollans, cerfs lymonniers, et « aultres painctures contrefaites à plaisir, pour exciter le « monde à rire, quel feut Silène, maistre du bon Bacchus ; « mais on dedans, lon reservoyt les fines drogues, comme « baulme, ambre griz, amomon, muscq, zivette, pierreries et « aultres choses prétieuses. Tel disoyt estre Socrate : parce « que le voyans au dehors, et lestimans par l'exteriore appa- « rence, nen eussiez donné un coupeau d'oignon, tant laid il « estoy de cors, et ridicule en son maintien ; le nez poinctu, le « regard d'ung taureau, le visaige d'ung fol, simple en mœurs, « rusticq en vestimens, paovre en fortune, infortuné en « femmes, inepte à tous offices de la république ; tousiours riant, « tousiours beuvant d'autant a ung chascun, tousiours se « guablant, tousiours dissimulant son divin sçavoir. Mais « ouvrans ceste boyte, eussiez on dedans trouvé une céleste « et impreciable drogue ; entendement plus que humain, « vertus merveilleuses, couraige invincible, sobresse sans « pareille, contentement certain, asseurance parfaicte, desprise- « ment incroyable de tout ce pourquoy les humains tant « veiglent, courent, travaillent, naviguent et bataillent. »

Avec la réjouissante comparaison de Rabelais, on se trouve loin du portrait très peu engageant tracé par Shakespeare, de ce vieil apothicaire de Mantoue, vendant au risque de la hart, un drachme de poison, pour quarante ducats, à Roméo, qui l'avait remarqué, « couvert de haillons, les yeux enfoncés derrière « d'épais sourcils, comme il triait des herbes et des plantes. « Il était très maigre ; sa misère était manifeste et semblait « l'avoir rongé jusqu'aux os. Dans sa boutique mal assortie, on

« voyait, suspendus au plafond, une tortue, un crocrodile
« empaillé et d'autres carapaces de poissons bizarres ; puis,
« sur des rayons, de vaines rangées de boîtes vides, des vases
« de terre dépareillés, des vessies et des graines desséchées,
« des bouts de ficelle et de vieux pains de rose, étaient clair-
« semés çà et là pour servir de montre..... » Mais ce serait
vraiment une injustice, un contre-sens, de croire que tous les
apothicaires du temps de Shakespeare pussent ressembler à ce
misérable.

De son côté, Molière eut aussi beau faire, au moment
même où la Ville et la Cour applaudissaient à la course des
matassins de M. de Pourceaugnac, les apothicaires comptaient
parmi eux Nicolas Lémery, le chimiste le plus remarquable du
xviie siècle, un des précurseurs de Lavoisier. La science pouvait
à son tour se moquer des rieurs ; mais ses progrès furent la
vengeance des apothicaires.

*
*   *

Pour la grosse joie de nos pères, c'eût été un énorme para-
doxe de concevoir l'apothicaire dépourvu de son ustensile
professionnel.... la *seringue*, puisqu'il faut l'appeler par son
nom ; mieux eût valu Jupiter démuni de sa foudre. Aussi
semblerait-il peu intéressant de s'entretenir des apothicaires,
sans causer un tantinet de la seringue ; car, s'ils ont quelques
droits à l'histoire, leur inséparable accessoire appartient à
l'archéologie.

Bien que la liberté du ventre soit une des premières
nécessités qu'ait revendiquées le genre humain, les écrits et les
monuments de l'antiquité n'ont nullement fait mention de la
seringue ; et ce n'est qu'en faussant l'histoire qu'on a pu
prétendre qu'elle avait été retrouvée dans les fouilles d'Her-
culanum et de Pompéï : elle n'y a point été rencontrée.

Avant l'invention de la seringue, c'est-à-dire dès avant l'époque d'Hippocrate et dans les temps qui suivirent jusqu'à la fin du xvᵉ siècle, on se servait d'une outre fixée à une canule en roseau. Ce vénérable engin, dont l'origine se perd dans l'obscurité des âges, s'appelait *clystère,* mot grec, d'où est dérivé par traduction le mot *lavement.* Mais en fait de traduction, un contresens curieux est la tradition égyptienne rapportée par Diodore et par Pline, qui donne l'ibis, la cigogne antique, comme l'inventeur du bienfaisant instrument. On le doit au roi Thoth, dont le nom s'écrit précisément avec l'hiéroglype de l'ibis. De là est venue l'erreur [1].

Le très fameux clystère a été décrit, il y a environ neuf cents ans, par Avicenne, qui le mit fort en vogue chez les Arabes [2]. Il fut trouvé d'un si commode usage que tous les Purgons du moyen âge le prescrivirent et que tous les Argants français, allemands et espagnols, furent heureux de se conformer à l'ordonnance.

Mais ce fut un coup désastreux pour le clystère lorsqu'apparut la *seringue,* dont l'invention, contemporaine de la découverte du Nouveau-Monde et de celle de l'imprimerie, est encore considérée par les plus graves esprits, comme une des plus brillantes conquêtes de l'humanité. L'inventeur de la seringue s'appelle Gatenaria; la France ne peut revendiquer l'honneur de lui avoir donné le jour. Compatriote de Colomb, il était originaire de Vercelli et professeur en l'université de Pavie. Il consacra plusieurs années au perfectionnement de son œuvre et mourut le 14 février 1496, après avoir laissé un livre qui, dans le cours du xvıᵉ siècle, eut les honneurs de quatre éditions [3]. Au xvıᵉ siècle, le clystère était déjà bien déchu en France; cette déchéance est particulièrement marquée

(1) Chabas, *Mélanges d'égyptologie,* 1862, in-8°, t. ı, p. 66.
(2) Avicenne, liv. ııı, chap. xı.
(3) A. Philippe, *Histoire des apothicaires,* 1854, in-8°.

sur l'une des miséricordes des stalles de l'Eglise Saint-Gervais à Paris, où les différents corps de métiers sont représentés en des compositions si naïves et si charmantes. Or, ce cul-de-lampe figure un apothicaire dans l'exercice de ses fonctions, c'est-à-dire genou en terre, et braquant, sur le derrière d'un malade, son précieux instrument que, malgré l'état très fruste de la sculpture, on devine bien être une seringue.

La seringue méritait, à plus d'un titre, d'être proclamée la reine du monde; elle l'a été en effet, car elle a régné sans partage pendant plus de trois siècles sur tous les continents. Aux jours fortunés où elle était à l'apogée de sa gloire, les artistes s'étaient ingéniés à en varier la forme à l'infini. On en trouve encore de coquets et séduisants échantillons dans le cabinet de quelques archéologues. Il y avait des seringues en écaille, en vermeil, en nacre, en argent : les dames les plus prudes en ornaient leur toilette. Sous Louis XV, Mme de Pompadour en faisait un luxueux étalage dans son boudoir parfumé.

Dans un temps où la pudeur était plus dans les choses que dans les mots, le mot grec *clystère* (je lave) était passé à l'injection pour laquelle la seringue est faite. Des gens délicats y substituèrent, longtemps après, le mot *lavement*, qui fut adopté, quoique vague; mais les ecclésiastiques s'en scandalisèrent, parce que ce substantif est employé dans les cérémonies de l'Eglise. Grande fut la rumeur à la cour et chez Mme de Maintenon : les jésuites gagnèrent l'abbé de Saint-Cyran, et employèrent leur crédit auprès de Louis XIV pour obtenir que le mot lavement fût mis au nombre des expressions déshonnêtes, en sorte que l'abbé de Saint-Cyran blâma publiquement le P. Garasse, qui s'en était servi. « Mais, disait le P. Garasse, je « n'entends par lavement qu'un système de *gargarisme*, ce sont « les apothicaires qui l'ont profané en l'appliquant à une chose « plus basse. » Il fut donc décidé qu'on substituerait le mot

15

remède à celui de lavement; remède, comme équivoque, parut plus honnête. Louis XIV accorda cette grâce au P. Le Tellier; ce prince ne demanda plus son lavement, mais son remède, et donna ordre à l'Académie française d'insérer ce mot dans son Dictionnaire avec l'acception nouvelle. Ainsi, on substitua, pendant quelque temps, remède à lavement. Malgré cette décision et cet usage, malgré Saint-Cyran, les Jésuites, le P. Le Tellier, les dames de la Cour et l'Académie, le mot lavement est resté dans la langue : les médecins et les pharmaciens s'en servent exclusivement, et les dames qui, sans être malades, prennent chaque jour un lavement pour conserver la fraîcheur de leur teint, ne donnent plus le nom de remède à cette injection.

Cependant il était réservé à la seringue d'être à son tour détrônée et de succomber sous l'atteinte du juste retour des choses d'ici-bas, auquel ne peuvent résister indéfiniment les usurpations les plus solidement assises. Depuis longtemps la seringue n'accompagne plus les dieux pénates de l'alcôve, où règnent désormais les clysoirs, les clyso-pompes, les clyso-bols, les clyso-poches, les irrigateurs, etc., qui ne sont qu'un perfectionnement, une transformation, un renouveau de l'antique clystère. Mais ce serait encore une grave erreur de penser que le clysoir moderne est une des gloires de l'industrie française; car, bien que cela porte une cruelle atteinte aux fastes de notre Ecole polytechnique, le clysoir n'a pas été, comme on l'a prétendu, inventé par un de ses anciens élèves : c'est tout simplement une importation espagnole.

Malgré la découverte, malgré les succès et le triomphe de la seringue, l'Espagne, moins oublieuse que les autres nations des préceptes d'Avicenne, était restée fidèle au précieux clystère que lui avaient légué les Arabes; elle n'avait même jamais cessé de s'en servir et s'en est toujours bien trouvée. Dans son roman intitulé *Don Pablo de Ségovie*, le satirique Quévedo,

qui écrivait dans la première moitié du xviie siècle, a décrit
la mise en œuvre du fameux remède universel, dont les péri-
phrases populaires qu'il emploie se résument, dans l'espagnol,
par ces mots *echar gaitas*, c'est-à-dire, à peu près, *pousser de
la cornemuse.* « Cela vient, dit le vieux dictionnaire de
« Sobrino, de ce qu'en quelques endroits, le lavement se
« donne avec une bourse de cuir qui a un tuyau au bout et la
« forme d'une cornemuse » [1]. Notre impartialité d'historien
nous a fait un devoir de faire cette déclaration ; la France a
bien assez d'autres gloires : *suum cuique.*

.˙.

Il faut remonter, avons-nous dit précédemment, jusqu'au
xiiie siècle, pour trouver mention de l'état d'apothicaire. C'est
à cette époque qu'on voit déjà l'apothicaire classé avec les
épiciers, les droguistes et les herboristes, et faisant partie avec
eux de la corporation dite des *épiciers* ; corporation qui n'était,
à l'origine, classée qu'au dernier rang des quatre métiers
désignés sous le nom de *drapier*, d'*orfèvre*, de *pelletier* et
d'*épicier.* Plus tard cependant, la corporation des épiciers
parvint à se faire placer au second rang, alors même qu'il en
eût été établi deux nouvelles, celles des *merciers* et des
bonnetiers. Chaque corporation était gouvernée par six maîtres
appelés *gardes*, chargés de faire observer les statuts et les
privilèges. Ces gardes remplissaient dans les cas ordinaires les
fonctions de juges ; et comme les juges et les consuls des villes
municipales, ils portaient la robe de drap noir, à collet et
manches pendantes, bordée de velours de même couleur.
Chaque corporation avait son lieu de réunion pour la tenue
de ses assemblées. Celle des épiciers se réunit d'abord dans

[1] Quévedo, *Don Pablo de Ségovie*, traduit par Germond de La Vigne, in-8°,
p. 368-369, note.

l'église de l'Hôpital Sainte-Catherine; ensuite successivement à Saint-Maint-Magloire, dans le chœur de Sainte-Opportune, et enfin aux Grands-Augustins. On la désigna sous le nom de corps de marchands *grossiers* (marchand en gros), *épiciers, apothicaires,* qui comprenait les droguistes et les herboristes. Cette corporation avait la garde de l'étalon des poids et mesures de la Ville de Paris, tant royal que médicinal. En leur qualité de marchands et bourgeois de Paris, les épiciers et apothicaires pouvaient parvenir non seulement aux charges de juges et de consuls, mais aussi à celles de l'échevinat.

C'est du règne de Philippe IV, dit le Bel, que date la première ordonnance concernant le corps des épiciers et des apothicaires; elle a pour objet de les assujettir à ne vendre qu'à des poids autorisés. Le 22 mai 1336, Philippe VI de Valois rendit une seconde ordonnance disposant que les apothicaires et les herboristes seront tenus de soumettre leurs marchandises à l'examen des médecins de la Faculté. En 1353, le roi Jean renouvela les mêmes prescriptions, spécifiant notamment que le chef de la corporation des épiciers, assisté de deux médecins désignés par la Faculté et deux maîtres-apothicaires choisis par le prévôt du roi ou son lieutenant, ferait deux visites par an chez tous les apothicaires de la Ville de Paris et des faubourgs pour vérifier la qualité de leurs remèdes. Depuis le règne de Jean le Bon jusque vers la fin du xvᵉ siècle, rien ne fut changé à l'exercice de la profession des apothicaires, lorsqu'au mois d'août 1484, pendant la minorité de Charles VIII, il fut rendu une nouvelle ordonnance résumant tout ce qui avait été prescrit jusque là, notamment les visites que les gardes de l'apothicairerie devaient faire des poids et balances de ceux qui vendaient sucre, figues, laines, drogues, épicerie et généralement toutes les autres denrées qui regardaient leur vacation. Dans cette ordonnance on voit pour la première fois, les apothicaires-épiciers séparés des simples épiciers,

en ce sens que les apothicaires pouvaient bien exercer
l'état d'épicier, mais que l'épicier ne pouvait point exercer
celui d'apothicaire, Une autre ordonnance de Louis XII, du
mois de juin 1514, confirma cette importante disposition; elle
prescrivit les dispositions auxquelles les apprentis apothicaires
seraient examinés et reçus apothicaires à l'avenir, et fixa les
droits que les nouveaux reçus auraient à payer aux anciens.

En 1556, un arrêt du Parlement ordonna, sous peine de
cent marcs d'amende, de punition corporelle et de la hart,
l'exécution de nouvelles mesures quant aux visites, à la préparation des remèdes et à l'observation des *qui pro quo* rédigés
par six docteurs de la Faculté dans les dispensaires. Les
médecins du XIII⁵ et du XIV⁶ siècle intitulaient *quid* ou *qui pro
quo*, les articles de leurs dispensaires où, à défaut de telle ou
telle drogue, ils prescrivaient à la place quelque autre drogue
équivalente en vertu. Cette méthode de substitution remontait
du reste tant à Galien qu'aux Arabes. Mais il était interdit
aux apothicaires, sous les peines les plus sévères de confec-
tionner d'eux-mêmes des *qui pro quo*. Comme, pour eux, un
moyen de lucre était souvent l'art de suppléer une drogue
qu'ils n'avaient pas ou qui était très coûteuse, par une autre
d'une valeur inférieure, qu'ils faisaient payer au même prix,
ce dol, ainsi commis au préjudice de la bourse et quelquefois
de la vie du malade, s'appelait aussi un *qui pro quo*; il devait
donc être très rigoureusement réprimé. De là est venue la
locution *qui pro quo d'apothicaire,* puis *qui pro quo* tout court,
pour signifier tromperie, erreur, méprise.

Sous le règne de Louis XIII, pour honorer et récompenser
leur corporation, qui avait plusieurs fois pourvu aux charges
de consuls et aux fonctions de l'échevinat, le Bureau de la
Ville, par délibération du 29 juin 1629, concéda aux épiciers-
apothicaires de Paris le droit d'orner d'armoiries leurs bannières
et la chapelle de leur communauté. L'*Armorial* de d'Hozier a

reproduit et blasonné ainsi ces armoiries : *d'azur à un dextro-chère d'argent, issant d'une nuée de même, et tenant des balances d'or ; coupé d'or à deux navires de gueules, équipés d'azur semé de fleurs de lys d'or, posés l'un contre l'autre, flottant sur une mer de sinople et accompagnés de deux étoiles à cinq raies de gueules.* Ce blason était surmonté de la devise : *Lances et pondera servant.*

Enfin, les statuts de la corporation des épiciers-apothicaires furent révisés et confirmés une dernière fois, en vertu des lettres patentes de Louis XIII, datées du 28 novembre 1638, dont l'exécution resta en vigueur jusqu'à la Révolution. A l'égard des apothicaires et épiciers, ces derniers statuts contenaient les neuf dispositions suivantes : 1° L'aspirant apothicaire, avant de pouvoir être employé chez aucun maître apothicaire en qualité d'apprenti, sera amené et présenté par le maître au bureau de la corporation, par devant les gardes, pour connaître s'il a étudié la grammaire et s'il est capable d'étudier la pharmacie ; après avoir achevé les quatre ans d'apprentissage et servi les maîtres pendant six ans, il en rapportera les brevets et les certificats ; puis il sera présenté au bureau par un conducteur et demandera un jour pour subir l'examen ; auquel examen assisteront tous les maîtres, deux docteurs en médecine de la Faculté de Paris, docteurs en pharmacie ; en présence de quelle compagnie l'aspirant sera interrogé durant l'espace de trois heures par les gardes et neuf autres maîtres que les gardes auront choisis et nommés. — 2° Après ce premier examen, si l'aspirant est reconnu capable à la majorité des voix, il lui sera donné jour par les gardes pour subir le second examen, appelé l'*acte des herbes*, lequel sera encore fait en présence des maîtres et docteurs qui auront assisté au précédent. — 3° Après ces examens, si l'aspirant est trouvé capable, les gardes lui donneront à faire un chef-d'œuvre de cinq compositions ; après avoir disposé ce chef-d'œuvre, l'aspirant fera la démonstration de toutes les drogues qui doivent entrer dans ces compositions; s'il y en a de défectueuses ou de mal choisies, elles seront changées, et il en fera ensuite les préparations et les mélanges en présence des maîtres, qui reconnaîtront si toutes choses y sont bien observées. — 4° Les veuves des maîtres pourront tenir apothicairerie pendant leur viduité, à condition toutefois qu'elles seront obligées, pour la conduite de leur boutique, la confection, la vente et débit de leurs marchandises, de prendre un bon serviteur expert et capable, qui sera examiné et approuvé par les gardes; de plus les veuves et leurs serviteurs seront tenus de prêter serment, devant le magistrat de police, de bien observer fidèlement les règlements et devoirs de la profession. — 5° Attendu que de l'art et de la qualité des marchandises dépendent les confections, compositions, vente et débit des baumes, emplâtres, onguents, parfums, sirops, huiles, conserves, miels, cires, encres et autres drogues et épices, ce qui suppose la connaissance des simples, métaux, minéraux et autres sortes de remèdes qui entrent dans le corps humain ou s'y appliquent, servent à l'entretien et conservation de la vie des citoyens, connaissance qui exige une longue expérience; attendu que l'on ne peut être trop circonspect dans cette profession, parce que souvent la première faute qui s'y commet n'est pas réparable, il est ordonné qu'il ne sera reçu aucun maître par lettres, quelque favorables ou privilégiées qu'elles soient, sans que l'aspirant n'ait fait le temps d'apprentissage prescrit et subi les examens précédemment indiqués, et que toutes marchandises d'épicerie et de droguerie, entrant dans le corps humain, qui seront amenées à Paris, n'aient été descendues au bureau de la corporation, pour être vues et visitées, dans les vingt-quatre heures de leur arrivée, par les gardes de l'apothicairerie et épicerie, avant d'être transportées ailleurs, quand même elles appartiendraient à d'autres marchands ou bourgeois qui les auraient fait venir pour eux. — 6° Comme il est indispensable que ceux qui traitent la santé des hommes et qui participent à cet objet très important, soient expérimentés, et qu'il serait très périlleux que d'autres s'en mêlassent, il est défendu à toutes sortes de personnes, de quelque qualité et état qu'elles soient, d'entreprendre, composer, vendre et distribuer aucunes médecines, drogues, épiceries, ni aucune autre chose entrant dans le corps humain, simple ou composée, ou destinée à quelque composition que ce soit de l'art d'apothicaire et pharmacie ou de la marchandise d'épicerie, s'il n'a été reçu maître et s'il n'a fait le serment par devant le magistrat de police, à peine de confiscation et de cinquante livres parisis d'amende. — 7° Les apothicaires et épiciers ne pourront employer en la confection de leurs médecines, drogues, confitures, conserves, huiles, sirops, aucunes drogues sophistiquées, éventées ou corrompues, à peine de confiscation, de quarante livres d'amende, d'être les drogues et marchandises, ainsi défectueuses, brûlées devant le logis de celui qui s'en trouvera saisi, et de punition exemplaire si le cas y échoit. — 8° Les gardes seront au nombre de six, gens de probité et d'expérience; chaque année il en sera élu deux, l'un apothicaire l'autre épicier, pour être trois ans en exercice; après leur élection, ils feront serment par devant le magistrat de police de bien et fidèlement exercer leur charge et de procéder exactement en leur conscience aux visites tant générales que particulières. — 9° Les gardes seront tenus de procéder aux visites générales, trois fois au moins par an, chez tous les marchands apothicaires et épiciers, pour examiner s'il ne s'y passe rien contre les statuts, ordonnances et règlements, et s'assurer en outre que les apothicaires tiennent chez eux, en bon état, toutes les substances inscrites au Codex. Il est encore défendu aux apothicaires de n'administrer aucun médicament sans l'ordonnance d'un médecin de la Faculté ou de quelqu'un qui en soit approuvé.

On voit que les apothicaires étaient des marchands et rien

de plus; si bien marchands qu'ils étaient confondus avec les épiciers en une seule et même corporation. Leurs gardes devaient néanmoins veiller à ce qu'aucun des deux états n'empiétât sur l'autre. Ils avaient en outre conservé une prérogative : c'était le droit de visiter les poids et les balances dans les maisons, boutiques et magasins de tous les marchands et artisans de Paris, ne faisant pas partie des six grands corps de métiers. Jusqu'en 1622, les gardes des apothicaires allaient seuls faire leur visite chez leurs confrères; à partir de cette année, ils furent obligés, par arrêt du Parlement, d'y aller assistés de deux docteurs en médecine, professeurs en pharmacie. De là de nombreuses contestations.

Cependant les obligations et les droits n'étaient pas absolument les mêmes pour les apothicaires et les épiciers. Ainsi, tandis que ceux-ci n'étaient tenus qu'à trois ans d'apprentissage, les premiers devaient avoir été apprentis pendant quatre ans, et, de plus, avoir servi pendant six ans chez les maîtres, en tout dix ans de stage avant d'exercer. Par une sorte de compensation à cette inégalité, les épiciers devaient faire leur chef-d'œuvre devant les gardes épiciers et apothicaires réunis; mais les apothicaires avaient pour privilège de n'avoir pour juges que les membres de leur profession et des médecins. Enfin les difficultés relatives au commerce, qui pouvaient s'élever entre les maîtres étaient jugées par un tribunal spécial, composé des anciens du métier, ayant passé par les charges, et réunis sur la convocation des gardes. Voilà certes, eu égard au temps, une organisation de la pharmacie qui laissait peu de chose à désirer sous le double rapport de la sécurité publique et de l'honnêteté du commerce. La législation pharmaceutique actuelle est d'ailleurs calquée sur les statuts des apothicaires.

Mais la corporation des apothicaires eut beau être bien régulièrement constituée, il n'empêche qu'elle eut encore à se

défendre et contre la Faculté de médecine qui voulait la domi-
ner et la mettre dans sa dépendance, et contre les épiciers qui
voulaient profiter de leur union avec les apothicaires pour
participer, comme eux, aux bénéfices qu'offraient la vente des
drogues, des compositions médicamenteuses, etc. Usant de
beaucoup de ménagements envers les premiers, et repoussant
à bon droit les derniers, elle triompha des uns et des autres.

C'est vers 1690 que se livrait, entre les médecins et les
apothicaires de Londres, le combat que chanta, sous le titre de
Dispensary, le poète médecin anglais Samuel Garth ; cette
œuvre fut comparée par ses compatriotes au *Lutrin,* de Boileau.
Voltaire en imita l'exorde dans les vers suivants :

> Muse, raconte-moi les débats salutaires
> Des médecins de Londres et des apothicaires :
> Contre le genre humain si longtemps réunis,
> Quel Dieu pour nous sauver les rendit ennemis ?
> Comment laissèrent-ils respirer leurs malades
> Pour frapper à grands coups sur leurs chers camarades ?
> Comment changèrent-ils leur coiffure en armet,
> La seringue en canon, la pilule en boulet ?
> Ils connurent la gloire : acharnés l'un sur l'autre,
> Ils prodiguaient leur vie et nous laissaient la nôtre.

A part un édit de Louis XIV, promulgué en juillet 1682,
quelque temps après le procès de la Voisin, la célèbre empoi-
sonneuse, lequel édit visait les devins, les astrologues, les
magiciens, etc., mais où il était défendu aux apothicaires de
vendre des substances dangereuses (arsenic, réalgar, orpiment,
sublimé, etc.), si ce n'est à des personnes compétentes telles
que médecins et apothicaires ; à part aussi la révocation de
l'édit de Nantes, en 1685, qui interdit à tout membre de la
religion réformée d'exercer le métier d'apothicaire, on ne voit
plus, de 1638 à 1777, que quelques actes de l'autorité se suc-
cédant sans apporter aucun changement notable en ce qui
réglait les conditions mises à la réception des apothicaires, ou

à l'exercice de leur profession. Cependant, des prétentions, des discussions interminables s'élevaient encore fort souvent entre les épiciers, les apothicaires et les médecins. Une déclaration du roi, du mois d'avril 1777, y mit fin en érigeant en collège de pharmacie, l'ancienne école des apothicaires de la rue de l'Arbalète, dont nous avons parlé plus haut, et en disposant qu'à l'avenir, les maîtres en pharmacie ne pourraient plus s'occuper d'épicerie, non plus que les épiciers de préparation, manipulation et mixtion médicinales. La même déclaration interdit aux communautés séculières ou régulières, aux hôpitaux, aux religieux mendiants de vendre et débiter aucune drogue simple ou composée. Elle s'occupait encore de la réception des pharmaciens et des mesures propres à prévenir les abus ou accidents qui pouvaient résulter de la vente et de la livraison de poisons ou de drogues dangereuses. Enfin, le 10 février 1780, les statuts promis par la déclaration de 1777 furent accordés pour mettre fin aux différentes réclamations que ne cessaient d'élever les membres du collège de pharmacie. Désormais la qualification d'*apothicaire* disparut pour faire place au titre de *pharmacien*, qu'on ne pouvait obtenir qu'après avoir passé, comme élève, par le collège de pharmacie et avoir été reçu membre de ce collège. Le pharmacien, ainsi reconnu et classé, eut seul le droit d'exécuter les prescriptions médicales, d'avoir officine et laboratoire, etc.; il avait un registre qu'il tenait du lieutenant de police, et sur lequel il faisait signer ceux à qui il délivrait du poison. En supprimant l'ancienne corporation des apothicaires pour la réorganiser sous un autre nom, la déclaration de 1777 et les statuts de 1780 firent disparaître, une fois pour toutes, ce qu'il y avait d'irrationnel et d'humiliant dans les vieux règlements, qui remontaient à la féodalité.

Ce fut dans cet état des choses qu'en 1789 l'Assemblée nationale trouva tout ce qui se rapportait à l'enseignement et à l'exercice de la pharmacie. Elle accepta d'abord le collège de

pharmacie, tel que l'avait créé la déclaration de 1777; mais, par
suite de la récente suppression des maîtrises et des jurandes,
toutes les professions étant devenues libres, même celle de
pharmacien, elle chargea son comité de salubrité publique de
prendre toutes les informations nécessaires sur l'état actuel de
l'art de guérir dans toute la France. Il ressortit de cette enquête
que de nombreux et graves abus résultaient de ce que la profession de pharmacien était encore exercée par des gens dépourvus
des qualités requises. Un décret, sanctionné par le roi le 17 avril
1791, disposa que nul ne pouvait exercer l'état de pharmacien,
sous les peines portées par les lois et les règlements concernant
cette profession, s'il n'avait été reçu ainsi qu'il était prescrit.
Toutefois, ce décret ne suffisait pas à tous les besoins et ne
remédiait pas à tous les abus. Enfin, fut promulguée la loi du
21 germinal an XI qui créa des écoles supérieures de pharmacie
à Paris, Strasbourg et Montpellier. D'après les dispositions de
cette loi, nul ne put désormais exercer la pharmacie en France
s'il n'était reçu dans une de ces écoles. Furent seuls exceptés
les officiers de santé. Les décrets postérieurs à l'an XI ont
modifié profondément les règlements ordonnés pour assurer
un exercice sérieux de cette profession qui touche de si près à
la santé publique. Aujourd'hui l'enseignement donné par l'Etat
est organisé de la manière suivante : trois écoles supérieures de
pharmacie sont établies à Paris, Montpellier et Nancy, à côté
des trois facultés de médecine, afin de permettre aux étudiants
de suivre à la fois deux enseignements qui ont entre eux des
rapports si intimes; Bordeaux, Lille et Lyon possèdent des
facultés mixtes de médecine et de pharmacie; deux écoles de
médecine et de pharmacie, de plein exercice, ont été créées à
Marseille et à Nantes ; enfin, il existe sur tout le territoire, seize
écoles préparatoires de médecine et de pharmacie. C'est dans
ces écoles où professent les hommes les plus éminents que
viennent se former ceux qui doivent exercer, après un stage

des plus sérieux, la profession essentiellement libérale de pharmacien. Si le corps pharmaceutique a été long à se constituer, il faut avouer que son organisation actuelle ne laisse plus rien à désirer.

Pour conclure, on peut ajouter que l'évolution naturelle des choses fit pour les apothicaires ce qu'elle fit pour les chirurgiens. La situation des apothicaires fut longtemps misérable; ignorants, peu respectés parce que leur moralité laissait à désirer, ils finirent par trouver la voie qui leur convenait, grâce à leurs études. En devenant pharmaciens, ils sont devenus plus utiles, par suite des connaissances qu'on exige d'eux pour leur accorder un diplôme; ils ont ainsi conquis tous les droits à la considération publique; et les médecins eux-mêmes, qui ne les regardaient jadis que comme leurs serviteurs, depuis longtemps les admettent, à titre d'égaux, à faire partie de leur docte Académie. Aussi, les corps savants les plus renommés s'honorent-ils de compter des pharmaciens dans leurs rangs. De même que l'Académie de Médecine, l'Institut s'est fait gloire aussi d'appeler à lui leurs plus célèbres praticiens; et, pour peu qu'on ne soit pas étranger à la physique et à la chimie, on sait quelles grandes découvertes ont été faites dans les laboratoires des pharmaciens. Les Parmentier, les Vauquelin, les Cadet de Gassicourt, les Robiquet, les Guibourt, les Chevallier, les Bussy ont suivi le route frayée par Lémery, Glauber et Kunckel. Du reste, il n'y a plus à faire l'éloge d'une profession à laquelle ont appartenu, entre autres savants illustres, le pauvre Suédois Scheele, qui trouva successivement l'oxygène, le manganèse, le chlore, le baryum, puis la glycérine et l'acide prussique; Rouelle, dont les manipulations, en sa petite boutique de la rue Jacob, amenèrent les premières idées justes sur les sels; Dumas, l'un des fondateurs de la chimie organique et le créateur de la philosophie chimique, dont les éloquentes leçons ont formé les maîtres actuels de la science;

Balard, qui trouva le brôme, et contribua le plus aux derniers progrès de la chimie industrielle;.... mais il nous faut en passer et des meilleurs.

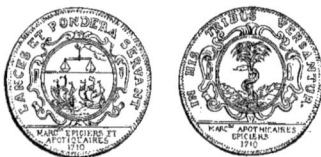

Jetons des Épiciers-Apothicaires en 1710.

LA

PHARMACIE CENTRALE DE FRANCE

Histoire, Organisation et Fonctionnement

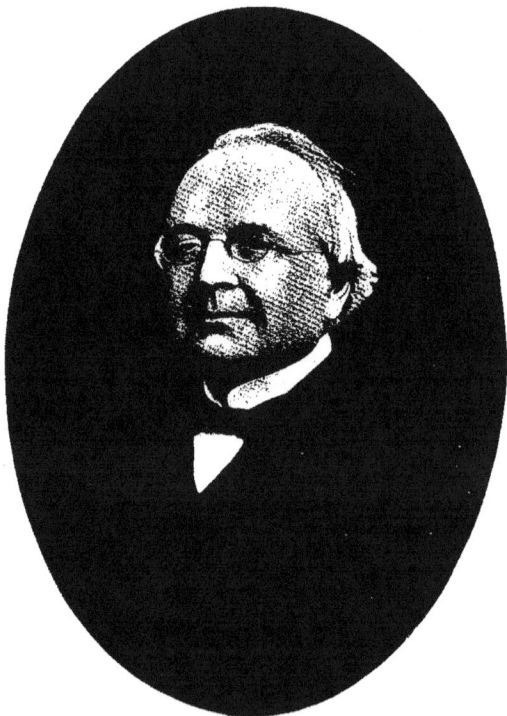

F.-L.-M. DORVAULT
1815-1879
FONDATEUR ET PREMIER DIRECTEUR DE LA PHARMACIE CENTRALE DE FRANCE

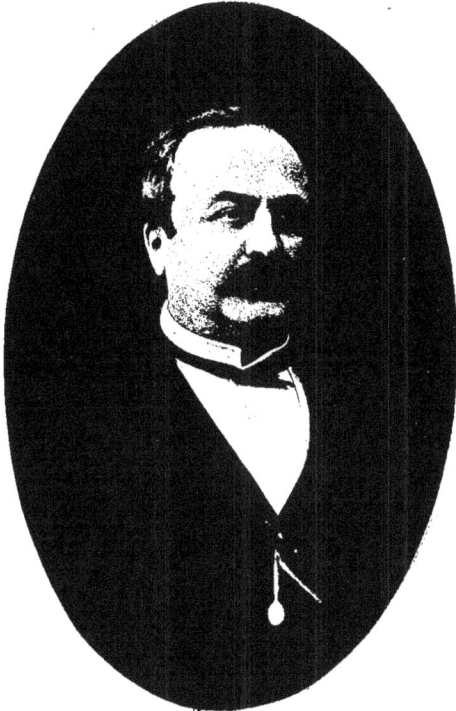

ÉMILE GENEVOIX

1828-1890

DEUXIÈME DIRECTEUR DE LA PHARMACIE CENTRALE DE FRANCE

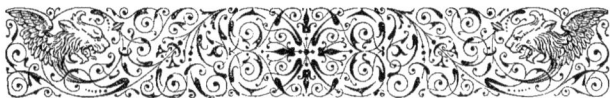

PHARMACIE CENTRALE DE FRANCE

Histoire, Organisation et Fonctionnement

HISTORIQUE

HEZ les Juifs, comme chez les Chrétiens des premiers siècles, chaque cinquantième année était regardée comme une année sainte; et la fête qui la célébrait s'appelait *jubilé,* du mot hébraïque *iobel* qui signifie trompette, parce qu'on en faisait la publication au son de cet instrument. Or, la *Pharmacie Centrale de France* vient d'atteindre son *Cinquantenaire;* l'heure de ses *noces d'or* a sonné. Il n'est donc pas d'occasion mieux choisie pour rappeler son histoire et faire à la fois retentir, comme une fanfare jubilaire, les échos sonores de sa juste renommée.

Mais, après la monographie si complète et si intéressante que M. Georges Soenen, l'excellent et distingué directeur commercial de la succursale de Lyon, a publiée, il y a environ dix ans, sur la *Pharmacie Centrale de France* [1], il serait assurément téméraire de prétendre nous tenir aussi bien que lui à hauteur du sujet et le traiter avec la même compétence. Aussi nous paraît-il plus sage de rééditer le texte de cette monographie, en l'augmentant et le modifiant suivant les faits nouveaux et les changements apportés par ces dernières années.

Mais, à cet égard, nous ne saurions non plus passer sous silence le précieux concours que, sous l'éminente direction de M. Buchet, les Chefs de Service de la Pharmacie Centrale de France ont bien voulu nous prêter, en nous fournissant, chacun en ce qui le concerne, tous les renseignements techniques et documentaires dont nous avions besoin.

* *

L'apologie de la *Pharmacie Centrale de France* n'est cependant plus à faire. Depuis longtemps cette institution est considérée par des économistes éminents comme une des manifestations les plus remarquables de l'esprit d'association ; sa création est restée une des œuvres les plus fécondes que l'on connaisse ; elle est, à présent, l'entreprise pharmaceutique la plus considérable de notre époque.

Le principe sur lequel la *Pharmacie Centrale de France* a été fondée en a fait une *Société coopérative* tout à la fois de *production et de consommation*. Les satisfactions qu'elle donne en même temps à ces deux intérêts habituellement opposés, en font le type parfait de cette forme d'association.

La démonstration de son utilité et des avantages qu'elle

---

[1] Georges Soenen : *La Pharmacie Centrale de France, son histoire, son organisation, son fonctionnement.* Paris, E. Alix, graveur, 1894 ; 48 pages in-8°.

procure n'est plus nécessaire aujourd'hui, en présence des preuves continuelles de vitalité, de ressources et de force d'expansion, qu'elle a fournies depuis qu'elle existe.

Son capital considérable, l'énorme production de son usine, l'importance de ses opérations commerciales et sa grande réputation, consacrée par les succès qu'elle a remportés dans toutes les Expositions universelles du monde entier, la placent au premier rang des institutions similaires.

La sévérité de sa Charte constitutionnelle garantit les actionnaires contre toutes les surprises et assure le fructueux emploi des capitaux qui lui sont confiés. Par son caractère, par le principe économique sur lequel elle repose et le but qu'elle poursuit, par l'honnêteté de ses moyens, elle appelle tous les concours et toutes les sympathies, parce qu'elle sert tous les intérêts.

La *Pharmacie Centrale de France* n'est pas seulement une Société Coopérative admirablement organisée et une Maison de Commerce de premier ordre, mais elle est aussi une grande Ecole, où Maîtres et Elèves peuvent se procurer tous les renseignements utiles à la profession de pharmacien.

Les concours annuels qu'elle a institués et les prix importants qui les consacrent, entretiennent l'émulation parmi tous les membres de la corporation.

Des journaux, une bibliothèque, un musée, un enseignement pratique, des reconnaissances de produits, des laboratoires constamment ouverts, voilà plus qu'il n'en faut pour élever le niveau moral et intellectuel de la jeunesse pharmaceutique, qui, trouvant ce dont elle peut avoir besoin dans cette grande maison hospitalière, apprend à l'aimer comme son foyer professionnel.

. *.

Depuis longtemps l'idée d'une Maison Centrale de Pharmacie, basée sur la mutualité, avait été émise. *Fourcroy, Vauquelin, Chevallier, Soubeiran, Boudet,* pour ne citer que des savants et des maîtres illustres, avaient rêvé de réunir en un seul faisceau toutes les pharmacies de France, pour en former une association, ayant pour but l'achat des drogues et la préparation en grand et en commun, de médicaments offrant toutes les garanties.

Il appartenait à un homme d'initiative comme *Dorvault* de réaliser cette grande idée et d'acquérir de justes droits à la reconnaissance des pharmaciens, en poursuivant et en menant à bonne fin cette entreprise confraternelle. Admirateur des doctrines phalanstériennes, guidé par les sentiments les plus élevés et entraîné par une conviction profonde, il voulut contribuer à régénérer sa profession. Dans un manifeste, daté du 15 mars 1852, qu'il adressa à tous les Pharmaciens de France, il les convia à l'aider à créer un établissement modèle, destiné à servir les intérêts de la corporation pharmaceutique.

Parmi les considérations qu'il faisait valoir pour justifier son projet, quelques-unes méritent d'être rappelées, car elles résument toute l'économie de cette œuvre considérable. En voici les propres termes :

« Le manque d'élèves et des obstacles matériels de toute
« nature ne permettent qu'à un petit nombre de pharmaciens
« de faire toutes leurs préparations eux-mêmes. Sans doute,
« il serait désirable de voir suivre les habitudes de l'ancienne
« Pharmacie, savoir : que tous les médicaments composés,
« sortant d'une officine, y eussent été préparés. Mais on voit
« de plus en plus les pharmaciens demander les produits
« pharmaceutiques d'une préparation pénible ou difficile à la
« droguerie en gros. Les produits chimiques prennent de jour
« en jour une plus grande place dans la matière médicale;
« comme les préparations pharmaceutiques et bien plus géné-

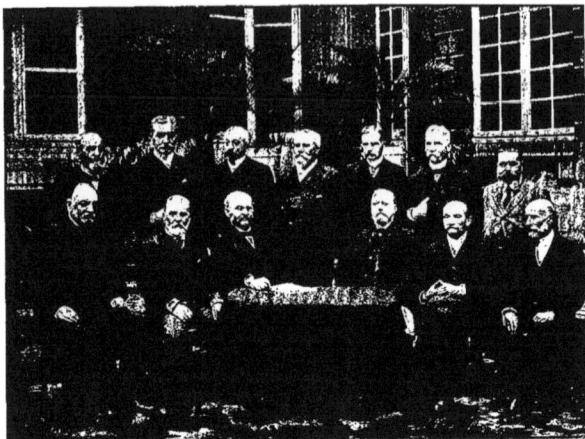

(Cliché J. David).

CONSEIL DE SURVEILLANCE
DE LA PHARMACIE CENTRALE DE FRANCE

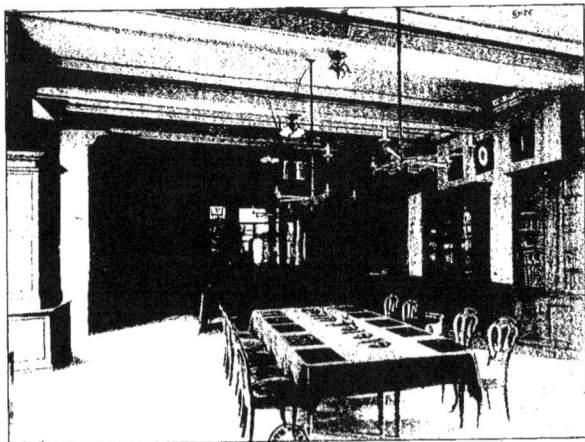

(Cliché J. David).

MAISON DE PARIS — SALLE DU CONSEIL

« ralement encore que celles-ci, les pharmaciens vont les
« prendre à des sources étrangères.

« Une conséquence fâcheuse et inévitable de cet état de
« choses, sans parler de leurs différents degrés d'action et en
« dehors de toute accusation de fraude, est la multiplicité d'as-
« pects des mêmes médicaments. Et quelle garantie peuvent
« avoir les pharmaciens dans les produits simples ou composés
« qu'ils tirent de mille maisons différentes, les tirant elles-
« mêmes de sources plus ou moins authentiques, plus ou
« moins dignes de confiance ?

« Nous voulons, et c'est un point sur lequel nous insistons,
« que le cachet de notre Association, apposé sur un produit,
« soit pour le pharmacien une garantie absolue de bonne
« qualité.

« Pour atteindre ce but, toutes les substances, avant d'en-
« trer dans l'établissement, seront soumises à un contrôle
« sévère : un *laboratoire d'essai* sera spécialement consacré à
« cet objet. Pour les préparations officinales, le Codex sera
« rigoureusement suivi dans tous les cas où il fait autorité.
« Pour celles qui ne s'y trouvent point consignées et pour les
« produits chimiques en général, les procédés qui donneront
« les produits les plus purs et le rendement le plus avantageux
« seront toujours suivis et recherchés.

« Avec quelle satisfaction, avec quelle assurance de son
« fait, le pharmacien ne délivrera-t-il pas des produits qu'il
« saura entourés de tant de garanties !

« L'unité de préparation a pour conséquence l'identité d'ac-
« tion. Si cette unité du médicament importe déjà au pharma-
« cien, combien plus encore intéresse-t-elle le médecin ? Il faut
« que celui-ci puisse compter sur le médicament qu'il prescrit. A
« combien d'incertitudes, de déceptions et d'accidents a donné
« lieu et expose chaque jour le médecin, la diversité d'action

« dans les médicaments ! Avec quel empressement ne saluera-
« t-il pas, de son côté, notre entreprise ! De quelle influence
« ne sera pas sur les progrès de la thérapeutique la réalisation
« de cette unité du médicament ?

 « Les pharmaciens, dans l'état actuel des choses, man-
« quent souvent d'objets qui leur sont demandés, soit, s'il
« s'agit de médicaments, parce qu'ils ne sont que rarement
« prescrits, ou ne sont pas encore entrés dans la pratique, ou
« enfin que leur préparation présenterait de la perte en raison
« de la petite quantité réclamée ; soit, s'il s'agit d'objets acces-
« soires, parce qu'ils sont trop onéreux à tenir ou à faire établir.
« Une *Pharmacie Centrale des Pharmaciens* obviera à ces in-
« convénients. Faisant tous ses achats en grand, s'adressant
« aux meilleures sources de production, préparant elle-même
« les produits, elle tiendra à la disposition des pharmaciens
« tous les médicaments anciens ou nouveaux susceptibles
« d'être demandés et tous les objets accessoires qui sont du
« ressort de la Pharmacie.

 « L'Association, telle que nous la comprenons, assied la
« profession sur une base large et solide qui lui a fait défaut
« jusqu'à présent. Par le fait de sa réalisation, l'isolement dans
« lequel le pharmacien se trouve jeté, aussitôt son diplôme en
« main, cessera, car cette Pharmacie Centrale sera la maison
« de tous. Ce sera un centre vers lequel convergeront tous les
« intérêts de la profession.

 « Par la perfection de ses produits, par la confiance qui
« en résultera pour les médecins et les malades dans l'emploi
« des médicaments, par les dispositions nouvelles qu'elle
« prendra, elle accroîtra singulièrement les ressources de la
« pharmacie. Ainsi donc, humanité, confraternité, prospérité,
« tel est le triple problème que l'entreprise résout. »

 Cet appel éloquent, qui répondait aux besoins et aux aspi-
rations de l'époque, réussit à grouper autour de son auteur un

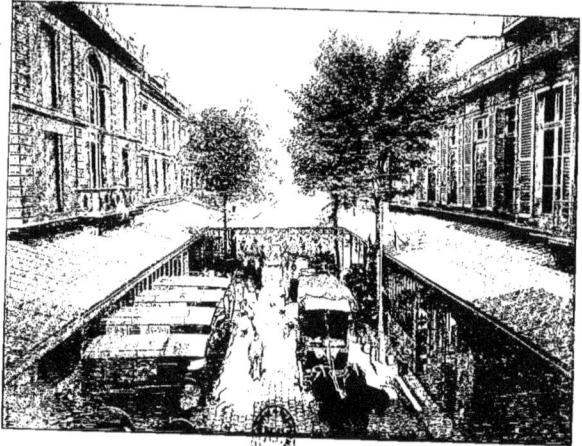

MAISON DE PARIS -- COUR D'ENTRÉE   *(Cliché J. David).*

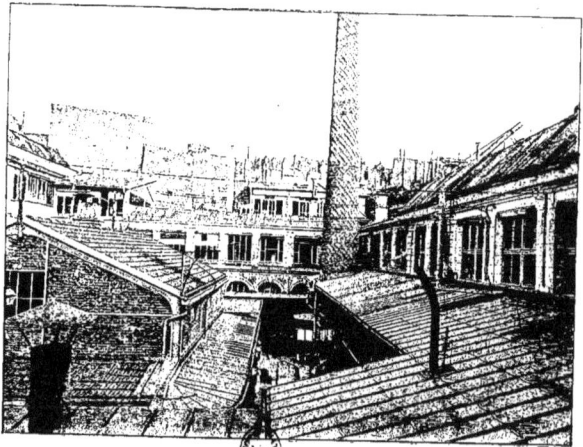

MAISON DE PARIS -- VUE A VOL D'OISEAU DES LABORATOIRES   *(Cliché J. David)*
ET ATELIERS DE FABRICATION

comité de pharmaciens distingués, choisi dans la France entière et résolu à soutenir son projet.

Parmi les membres de ce comité d'initiative nous devons citer : Le professeur *Chevallier*, de Paris; — *Aubergier*, de Clermont-Ferrand; — *Barbet-Lartigues*, de Bordeaux; — *Cartaz*, de Bourg; — *Chauvel*, de Rennes; — *Davallon*, de Lyon; — *Delezenne*, de Lille; — *Emery*, de Marseille; — *Freppel*, de Sainte-Marie-aux-Mines; — *Guichard*, de Valence; — *Hariot*, de Méry; — *Hœcht*, de Strasbourg; — *Husson*, de Toul; — *Kampmann*, de Colmar; — *Lacroix*, de Mâcon; — *Lallemand*, d'Epinal; — *Lepage*, de Gisors; — *Malapert*, de Poitiers; — *Malenfant*, de Châlons-sur-Marne; — *Marchand*, de Fécamp; — *Marquez*, de Coutances; — *Millot*, de Vesoul; — *Mourgues*, de Nîmes; — *Oudart*, de Troyes; — *Oudinet*, de Versailles; — *Rabourdin*, d'Orléans; — *Viallanes*, de Dijon; — *Viguier*, de Vienne; — *Guillermond*, de Lyon; — *Filhol* et *Magnes-Lahens*, de Toulouse; — *Comoy*, de Nevers; — *Larue-Dubarry*, de Limoges; — *Viel* et *Bodart*, de Tours; — *Gatillon*, du Puy; — *Legrip*, du Chambon; — etc., etc.

Suivant les statuts adoptés par ce comité d'initiative, l'Association projetée devait être une Société en nom collectif et en commandite par actions, entre M. Dorvault, pharmacien, à titre de directeur, d'une part, et tous les pharmaciens qui auraient adhéré à ces statuts et souscrit des actions, d'autre part. Son objet était la fondation, sous le titre de *Pharmacie Centrale des Pharmaciens*, d'un établissement pour l'achat, la préparation et la vente des drogues simples, des produits pharmaceutiques, chimiques et annexes, en un mot pour le commerce général de la pharmacie.

A cet effet, une souscription fut ouverte parmi les seuls pharmaciens, afin de constituer un fond social de *un million*, au moyen de 2,000 actions de 500 francs au taux de 5 pour 100, payables par cinquième. Cette souscription fut rapidement couverte.

Pour entourer la naissance de la Société de toutes les garanties désirables et lui donner en même temps le cachet d'un événement pharmaceutique, le dépouillement de cette souscription se fit, le 13 septembre 1852, en présence des délégués des Sociétés pharmaceutiques de province, convoqués tout exprès. En voici les noms, ils méritent d'être conservés :

Bouchardat, professeur d'hygiène à la Faculté de Médecine de Paris, représentant de la Société de Pharmacie de Rouen ; *Cap*, représentant de la Société de Pharmacie de Lyon ; *Decaye*, représentant de la Société des Pharmaciens des Côtes-du-Nord ; *Jacout*, délégué du Cercle pharmaceutique de la Marne ; *Lecomte*, délégué de la Société pharmaceutique d'Indre-et-Loire ; *Schaeuffèle*, représentant des Sociétés pharmaceutiques du Haut-Rhin et de la Gironde ; *Garot*, président de la Société de Prévoyance des Pharmaciens de la Seine ; *Lepage*, secrétaire de la Société de Pharmacie de Rouen.

Or, d'après ce dépouillement, il fut constaté que 800 actions pour la création de la *Pharmacie Centrale des Pharmaciens* avaient été souscrites et au delà, et que, aux termes des statuts adoptés, la Société se trouvait ainsi constituée. En conséquence, dépôt desdits statuts fut effectué aussitôt entre les mains de Me Beaufeu, notaire à Paris, le 15 septembre 1852. Un mois après, déclaration de constitution de Société était passée devant le même notaire, suivant acte du 15 octobre.

La *Pharmacie Centrale des Pharmaciens* était définitivement fondée ; sa première Assemblée générale eut lieu les jours suivants, 16 et 17 octobre.

.˙.

La Pharmacie Centrale des Pharmaciens fut d'abord installée rue des Marais Saint-Germain (aujourd'hui rue Visconti) n° 23 ; quelques semaines suffirent pour aménager les magasins, assurer les approvisionnements, agencer les bureaux et la Maison de Commerce et pour installer un laboratoire de fabrication à Courbevoie, au Rond-point, dans le local de l'ancienne Poste.

Les opérations commerciales commencèrent le 15 janvier 1853 et prirent rapidement un grand développement. Le capital primitif, devenu bientôt insuffisant, fut porté successivement, en 1855, à quatre millions, et, dix ans plus tard, à cinq millions. Les actions furent chaque fois souscrites avec un empressement qui témoignait de la confiance que la pharmacie française avait en son Etablissement et du profit qu'elle trouvait à concourir à sa prospérité.

C'est à dater de l'Assemblée générale du 14 août 1855 que la Société abandonna son titre primitif de *Pharmacie Centrale des Pharmaciens*, pour adopter définitivement celui de *Pharmacie Centrale de France*.

Afin de faire distinguer facilement ses produits, la Société adopta, dès son début, une Marque de Fabrique, emblème symbolique, qui devint bientôt le cachet préféré du pharmacien.

L'écu de la *Pharmacie Centrale de France* représente la Pharmacie, s'appuyant d'une main sur un livre, emblème de la Science, et de l'autre sur le caducée, emblème du Commerce. Elle est entourée des principaux objets qui font la matière des études pharmaceutiques : appareils de pharmacie et de chimie; puis animaux, végétaux, minéraux, synthétisant ainsi la vieille devise des pharmaciens : « *In his tribus versantur.* » Elle a le coude appuyé sur les armes de Paris, pour rappeler que le siège de l'Association est dans cette ville. Enfin, devant elle, est une colonne supportant le serpent traditionnel et le coq d'Esculape, le tout souligné de la devise : « *In fœdere virtus.* »

Confiant dans l'avenir, ne reculant pas devant la mise en pratique des idées qui lui venaient en foule, ne désespérant jamais des difficultés du présent, le fondateur-directeur de la Société, Dorvault, mettait tous ses soins à conduire l'Etablissement dans la voie du progrès.

Les locaux de la rue des Marais-Saint-Germain étant devenus insuffisants, il fallut bientôt songer à s'agrandir, et la Société fit, en 1859, l'acquisition d'un vaste immeuble situé à Paris, rue de Jouy, n° 7, au centre du commerce de la droguerie. Cet immeuble est l'ancien hôtel des ducs d'Aumont, dont nous avons présenté ci-devant l'histoire.

Au lendemain de la création de la *Pharmacie Centrale de France*, la ville de Lyon fut dotée d'une Succursale, qui prospéra rapidement et qui est devenue la première maison de droguerie de la région. Des factoreries, ou agences, furent successivement installées à Bordeaux, à Toulouse, à Nantes, à Rouen, à Marseille, à Strasbourg, à Bayonne, à Lille, à Rennes, contribuant ainsi à répandre la marque de la Pharmacie Centrale de France et à faire apprécier ses produits.

En même temps qu'il assurait la prospérité commerciale de la Société, Dorvault, toujours guidé par son amour de la profession, ne négligeait rien pour accroître le prestige moral de l'œuvre et lui mériter l'attachement de ses confrères.

Dès 1858, il voulut créer une caisse de prévoyance et de retraites pour les pharmaciens et ce projet aurait été réalisé, sans les entraves que le Gouvernement d'alors lui suscita.

Entre temps, il fondait un organe professionnel, l'*Union Pharmaceutique,* devenu aujourd'hui un des périodiques les plus lus et les plus appréciés du monde scientifique.

Il instituait l'Office des Pharmaciens, où les praticiens en quête d'assistants et les élèves cherchant à se placer peuvent se rencontrer et s'entendre.

Poussant toujours plus loin le souci de procurer à ses confrères tous les avantages qui découlent du principe de la solidarité, la Pharmacie Centrale de France jetait les bases

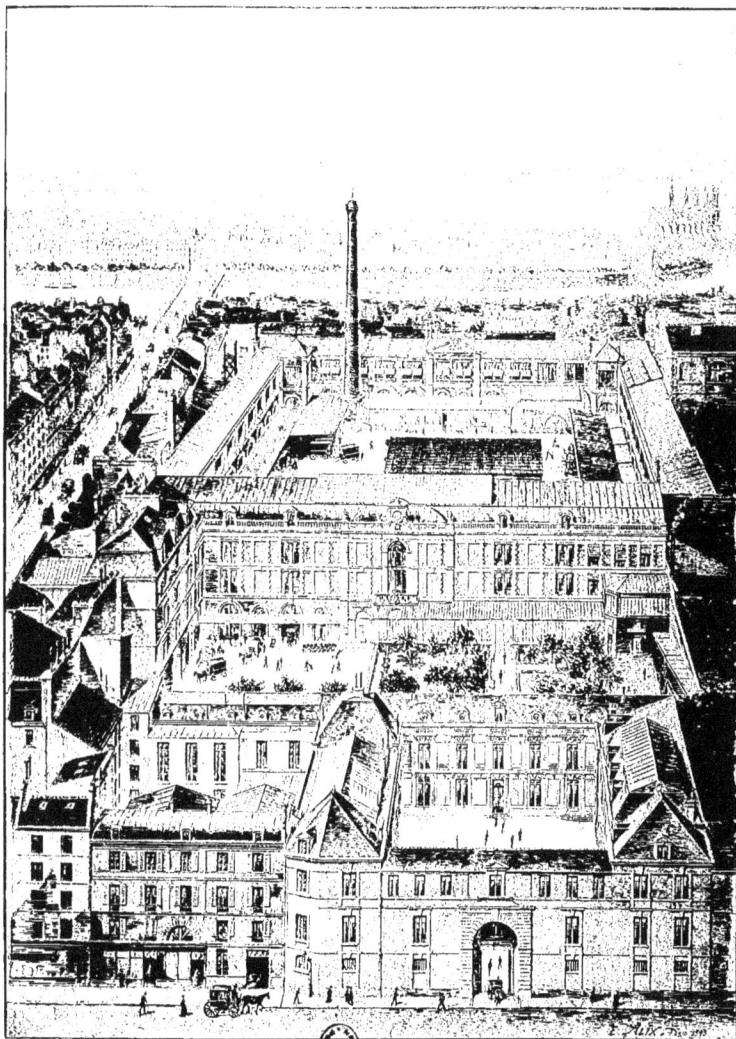

PHARMACIE CENTRALE DE FRANCE. — VUE A VOL D'OISEAU DE LA MAISON DE PARIS

d'une caisse d'assurance contre les suites d'erreurs ou d'accidents de pharmacie, dont les conséquences peuvent être parfois si redoutables pour le pharmacien. Mais elle se heurta à des difficultés multiples et aux exigences d'une législation sévère. De nos jours l'*Association Générale des Pharmaciens de France* a pu triompher de ces obstacles et, grâce aux efforts et à la générosité de ses membres, cette Caisse d'assurances est aujourd'hui fondée sur des bases solides et fonctionne avec une régularité parfaite.

Le 25 septembre 1867, la Pharmacie Centrale de France accomplit un acte considérable, l'acte le plus considérable qu'elle ait fait depuis sa fondation.

Elle acquit de MM. Ménier, père et fils, leur grand établissement de droguerie, composé d'une Maison de Commerce située rue Sainte-Croix-de-la-Bretonnerie n° 37 et d'une vaste Usine modèle à Saint-Denis, avenue de Paris n° 379, et prit désormais le titre de *Pharmacie Centrale de France et Maison de Droguerie Ménier* [1].

La maison de droguerie Ménier, l'une des plus importantes de France, avait été fondée, en 1816, par Ménier père; sa réunion à la Pharmacie Centrale de France fut un nouveau bien pour le commerce pharmaceutique.

En devenant ainsi propriétaire de l'usine de Saint-Denis, la Pharmacie Centrale de France réalisait une amélioration considérable et devenue urgente, car le laboratoire de Courbevoie ne suffisait plus à ses besoins. Par l'exploitation de l'usine de Saint-Denis, la Pharmacie Centrale de France allait désormais pouvoir fabriquer tous ses produits chimiques et donner à ses clients, avec son cachet, l'assurance de la perfection de leur préparation, achevant ainsi le programme qu'elle s'était tracé lors de sa fondation.

(1) Dans cette fusion des deux maisons, ne fut pas comprise l'usine de Noisiel que M. Ménier conserva et consacra à la fabrication du chocolat.

C'est à dater de l'annexion de l'usine de Saint-Denis que fut supprimée la fabrique de Courbevoie, devenue inutile. La maison de commerce de la rue Sainte-Croix-de-la-Bretonnerie fut transférée rue de Jouy en janvier 1868.

La prospérité de la Pharmacie Centrale de France grandissait sans cesse et son chiffre d'affaires annuel atteignait 7.000.000 de francs, lorsque survint la guerre de 1870, suivie des luttes terribles de la Commune. Pendant ces longs mois d'épreuves, l'établissement lutta vaillamment, non sans souffrir cruellement dans ses intérêts.

Mais sa vigoureuse constitution eut bien vite raison de ce malaise passager et, dès 1873, le chiffre d'affaires des années précédentes était dépassé. La clientèle, toujours plus fidèle et toujours plus nombreuse, s'étendait dans toute la France et à l'étranger où sa réputation s'établissait sans conteste.

L'exposition universelle de 1878 fut un succès éclatant; la Parmacie Centrale de France remporta la médaille d'or, et de nombreuses récompenses furent décernées à ses collaborateurs.

Dorvault était promu au grade d'Officier de la Légion d'Honneur; rien ne manquait à sa renommée et il songeait à prendre sa retraite, lorsque la mort le surprit presque subitement.

DORVAULT *(François-Laurent-Marie)* naquit, en 1815, à Saint-Etienne-de-Montluc (Loire-Inférieure). Ses parents étaient sans fortune et ce n'est qu'à force de travail et de persévérance qu'il parvint à compléter son instruction. Arrivé à Paris en 1836, il se mit avec ardeur à l'étude, se fit recevoir, en 1840, interne des hôpitaux, devint lauréat de l'Ecole de Pharmacie et fut bientôt après reçu pharmacien.

Voici, du reste, en quels termes les débuts de Dorvault se trouvent retracés dans une note que son fils, M. Francis

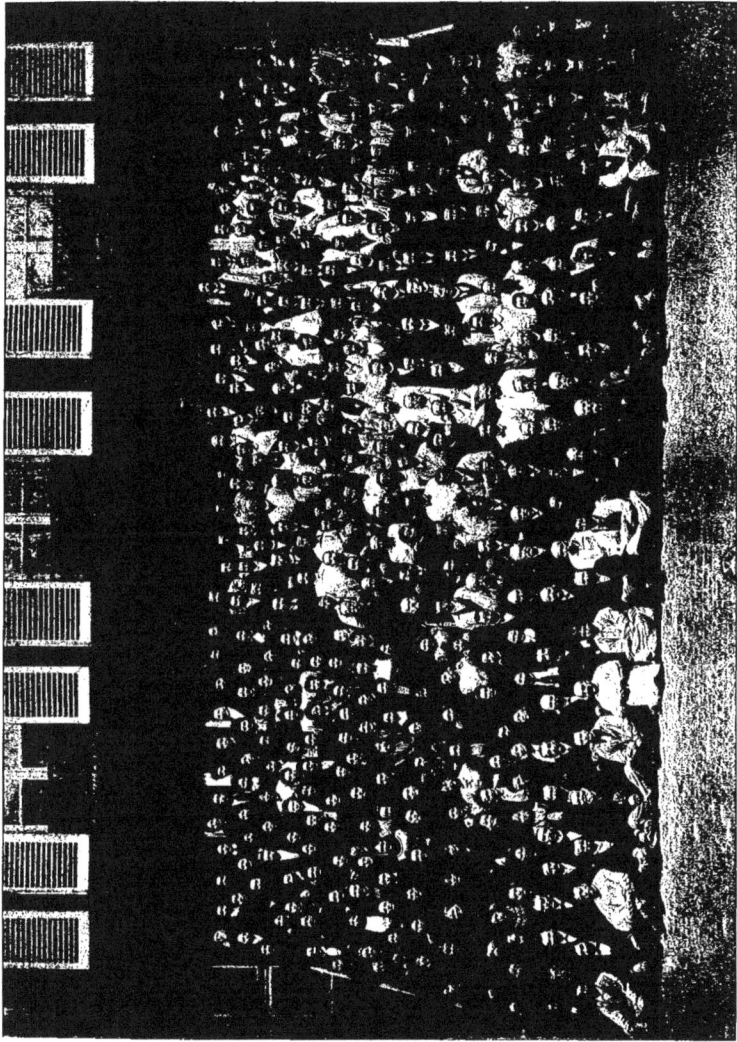

MAISON DE PARIS — PERSONNEL.

(Cliché J. David).

Dorvault nous adressait récemment. Ce récit, vraiment touchant, ne saurait avoir de meilleure place qu'ici :

« Mon père, né à Saint-Etienne-de-Montluc d'une famille « très modeste, dit M. F. Dorvault, ne semblait nullement « destiné à l'avenir qui lui était réservé. Tout, au contraire, « semblait devoir le fixer dans son village et le maintenir dans « l'humble situation qui était celle de ses parents.

« Il ne devait pas en être ainsi : sans aucune ressource, « sans exemple, sans conseil même, seulement guidé par l'idée « fixe d'arriver, d'être un « Monsieur », comme il disait aux « siens, il quitta son pays à l'âge de onze ans et vint à « Nantes.

« Il travailla chez divers commerçants de la ville et « commença lui-même son instruction, presque nulle à son « départ de Saint-Etienne. Il donna, à cette époque de sa vie, « une preuve de volonté véritablement remarquable chez un « enfant : désireux de s'instruire, il ne pouvait disposer que « de ses nuits, puisque sa journée appartenait au patron chez « lequel il était engagé. Ses ressources ne lui permettant pas « de se procurer de quoi s'éclairer, il travaillait le soir à la « lumière du four d'un boulanger voisin !

« C'est à Nantes que se décida sa carrière. Entré comme « employé chez un pharmacien, M. Davoust, il sut se conci « lier l'intérêt du fils qui, étant parti pour Paris, l'engagea au « bout de quelque temps à venir le rejoindre.

« La chose était plus aisée à dire qu'à faire. Mon père « avait alors quinze ans, et, depuis quatre ans qu'il était à « Nantes, avait réussi à économiser une cinquantaine de francs : « toute sa fortune ! Voyager en diligence, il n'y fallait pas « songer, les économies n'y auraient pas suffi ; un seul moyen « restait, le plus économique : faire la route à pied. Il n'hésita « pas, et, quinze jours après, il faisait son entrée bien modeste « à Paris.

« Il se plaça chez un pharmacien, originaire d'Ancenis, et
« ayant définitivement trouvé sa voie, poursuivit ses études
« pharmaceutiques avec l'ardente volonté qui a toujours été
« la caractéristique de son esprit.

« Sans se laisser abattre par les difficultés qui naissaient
« sous ses pas, ayant tout à apprendre, sans appui, sans res-
« sources, perdu dans ce grand Paris où il devait trouver plus
« tard la célébrité, il parvint à se faire recevoir interne après
« un brillant examen.

« C'est à cette époque, en 1841, qu'il retourna pour la
« première fois, depuis son départ, au pays natal. Il ne se
« présenta pas sous son nom à ses parents, qui ne reconnu-
« rent pas, en ce « Monsieur », leur fils qui leur apportait la
« preuve vivante, en sa personne, de la puissance d'une volonté
« énergique : « Monsieur » il avait voulu être, « Monsieur »
« il revenait.

« Le reste de sa carrière est connu ; il ne m'appartient pas
« de faire l'éloge de son caractère, de rappeler son ardent
« amour de sa profession, l'intérêt qu'il portait à ses collègues
« et les créations qui ont honoré sa carrière et la Phar-
« macie. »

Vers 1841, il s'établit rue de la Feuillade, près de la Banque de France, dans un des centres les plus fréquentés de la
capitale.

Travailleur infatigable, désireux de se faire connaître et
de parvenir, tout ce qui touchait sa profession attirait son
attention. Il entreprit de publier un ouvrage devant résumer
tout ce qui avait rapport à la Pharmacie, et appelé dans sa
pensée à rendre les plus grands services à ses confrères.

Dorvault avait vingt-neuf ans quand il fit paraître *L'Officine* ou *Répertoire général de la Pharmacie pratique*. Cet ouvrage obtint, dès son apparition, un succès rapide qui fit
connaître son auteur et le mit en relief.

Trois ans plus tard, il produisit un intéressant travail : l'*Iodognosie*, monographie chimique, médicale et pharmaceutique de l'Iode et de ses dérivés. Entre temps, il collaborait activement à la *Gazette médicale*, à l'*Union médicale*, à divers autres journaux professionnels, et commençait la publication de la *Revue pharmaceutique*.

Ses travaux scientifiques n'empêchaient pas Dorvault de suivre avec inquiétude le dépérissement de la Pharmacie et du commerce de la Droguerie, presque entièrement concentré en des mains étrangères à la profession.

Il sut réunir ses confrères dans une grande Association tout à la fois commerciale, scientifique et professionnelle, et fonda la *Pharmacie Centrale des Pharmaciens*.

Pendant vingt-sept ans, il se consacra, avec un zèle et un dévouement inaltérables, à la direction de ce grand Établissement.

Il eut à lutter contre des difficultés de toute nature, mais il puisait, dans ses convictions et son amour pour la Pharmacie, la force de surmonter tous les obstacles.

Nommé Chevalier de la Légion d'Honneur en 1863, il fut promu au grade d'Officier à la suite de l'Exposition universelle de 1878.

Sa retraite était décidée; quelques mois le séparaient de l'instant où il allait pouvoir jouir d'un repos mérité par toute une vie de labeur, lorsque la mort vint le frapper le 16 février 1879.

Deux œuvres lui survivent et ont consacré sa réputation : la première, son *Officine*, arrivée aujourd'hui à sa quatorzième édition, et dont la place est marquée dans toutes les pharmacies, car elle répond à un réel besoin et constitue, à elle seule, une véritable encyclopédie pharmaceutique.

La seconde montre quels résultats on peut attendre de

l'esprit de solidarité et d'union, mis au service d'une idée juste et servie par des moyens honnêtes : c'est la création de la *Pharmacie Centrale de France.*

La mort de Dorvault eût été pour l'œuvre à laquelle il avait consacré sa vie un malheur irréparable, s'il ne s'était trouvé un homme capable de lui succéder à tous égards.

Une assemblée générale extraordinaire des actionnaires fut convoquée et, dans la séance du 7 avril 1879, cent quatre-vingt-treize pharmaciens, venus de tous les points de la France, acclamèrent le nom d'*Emile Genevoix*, en l'appelant à la Direction de la Pharmacie Centrale de France.

GENEVOIX *(François-Emile)*, naquit, le 6 janvier 1828, à La Celle-Dunoise (Creuse). Après de brillantes études commencées au collège d'Ajain, puis au collège de Felletin, dirigé par des prêtres, d'où il sortit avec le prix d'honneur de philosophie, il vint à Paris en 1847. Il entra d'abord comme élève stagiaire à la Pharmacie Dubrouillet (Chaussée du Maine), puis passa à la pharmacie Miquelard-Debreuil, 14, rue des Beaux-Arts, dont il devint acquéreur en 1853, après qu'il eût été reçu pharmacien.

Dès le collège, Emile Genevoix avait attiré l'attention de ses maîtres par les dons naturels de son esprit : il était d'une intelligence vive, plein d'imagination et d'idées, apte à rendre ses pensées dans une langue brillante, fleurie, harmonieuse. Sa prose large et sonore, remarquable par les trouvailles heureuses dont elle est semée, lui valut des succès mérités quand il était encore écolier, comme plus tard elle lui fit une réputation, quand il eut l'occasion de se faire connaître d'un public plus nombreux et aussi plus exigeant. A la même époque, il s'essayait à célébrer en vers les petits événements, les faits relativement mémorables qui se produisaient au collège. Quelques-unes de ces pièces ont été conservées dans le volume qu'il a publié sous le titre : *Les Rimes de l'Officine*. Il n'avait pas vingt ans quand il écrivit ses strophes les plus mélancoliques :

> Maintenant, j'ai franchi ces heures d'espérance
> Où l'enfant dort avant le jour,
> Et mon cœur s'est hélas ! vêtu d'indifférence
> Comme un cœur vieux d'âge et d'amour !

Plus tard, s'affranchissant de l'influence des romantiques qu'il avait imités jusque-là, il aborda d'autres genres au gré de sa fantaisie. Ses thèmes favoris furent les questions professionnelles qu'il rendit curieusement intéressantes par la façon dont il en tirait la morale et les enseignements : sa fable du *Pêcheur à la ligne* est une des pièces les plus réussies du recueil.

En 1857, il fut appelé à faire partie du Conseil de la Société de Prévoyance des Pharmaciens de la Seine, dont il devint, en 1863, le Secrétaire général, puis, plus tard le Président. L'influence qu'il exerça dans le Conseil fut considérable ; le courant d'opinion qu'il y établit solidement s'est toujours maintenu depuis, grâce à des continuateurs formés à son école, car il sut faire prévaloir les idées de liberté et de tolérance, dont il s'était montré, dès ses débuts, le champion convaincu.

Or, fin polémiste, esprit primesautier, en même temps qu'écrivain remarquable, ses rapports annuels, comme Secrétaire de la Société de Prévoyance, sont restés comme des modèles du genre. Mais la partie la plus heureuse de son bagage littéraire se retrouve dans ses chroniques de la *France Médicale*, dont il fut durant vingt ans le collaborateur assidu. Orateur écouté, il improvisait des discours où l'abondance des arguments se mêlait à l'habileté des digressions et à la force du raisonnement.

Mais, aussi bien que poète charmant ou littérateur distingué, Genevoix ne laissa pas que d'être un praticien émérite;

11

il n'est pas de question non plus, touchant aux intérêts du corps pharmaceutique, qui soit restée étrangère à sa pensée ou à ses travaux. Aussi, lorsque le Congrès de 1876, tenu à Clermont-Ferrand, vota la fondation d'une Association Générale des Pharmaciens de France, 101 voix sur 123 votants, l'appelèrent-elles à l'honneur de la présider.

Il était secrétaire du Conseil de Surveillance de la Pharmacie Centrale de France, à laquelle il venait de rendre un grand service, en réglant à l'avantage de la Société quelques différends, nés de l'acquisition de la Maison Ménier et inséparables d'une opération aussi importante, lorsque survint la mort soudaine de Dorvault, qui laissait la Pharmacie Centrale comme un vaisseau désemparé.

Les lourdes charges que le fondateur avait accumulées imposaient de grands devoirs à celui qui était appelé au périlleux honneur de diriger cet établissement et n'étaient pas sans troubler souvent son sommeil. Il fallut donc à Genevoix changer, du jour au lendemain, toute son existence, être le premier à son poste et le quitter le dernier, briser sa plume de journaliste et, sans renoncer à ses préférences, les voiler au moins discrètement.

Dès son entrée en fonctions, Genevoix, avec un esprit de décision remarquable, fondit dans un nouveau creuset tous les rouages de la Maison.

Son plan était bien simple : utiliser l'admirable installation de la Pharmacie Centrale, apporter dans toutes les parties du service l'ordre, la lumière, l'activité, et développer sans cesse les relations commerciales en demeurant plus que jamais fidèle aux principes qui sont la base de cette association.

Sous sa direction habile, énergique, prévoyante, la Pharmacie Centrale de France vit s'accroître ses ressources, augmenter sa clientèle et son chiffre d'affaires.

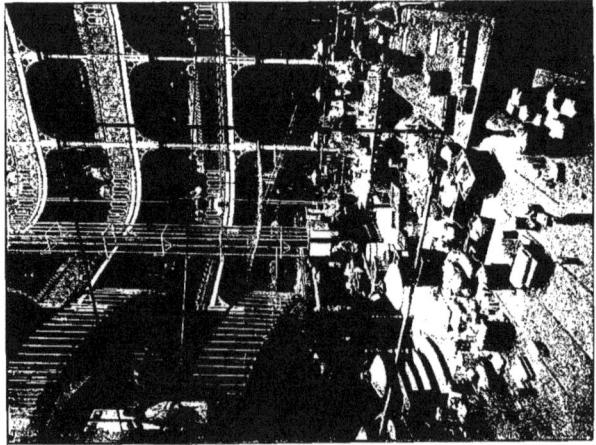

MAISON DE PARIS — BUSTE DE DORVAULT

(Cliché J. David).

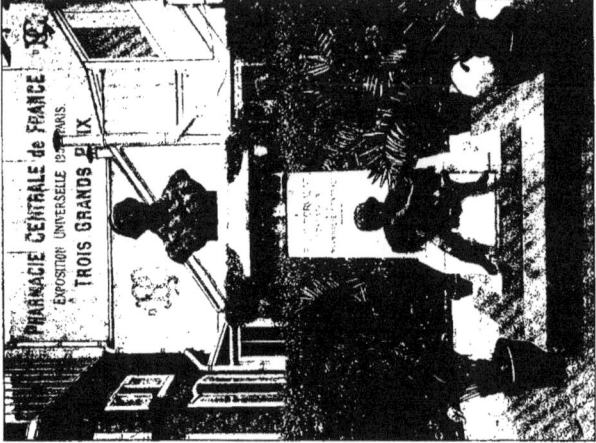

MAISON DE PARIS — LE HALL

(Cliché J. David).

Le 21 avril 1881, son fonds social, de cinq millions qu'il était, fut porté à dix millions de francs.

Mais les exigences et le labeur écrasant de la Direction, ajoutés aux fatigues intellectuelles qu'il s'était imposées, eurent, hélas! bientôt raison de sa robuste constitution. Sa santé s'altéra et l'obligea à prendre un repos suivi, quelques mois après, d'une retraite définitive. Le 31 décembre 1889 il résigna ses fonctions et se retira à Sens où il mourut le 19 avril 1890.

Après avoir évoqué le souvenir de l'administrateur si plein de dévouement et d'initiative que fut Genevoix, après avoir rappelé les brillantes éclosions de son esprit si fin et si cultivé, il nous reste à saluer en lui les vertus civiques les plus désintéressées. Romainville, cette coquette commune dont il avait fait sa résidence, a tenu une grande place dans sa vie, et il l'aimait comme on aime un enfant qu'on a vu grandir en lui donnant des soins. La population le lui rendait bien et elle l'a prouvé en le nommant Maire et en le maintenant dans ces fonctions délicates, dont l'exercice devient de plus en plus difficile.

Il avait accepté la mission de Maire dans une commune qui subissait alors une crise grave : une partie de son territoire venait en effet d'en être détachée pour former une commune séparée; il eut le courage d'assumer la tâche de réorganiser ce qui restait du vieux Romainville.

A peine les premiers obstacles surmontés, il était aux prises avec des difficultés bien plus grandes encore : la guerre! La guerre de 1870 éclatait. Il fallut alors faire rentrer dans Paris cette population qui avait mis en lui toute sa confiance; il fallut lui assurer les subsistances, car on manquait de tout. Genevoix fut à la hauteur de la mission qu'il avait à remplir; par ses soins, les habitants de Romainville furent de ceux qui souffrirent le moins pendant ces temps douloureux.

Pour relever le moral de ses administrés, pour leur montrer que, dans ces circonstances pénibles, après la paix imposée par nos vainqueurs, il fallait quand même élever les cœurs et regarder l'avenir avec confiance, il entreprit des travaux considérables dans Romainville et édifia une mairie digne d'une ville importante.

La mort de cet homme de bien fut un deuil pour la Pharmacie française, qu'il a si grandement honorée par son caractère et les services qu'il lui a rendus. La Pharmacie Centrale de France, à laquelle son nom restera attaché d'une manière impérissable, lui gardera également un reconnaissant souvenir.

En remettant ses pouvoirs entre les mains du Conseil de Surveillance, Genevoix avait désigné au choix des actionnaires l'homme qu'il avait jugé capable de lui succéder, et que sa longue collaboration avait familiarisé avec toutes les difficultés inhérentes à la Direction. Ce choix fut ratifié et, le 1er janvier 1890, M. *Charles Buchet* devint Directeur de la Pharmacie Centrale de France.

M. BUCHET (*Charles*) est né à Paris, le 5 juillet 1848. Comme nous avons eu l'occasion de le rapporter dans notre monographie de l'Hôtel d'Aumont, il commença ses classes à l'Institution Petit, qui occupait alors l'immeuble où lui a succédé, depuis plus de quarante ans, l'établissement de la Pharmacie Centrale de France. Se doutait-il, en ce temps-là, qu'il lui serait réservé de vivre, plus tard, sous les beaux lambris de l'hôtel d'Aumont, qui émerveillaient sans doute ses yeux d'enfant ? Il est parfois dans la destinée des coïncidences mystérieuses et des retours extraordinaires. Mais M. Buchet ne passa que peu de temps à l'Institution Petit ; il acheva ses classes à l'Institution Favard. Reçu bachelier ès-sciences à seize ans, il resta pendant sept ans attaché au Muséum, dans le laboratoire de l'illustre Chevreul, sous les ordres de M. Cloëz, dont il préparait en même temps le cours de chimie et de physique à l'Ecole des Beaux-Arts, tout en prenant ses inscriptions à l'Ecole de Médecine, à l'Ecole de Pharmacie et à la Sorbonne.

Pendant la guerre franco-allemande de 1870-1871, il servit d'abord comme soldat au 14ᵉ bataillon de marche, puis en qualité d'Aide-Major au Val-de-Grâce, délégué à la caserne de Lourcine.

La fortune de sa famille ayant, comme tant d'autres, subi de graves atteintes dans les désastres de la Guerre et de la Commune, il quitta momentanément la carrière scientifique pour entrer dans le haut commerce. Il acquit ainsi des notions pratiques, qui devaient lui servir utilement dans le rôle d'administrateur qu'il était appelé à remplir plus tard.

Genevoix venait de prendre la Direction de la Pharmacie Centrale de France, lorsqu'il s'adjoignit M. Buchet, qui venait de conquérir son diplôme de Pharmacien de 1ʳᵉ classe. Successivement Econome, Chef du personnel, Sous-Directeur en 1888, puis Co-gérant, pour une période de cinq années, du 25 avril 1889 au 30 avril 1894, il remplit ces multiples et délicates fonctions avec ardeur et intelligence. Pendant les longs mois qui précédèrent la retraite de Genevoix et le tinrent éloigné des affaires, il supporta la lourde charge de la Direction et contribua tout particulièrement à assurer le triomphe de la Pharmacie Centrale à l'Exposition universelle de 1889.

Collaborateur intime de Genevoix, dont il avait toute la confiance, il fut initié par lui aux redoutables fonctions qui devaient lui être si soudainement confiées.

Connaissant à fond la Pharmacie Centrale de France et ses multiples rouages, nul mieux que lui n'était à même d'assurer l'exécution du programme de réformes conçu par son prédécesseur.

Homme de progrès et d'initiative, il n'a cessé de consacrer une grande énergie et de précieuses qualités d'assimilation à diriger la Maison avec un esprit d'équité, une droiture et une probité commerciale incontestés.

Enfin dans l'Assemblée générale des Actionnaires du 22 avril 1893, M. Buchet fut élu Directeur de la Pharmacie Centrale de France pour une période décennale, du 1er mai 1894 au 1er octobre 1903. Quatre années s'étaient écoulées depuis qu'il avait recueilli la succession de Genevoix ; pendant ce laps de temps, il avait porté à près de douze millions le chiffre d'affaires de la Pharmacie Centrale. Par ses soins, des améliorations matérielles nombreuses ont été apportées sans cesse dans tous les services, et le régime des succursales a été réformé, conformément au programme tracé, en 1880, par Genevoix, et qui consistait à rattacher d'une façon absolue, à la maison-mère, tous les établissements annexes.

Sous sa vigoureuse impulsion, l'Usine de Saint-Denis a puissamment développé ses moyens de production, qui feront de cet établissement la source vive de la fortune de l'entreprise.

Depuis dix ans, grâce à la parfaite direction de M. Buchet, la Pharmacie Centrale de France n'a fait que prospérer. Aussi, le 29 septembre 1895, fêtait-elle par un lunch offert à tout son personnel, le chiffre de *douze millions* d'affaires annoncé pour la première fois par l'inventaire.

Entre temps, M. Buchet avait été nommé Président du Jury de section à l'Exposition Universelle de Lyon, en 1894, et proposé la même année pour la croix ; puis Président du Jury des classes 80 et 81 à l'Exposition de Bordeaux, en 1895. Fait Chevalier de la Légion d'Honneur le 10 juin 1896, il vit enfin ses efforts incessants couronnés, à l'Exposition Universelle de Paris de 1900, par l'obtention de *trois Grands Prix* dans les trois classes d'Importation, Fabrication et Exportation. Tout récemment encore, à l'*Exposition d'Hanoï*, où il était président de la Classe 21 (Groupe II), il remportait de nouveau un autre *Grand Prix* pour les Produits chimiques et pharmaceu-

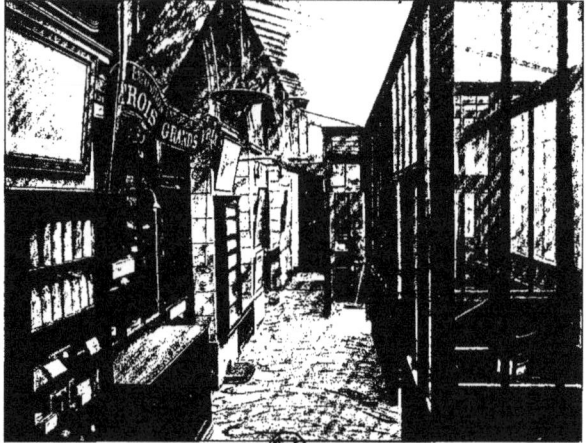

MAISON DE PARIS. ENTRÉE DES BUREAUX
ET SERVICE DE L'ACHETEUR

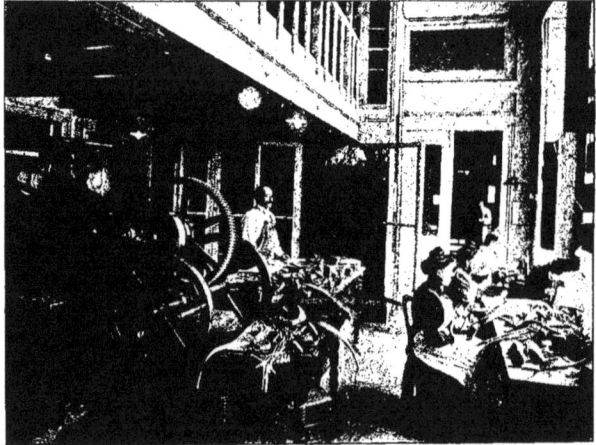

MAISON DE PARIS. ATELIER DES BANDAGES

tiques de la Pharmacie Centrale de France. Ces justes récompenses font le plus grand honneur à M. Buchet et à ses principaux collaborateurs.

En résumé, on peut répéter, aujourd'hui plus que jamais, ce que l'éminent Secrétaire du Conseil de Surveillance, M. Fumouze, disait naguère : « M. Buchet est bien l'homme que « nos voisins d'Angleterre désignent par : *The right man in the* « *right place;* » et cet éloge a reçu sa consécration solennelle, le 8 mars 1902, dans l'Assemblée générale des Actionnaires qui a réélu Directeur pour une deuxième période décennale, M. Ch. Buchet, l'honorant ainsi d'une marque unanime de confiance et de sympathie, en même temps qu'elle donne une sécurité nouvelle à tous ceux qui, d'une manière quelconque, se rattachent ou s'intéressent à la Pharmacie Centrale de France.

*
* *

Mais, avant de clore ce chapitre si intéressant des fastes administratifs de la Pharmacie Centrale de France, il semble qu'il y aurait injustice et ingratitude à ne pas ajouter quelques mots élogieux pour reconnaître l'incessant et si précieux concours apporté à la direction de la Maison par son Conseil de Surveillance. Pour l'honneur même de ce Conseil, il peut suffire de mentionner les noms de ses anciens présidents.

C'est d'abord *Oudart,* de Troyes, pendant les cinq premières années de la fondation; puis le distingué savant *Schaeuffèle,* qui lui succéda pendant un quart de siècle, et mourut, âgé de quatre-vingts ans, doyen des pharmaciens français, dont il est resté le modèle véritable ; puis, l'excellent *Julliard,* dont la présidence de vingt années n'a laissé que d'aimables souvenirs ; il considérait le personnel de la Maison comme sa seconde famille, et il aimait à en animer les réunions toutes fraternelles de son inaltérable et communicative gaieté. Nommons aussi le non moins docte et regretté *Lefranc,* que la mort a ravi si tôt à ses fonctions présidentielles. Nous dirons plus loin comment, pendant près de trente ans, il participa à l'œuvre des *Concours* de la Pharmacie Centrale de France et comment il voulut y participer au-delà de la tombe.

Depuis un an, *Lefranc* a été remplacé à la présidence du Conseil de Surveillance par M. *Crinon,* Secrétaire de l'*Association générale des Pharmaciens de France,* dont les mérites personnels lui avaient, depuis longtemps déjà, assuré l'estime et la sympathie de tous ses confrères ; on aime à se souvenir du témoignage qui lui en fut solennellement offert au dernier Congrès pharmaceutique, par les différentes sociétés professionnelles qui y prirent part.

Nommons aussi le Vice-Président actuel, M. *Arnozan,* un des principaux pharmaciens de Bordeaux, président de la *Société de Pharmacie* de cette ville.

Cependant, si les présidents sont l'âme des groupes qui les ont élus, on peut dire des secrétaires qu'ils en sont ordinairement la main exécutive, c'est-à-dire la cheville ouvrière. A ce compte, on ne saurait oublier non plus les noms des Secrétaires du Conseil de Surveillance de la Pharmacie Centrale de France. Pour commencer, ce fut *Meurant ;* puis *Robiquet,* l'un des fondateurs de la *Société de Prévoyance des Pharmaciens ;* puis *Favrot, Bourières* et *Genevoix ;* c'est enfin, depuis bientôt vingt-cinq ans, M. *Victor Fumouze,* à qui la comptabilité de l'usine de Saint-Denis doit d'être devenue un modèle de clarté, et dont le talent remarquable est si apprécié de tous, comme nous aimerons à le rappeler ci-après. Il y a trois ans, la Croix de la Légion d'Honneur est venue justement récompenser ses services nombreux et signalés.

*
* *

Si, pour commencer, nous avons annoncé que le principe de mutualité sur lequel la Pharmacie Centrale de France a été fondée, en avait fait une société coopérative tout à la fois de production et de consommation, après l'exposé des résultats qu'elle a donnés au cours de ses cinquante années d'existence, on est obligé de reconnaître avant tout que son œuvre est toute de progrès et d'amélioration sociale.

Indépendamment du caractère scientifique et de haute moralité que le fondateur de la Maison et ses successeurs lui ont imprimé, sa création a eu surtout une importance capitale au point de vue *humanitaire*.

Par suite de la rectitude de ses principes d'honnêteté commerciale, dont elle ne s'est jamais départie un instant, les malades n'ont eu en effet, par l'intermédiaire des pharmaciens, que de bons médicaments. On peut affirmer en outre que tous les pharmaciens ont utilisé ses produits.

Si la Pharmacie Centrale de France est ainsi devenue un établissement indispensable, par les garanties de toute nature qu'elle présente, elle pourrait, à l'égal de certaines institutions, être reconnue d'*utilité publique*.

Car, si ce vaste établissement n'existait pas, il faudrait le créer. Mais, puisqu'il existe dans toutes les conditions les plus désirables, il devient évident qu'il est du devoir des Pharmaciens et même, dirons-nous, de l'Etat de lui porter intérêt et, toutes les fois qu'il est possible, de lui faciliter sa tâche en lui prêtant un appui moral et matériel.

C'est pourquoi, devant la constatation si visiblement établie du côté *humanitaire* de la Pharmacie Centrale de France, nous ne saurions trop insister sur sa raison d'*utilité publique*.

. .

Pour compléter ce que nous venons de dire touchant l'historique de la Pharmacie Centrale de France, nous croyons ne pouvoir mieux faire, avant d'aller plus loin, que d'insérer ici même l'élogieuse appréciation qu'a faite, de la Maison et de ses produits, M. *A. Haller,* membre de l'Institut, dans son Rapport présenté au nom du Jury international de l'Exposition Universelle de 1900 à Paris.

EXPOSITION UNIVERSELLE INTERNATIONALE DE 1900 A PARIS

RAPPORTS DU JURY INTERNATIONAL

Classe 87. — Arts chimiques et pharmacie

EXTRAIT DU RAPPORT DE M. A. HALLER

MEMBRE DE L'INSTITUT

PROFESSEUR A LA FACULTÉ DES SCIENCES DE PARIS

« Cette maison, connue sous le nom de Pharmacie centrale « de France, fut fondée par Dorvault en 1852 et réunie à la « maison Ménier en 1867. Elle est la plus grande fabrique et « en même temps la plus grande maison de vente de produits « chimiques et pharmaceutiques se trouvant en France.

« Elle est la propriété de pharmaciens qui possèdent « ensemble 10 millions de francs en actions de 500 francs, et « est dirigée par M. Ch. Buchet, seul gérant responsable. Ses « usines sont situées à Saint-Denis, avenue de Paris, 379, et, « outre la maison de Paris, elle possède des succursales et

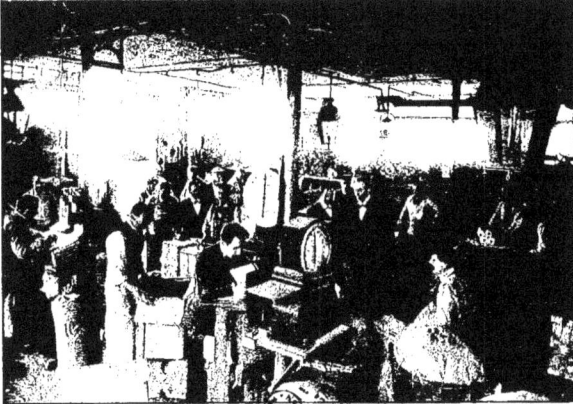

(Cliché J. David)

MAISON DE PARIS — SERVICE DE L'EMBALLAGE

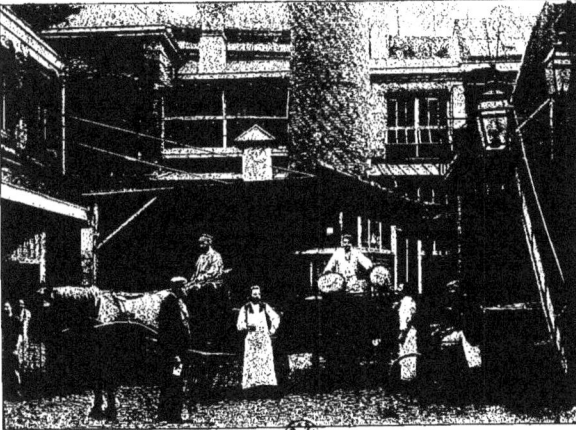

(Cliché J. David)

MAISON DE PARIS — COUR DES DÉPARTS

« agences à Lyon, Marseille, Bordeaux, Toulouse, Lille, Nantes,
« Nancy et Rouen.

« Son organisation, qui est celle d'une grande admi-
« nistration, comporte un nombreux personnel, environ
« 630 personnes, et son chiffre d'affaires atteint annuellement
« la somme de 12 millions de francs. Elle s'alimente par des
« achats directs aux pays de production, par l'intermédiaire
« de son agence de Londres, ainsi que par de nombreux
« représentants sur place.

« Son usine, qui occupe une superficie de 30,000 mètres
« carrés environ, comporte sept générateurs de 400 chevaux
« fournissant la vapeur nécessaire à son fonctionnement.

« Les produits qu'elle fabrique, et dont la plupart ont été
« exposés, sont :

« 1° *Produits chimiques d'industrie.* — Dans cette première
« catégorie, nous remarquons le bromure et l'iodure de potas-
« sium titrant 99 degrés, le bicarbonate de soude obtenu par
« l'action du gaz carbonique sur les cristaux de soude, les
« différents phosphates de chaux, les glycérophosphates, le
« chloral, l'iodoforme préparé avec l'acétone. Les sels de
« magnésie et la magnésie calcinée obtenus en partant de la
« magnésite, les sels de mercure, dont le plus important, le
« calomel, exige un four destiné à la transformation du
« mercure en sulfate, une chambre à air pour la condensation
« du calomel et des appareils de lavage et d'arrosage pour la
« purification du produit.

« A tous ces produits, il faut encore ajouter le fer réduit,
« l'hydrate de fer colloïdal Fe^2O^3, H^2O, connu commercia-
« lement sous le nom de fer dialysé, les sels d'antimoine
« depuis le kermès surfin jusqu'à l'oxyde blanc, l'iodure et le
« chlorure d'antimoine, les sels de bismuth, azotates, salicy-
« lates, sous-gallates; les sels de fer en paillettes, tartrate
« ferrico-potassique, citrate de fer ammoniacal, etc.

« 2° *Alcaloïdes et produits de laboratoire.* — Parmi ces
« produits, nous citerons la digitaline cristallisée, dont une
« grande coupe contenait un magnifique échantillon, de très
« beaux spécimens d'aconitine, d'atropine, de pipérine, de
« picrotoxine, d'absinthine, de spartéine, de quassine, de
« colombine, de paracotoïne, d'hélénine, d'arbutine, de salse-
« paréine, de cantharidine, de cocaïne, de sels de caféine,
« d'acide chrysophanique, etc. Tous ces produits parfaitement
« cristallisés avaient les apparences d'une pureté irrépro-
« chable.

« Indépendamment de ces alcaloïdes, la maison a égale-
« ment exposé des bromure, butyrate et benzoate d'éthyle, de
« l'acétate et du valérianate d'amyle, de l'eucalyptol, de l'eu-
« génol, de l'apiol, du terpinol, etc., puis des produits de
« synthèse organique les plus variés : succinimide, glycocol,
« quinone tétrachlorée, nitrosodiphénylamine, tribromophé-
« nol, azobenzène, iodure de cyanogène, nitrophénols, etc.

« 3° *Sels de quinine.* — En raison de l'importance sans
« cesse croissante qu'ont prise dans la thérapeutique la quinine
« et ses sels, la Pharmacie centrale n'a pas hésité à donner à
« cette fabrication l'extension qu'elle méritait.

« Depuis plusieurs années, une véritable usine a été cons-
« tituée dans ce but sur les dépendances de sa grande usine
« de Saint-Denis.

« Cette installation, en quelque sorte autonome, possède
« ses générateurs et machines à vapeur propres, ainsi qu'une
« suite d'ateliers où s'opèrent les diverses manipulations,
« depuis le broyage et le tamisage des quinquinas, leur épui-
« sement, jusqu'aux dernières cristallisations du sulfate de
« quinine. La maison traite à cet effet 100,000 kilogrammes
« environ d'écorces de quinquina par an.

« Outre le sulfate, le chlorhydrate et bromhydrate de
« quinine, la Pharmacie centrale a encore exposé une très

« grande variété d'autres sels de quinine d'un usage moins
« courant, tels que les sels doubles de quinine et d'urée, les
« sels doubles de quinine et de métaux, tels que le fer et le
« manganèse, les combinaisons de la quinine avec les diffé-
« rents phénols et spécialement le Gaïakinol ou Bromogaïa-
« colate de quinine auquel on attribue certaines propriétés
« thérapeutiques spéciales.

« 4° *Produits galéniques.* — Ces préparations nécessitent
« aussi un outillage des plus perfectionnés. Des appareils à
« distillation et à concentration dans le vide, évaporant
« 3oo litres de liquide à l'heure et à une température inférieure
« à 5o degrés, produisent des extraits parfaitement solubles
« qui, étant obtenus à basse température et à l'abri de l'air,
« donnent des liqueurs en tous points semblables à celles qui
« ont servi à leur point de départ.

« Parmi les extraits exposés, on a surtout remarqué les
« extraits secs de rhubarbe, de coquelicots, d'ipéca, d'hydrastis,
« de ratanhia, de quinquina, qui joignaient à l'avantage de la
« légèreté les caractères physiques des matières premières.

« Indépendamment des extraits secs, la maison a égale-
« ment exposé toute une variété d'extraits fluides, préparations
« qui tendent à prendre, de jour en jour, une place plus
« importante dans la pharmacopée.

« Une exposition pharmaceutique serait incomplète, si elle
« ne comprenait pas les autres formes sous lesquelles sont
« administrées au patient les substances médicamenteuses:
« nous voulons parler des pilules, des dragées, des tablettes,
« des pastilles comprimées, des capsules gélatineuses, des
« biscuits et des chocolats médicinaux, etc., dont la Pharmacie
« Centrale a montré les plus beaux spécimens.

« La pulvérisation des matières premières et des produits
« fabriqués nécessite aussi un matériel considérable : pilons,
« moulins, concasseurs, broyeurs, meules, etc. Sous ce rap-

« port, la Pharmacie Centrale est également bien outillée,
« comme le montrent les divers échantillons de poudre de
« Corail rose, d'Hydrastis, de Carmin, de Rhubarbe, etc.,
« qu'elle a fait figurer dans sa vitrine.

« En résumé, par la multiplicité et la variété des produits
« exposés, par leur beauté et leur pureté, par les difficultés,
« enfin, que présente la préparation d'un grand nombre de ces
« produits, on peut reconnaître en la Pharmacie Centrale de
« France une maison de premier ordre et la placer, dans ce
« concours international qu'était l'Exposition de 1900, parmi
« les établissements les mieux organisés, les mieux gérés et les
« mieux réputés. »

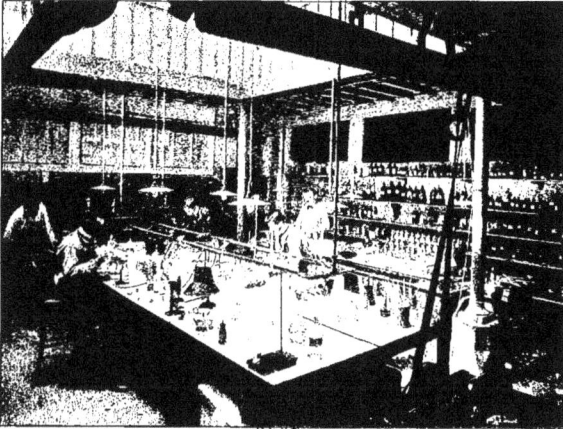

(Cliché J. David).

MAISON DE PARIS — LABORATOIRE DES RECHERCHES

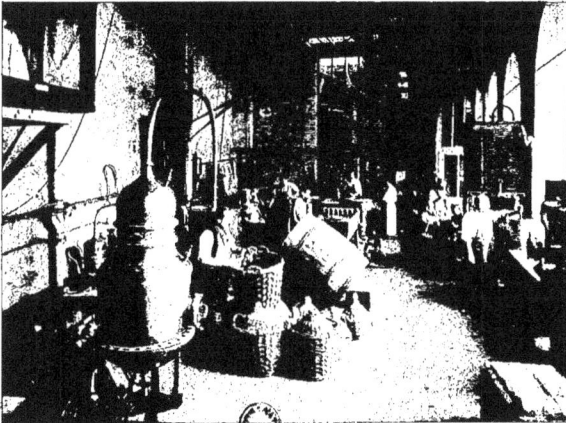

(Cliché J. David).

MAISON DE PARIS — LABORATOIRE DE PHARMACIE

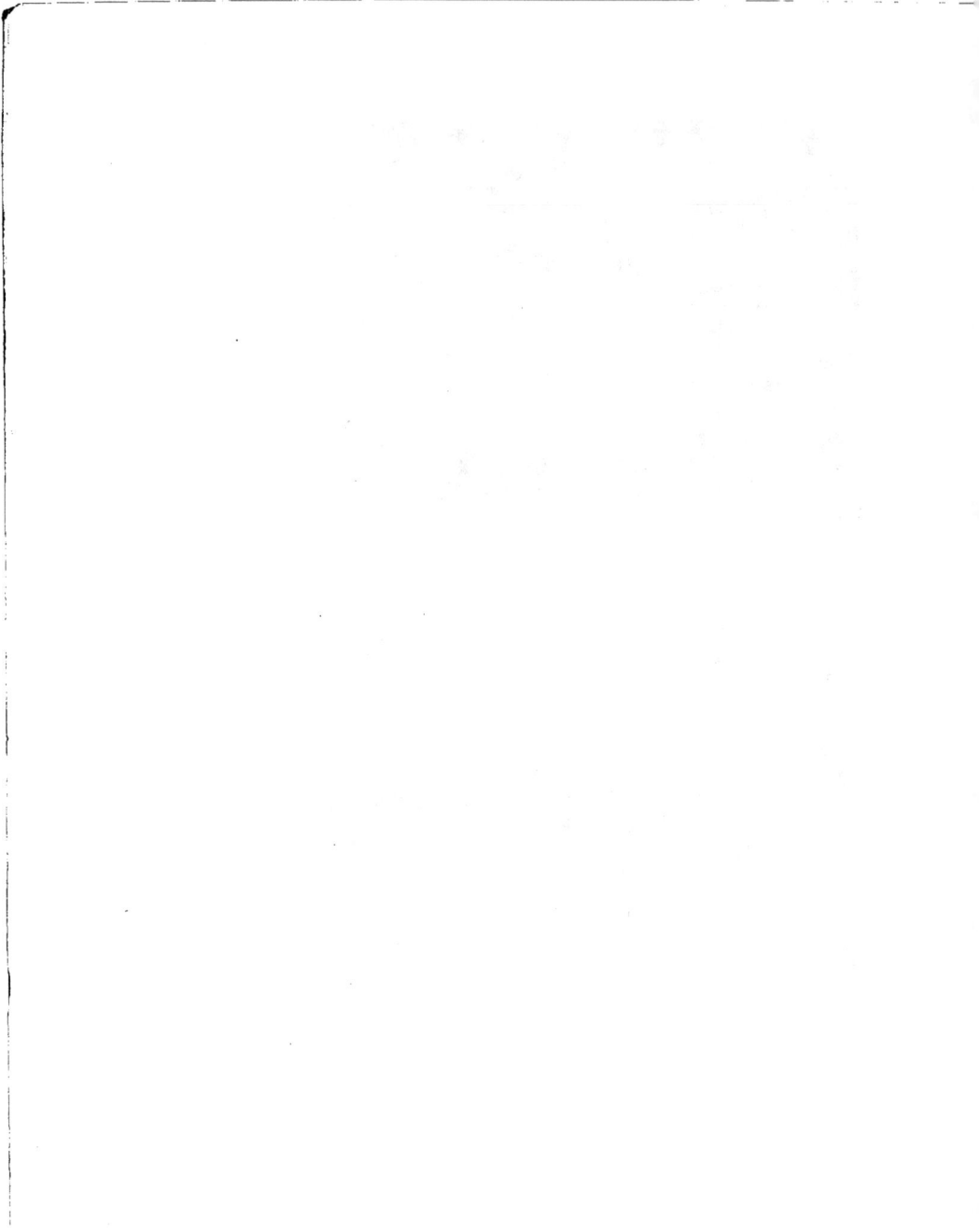

LA MAISON DE PARIS

A l'ancien hôtel des ducs d'Aumont, rue de Jouy, à quelques pas de la rue de Rivoli, dans le quartier même des affaires pharmaceutiques, la Pharmacie Centrale de France occupe l'un des plus vastes immeubles qui existent au centre du vieux Paris. L'espace s'y prêtant, rien n'y fut négligé pour la complète organisation des services d'un établissement hors ligne et unique en son genre.

Sur l'emplacement des vastes jardins attenant à cette demeure seigneuriale et s'étendant sur une superficie d'environ 3.500 mètres, la Pharmacie Centrale de France a fait élever, à l'usage de son commerce, d'énormes constructions qui sont un modèle de style et d'élégance; elles furent inaugurées en février 1861. La confection des plans et la direction des travaux en avaient été confiées à un architecte de talent, M. *Louis-Auguste Boileau,* réputé surtout pour l'adaptation du fer dans les constructions; à cet égard, les bâtiments nouveaux de la Pharmacie Centrale furent, du reste, une de ses plus heureuses conceptions.

Nous devons ajouter que, depuis vingt-cinq ans, tous les travaux d'agrandissement, de transformation et d'aménagements nouveaux qu'ont subis ces bâtiments, ont été exécutés par les soins d'un autre architecte, M. *Lequeux,* dont l'habile expérience et la science artistique sont aussi des plus estimées.

.·.

En entrant par le numéro 7 de la rue de Jouy, on traverse d'abord l'ancienne cour d'honneur, au fond de laquelle s'élève l'hôtel d'Aumont, où l'on accède ensuite par deux perrons d'angle de quelques marches, qui de chaque côté conduisent aux appartements occupés par le Directeur.

Au centre de l'hôtel, s'ouvre un large vestibule qui conduit à la Maison de Commerce. Il est orné, de chaque côté, de hautes vitrines renfermant une collection de produits chimiques et de précieux échantillons de drogues et de produits rares.

A droite du vestibule, est la magnifique Salle du Conseil : c'est l'ancienne Salle à manger de l'hôtel d'Aumont qui donnait jadis sur l'Orangerie; le Directeur actuel l'a fait aménager suivant sa destination nouvelle. Elle renferme une Bibliothèque, où sont réunis un grand nombre d'ouvrages anciens et modernes touchant la Pharmacie, et un Musée d'Histoire naturelle, dus l'un et l'autre aux libéralités des Sociétaires et des Pharmaciens.

Cette salle, élégante et spacieuse, éclairée de part et d'autre par de hautes fenêtres décorées de vitraux d'art, est ornée de dessus de portes en grisailles, de portraits et de vases anciens. Sur un beau socle de marbre gris, agrémenté d'attributs artistiques, se dresse le buste en bronze du regretté Emile Genevoix, sculpté par H. Cordier. En face se trouve celui du savant Schaeuffèle, un des fondateurs de la Pharmacie Centrale de France qui, pendant vingt-cinq ans, présida, avons-nous dit plus haut, les travaux du Conseil de Surveillance; ce buste est du sculpteur E. Hiolle.

C'est dans cette salle, que chaque année, vers le mois de février, les actionnaires de la Pharmacie Centrale de France se réunissent en Assemblée générale, pour entendre le rapport du Gérant et l'exposé financier des affaires, toujours si remarquablement détaillé par le dévoué et infatigable Secrétaire du Conseil, M. Victor Fumouze, dans ce langage clair, précis, méthodique, qui l'a révélé comme un maître de la Science Economique.

A gauche du vestibule, se trouvent les *bureaux et le cabinet de Rédaction* des journaux de la Pharmacie Centrale de France, ainsi que l'entrée des *Laboratoires scientifiques,* dont la création toute récente a apporté à l'Etablissement une force considérable au point de vue du développement de la préparation des produits nouveaux, des produits chimiques rares et aussi des produits aseptiques et antiseptiques. Ces laboratoires, qui comprennent les anciens laboratoires d'analyses, de photographie, de micrographie, viennent d'être totalement transformés [1]. Considérablement agrandis et munis de tous les instruments que l'industrie moderne a perfectionnés, ces laboratoires permettent de fabriquer rapidement tous les produits rares et intéressants qui viennent de paraître, tels que : *alcaloïdes, produits extractifs ou opothérapiques*, etc. Toutes les machines et tous les appareils de ces laboratoires sont actionnés, de même que toutes les machines de la Maison, par l'électricité.

Un jardin toujours vert et décoré de plantes rares, précède l'entrée de la Maison de Commerce. A droite, entouré de fleurs, se dresse un piédestal en granit, orné à sa base de motifs allégoriques et surmonté du buste de Dorvault. Ce gracieux monument, élevé par souscription, a été inauguré, en 1881, en présence de la famille, du personnel et de nombreux amis ; il est dû au ciseau de J. Sanson.

On pénètre dans le bâtiment principal par une grande galerie vitrée, sur laquelle s'ouvrent les principaux services de la Maison.

Au fond, à droite, prenant jour sur le jardin, se trouve le

---

[1] Le service des *Laboratoires scientifiques* est placé sous la direction de M. *Auger*, chef des travaux de Chimie pratique à la Faculté des Sciences de Paris, Président de la *Société chimique de Paris*, chimiste conseil de la Pharmacie Centrale de France.

Cabinet du Directeur, M. Charles Buchet, où d'ingénieux indi-
cateurs électriques permettent à celui-ci de se rendre, à tout
instant, un compte minutieux et mathématique de tout ce qui
se passe d'important dans l'Etablissement, sans cesser ses
occupations.

A côté, est le bureau de *l'Acheteur,* où se traitent, avec une
compétence éprouvée, des affaires d'une importance parfois
considérable. Ce service est toujours dirigé par un chef expéri-
menté, actif, d'une intelligence rare et possédant une connaissance approfondie de toutes les ressources du commerce de la
droguerie [1].

A gauche, se trouvent les bureaux de la *Correspondance
commerciale* et de la *Vérification.*

Tout auprès est installé l'*Office pharmaceutique,* comprenant le service du placement des élèves, des demandes d'emplois,
des cessions d'officines, etc. Il est confié à un employé possédant
les aptitudes et l'expérience que réclame ce poste délicat.

Puis, plus loin, les bureaux et guichets des *Caissiers.*

Le reste de la galerie a été transformé en *Salle d'attente*
pour le public et les clients du *Chaland.* Là se délivrent les
marchandises demandées par les droguistes, les commission-
naires et les pharmaciens de Paris.

Un système de contrôle, spécial à cet important service,
assure la rapidité des livraisons et prévient les erreurs ou les
fraudes. Toute commande est livrée, au plus tard, en dix
minutes, et chaque facture porte l'empreinte d'un timbre
horaire, inscrivant automatiquement l'heure et la minute de
l'arrivée de la commande et celle de la livraison.

Au centre de la galerie s'ouvre une large baie, qui permet
de voir tout l'ensemble de la Maison.

---

(1) Actuellement, le *Bureau de l'Acheteur* est dirigé par M. *Emile Chardigny,* ancien
vice-président de l'*Association des Employés droguistes de la Seine.*

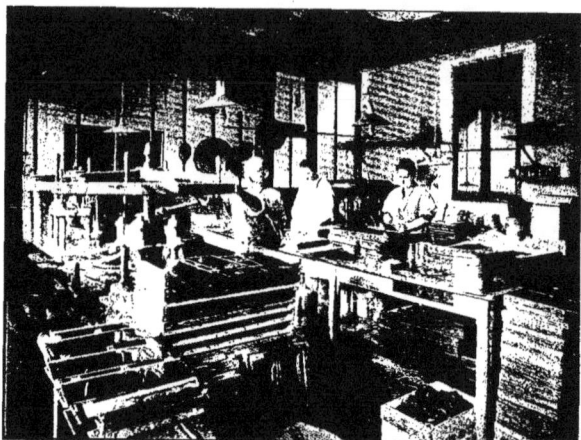

MAISON DE PARIS — ATELIER DE FABRICATION
DES CAPSULES GÉLATINEUSES PAR PRESSION

(Cliché J. David).

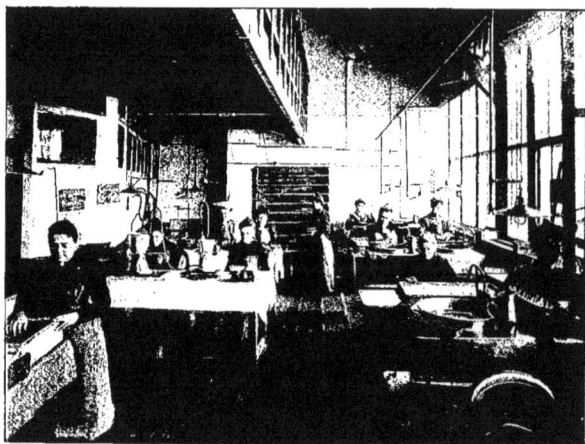

MAISON DE PARIS — ATELIER DE FABRICATION
DES CAPSULES GÉLATINEUSES AU TREMPÉ

(Cliché J. David).

D'un côté, sont les bureaux, spacieux, aérés, dans lesquels la lumière du jour pénètre partout et où sont installés les divers services des *Factures* de Paris et de Province, des *Comptes courants,* des *Comptes fournisseurs,* etc.

Là est également installé le *Service du Contentieux.* Ce service, placé aux mains d'un jurisconsulte des plus érudits, rend à la Société et au corps pharmaceutique les plus grands services; chaque jour il répond aux nombreuses demandes de conseils qui lui sont faites par les pharmaciens, qui trouvent ainsi le moyen rapide et simple de se renseigner utilement [1].

Plus loin se trouve une annexe, occupée par le *Service des Titres,* le cabinet du *Chef de la Comptabilité* et du *Caissier principal,* par les bureaux de la *Comptabilité des Succursales et de l'Exploitation,* et par ceux, enfin, de la *Comptabilité générale.*

A propos de la *Comptabilité générale,* nous ne saurions trop insister sur l'importance capitale de ce service; depuis de longues années, il est habilement dirigé par le même titulaire qui, grâce à son expérience et à sa longue collaboration avec M. Genevoix, donne la sécurité la plus grande aux nombreux actionnaires de ce grand établissement [2].

D'un autre côté, tenant tout le centre du grand bâtiment, est le *Hall,* conception grandiose, véritable ruche, où tous les services actifs et commerciaux sont réunis.

Il comprend trois étages, formant galeries, desservis par un escalier unique, d'un très bel effet et d'une grande hardiesse. Sa disposition permet d'embrasser d'un coup d'œil tout le

(1) Depuis de longues années, c'est M. *Minot* qui dirige le service du Contentieux de la Maison; il est aidé, dans ses fonctions, d'un secrétaire, qui est actuellement M. *Bocave,* licencié en droit.

(2) Le titulaire en question est M. *J. Walter,* vice-président de la *Caisse d'Epargne Mutuelle;* il a pour collaborateur direct le *Caissier principal,* qui est actuellement M. *Ch. Bertin,* président de la *Société des Employés droguistes de la Seine* et trésorier de la *Société des Laboratoires Bourbouze.*

mouvement de la Maison, depuis le rez-de-chaussée jusqu'aux étages supérieurs.

Des ascenseurs, mus électriquement, desservent chaque galerie, avec arrêts automatiques à tous les étages, tandis qu'un très puissant monte-charge transporte les gros colis de la cave jusqu'au faîte.

La Maison est divisée en vingt Services, qui correspondent chacun à une nature spéciale de produits ou à une destination particulière.

Chaque Service est désigné par une appellation propre ; il possède son outillage, ses réserves et son personnel spécial, placé sous l'autorité d'un chef responsable. Le travail, ainsi partagé, se poursuit partout avec une rapidité remarquable, puisque chaque section apporte son concours personnel à l'exécution d'une commande.

L'escalier continue jusqu'aux sous-sols, qui sont immenses et s'étendent sous tout l'édifice [1]. Eclairés par des lampes à arc et à incandescence, ils renferment les services de la grosse droguerie, celui des liquides exigeant une température constante (huiles, sirops, eaux distillées, alcoolats, vins, etc.), les eaux minérales et le service des spécialités liquides.

Par leur importance et l'ingéniosité de leur aménagement, les sous-sols constituent une des parties les plus intéressantes de la Maison. En passant sous les caves du vieil hôtel d'Aumont, les visiteurs admirent surtout de longs couloirs souterrains, dont l'aspect de profondeur ne laisse pas de frapper l'imagination [2].

[1] Les piliers de ces sous-sols ont ceci de particulier qu'ils ont été construits avec les pierres cylindriques des colonnes du pavillon d'octroi de l'ex-barrière du Montparnasse, démoli en 1860. Ce qui fit dire à Dorvault, pour justifier la verve chansonnière d'un de ses collaborateurs, à l'occasion d'un banquet offert par la Maison, que la Pharmacie Centrale de France avait mis le Parnasse dans ses caves.

[2] C'est à tort qu'on a prétendu que ces longs couloirs souterrains s'étendaient autrefois jusqu'à la Bastille. Il n'en faut rien croire. Ces naïves et banales traditions de souterrains prolongés se retrouvent dans presque tous les anciens châteaux et les vieilles

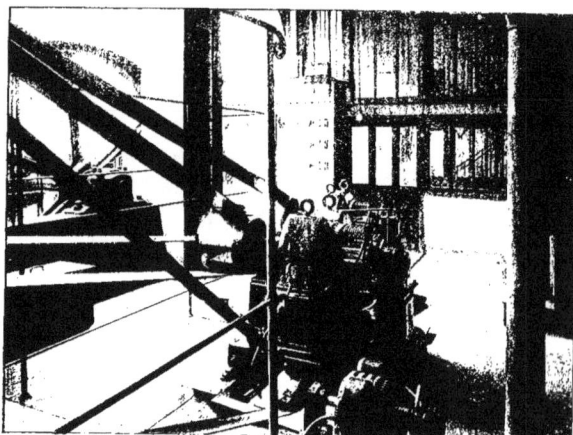

MAISON DE PARIS — SALLE DES DYNAMOS (Cliché J. David).

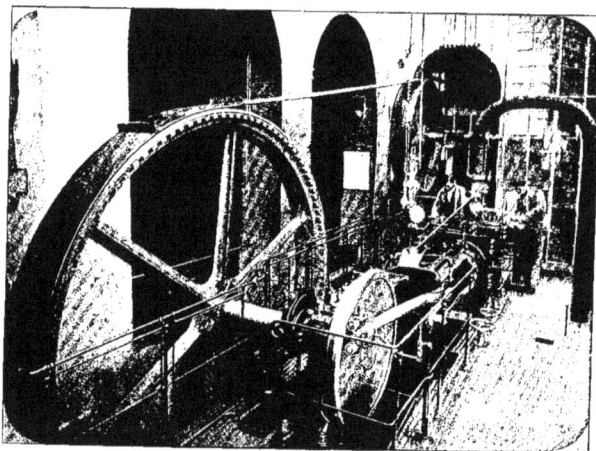

MAISON DE PARIS — SALLE DES MACHINES (Cliché J. David).

Au rez-de-chaussée, sont installés les services de la *Droguerie exotique* et des *Produits rares,* les *Postes* et le *Chaland.*

Le centre du Hall est tout entier affecté à la *Reconnaissance* et au *Rappel des commandes.* L'animation qui règne à certaines heures autour des comptoirs, le va-et-vient des employés, le mouvement des monte-charges et des ascenseurs qui déversent continuellement des marchandises, qu'on voit s'amonceler pour disparaître aussitôt et se remplacer sans cesse, toute cette vie, en un mot, qui circule intense, laborieuse, affairée, donne au visiteur l'illusion de se voir transporté dans un de nos grands ports au moment du chargement d'un paquebot transatlantique.

Au premier étage, sont installés, d'un côté, l'importante section des *Produits Chimiques* et celle des *Essences.* Au centre de la Galerie, isolé de tous les autres postes et fermant à clef, se trouve le service des *Toxiques,* dont l'accès reste limité à son propre personnel. L'autre côté de la Galerie est affecté au service de la *Pharmacie Galénique* et aux réserves. ·

Le second étage est occupé, à droite, par le Service des *Spécialités solides,* celui des *Tissus* et des *Produits emplastiques,* les *Produits hygiéniques* et les *Produits conditionnés ;* à gauche par l'importante section de la *Confiserie médicinale.*

Dans les *Magasins de réserve* qui sont vastes et bien aérés, une section spéciale a été aménagée pour les *Produits et Tissus antiseptiques,* dont la consommation prend un développement chaque jour plus considérable.

Le troisième étage est partagé entre l'*Herboristerie,* qui occupe toute l'aile gauche de l'édifice, et le service des *Poudres,* qui s'étend sur toute la partie droite.

---

maisons. Partout aussi ces galeries mystérieuses se trouvent obstruées lorsqu'on veut les vérifier. Ce qu'on peut constater sûrement ici, c'est que les caves de l'ancien hôtel d'Aumont comportent deux étages sous chacun de ses bâtiments. Le fait en est d'ailleurs mentionné dans un Titre de propriété de la Pharmacie Centrale de France, daté du 5 prairial an XI, où l'hôtel d'Aumont est minutieusement décrit de fond en comble.

Chacune de ces sections est pourvue de ses Magasins de réserve, remarquables par la bonne tenue, la propreté et l'ordre qui y règnent.

Dans chaque service, les produits sont classés par nature spéciale, étiquetés par ordre alphabétique, et les précautions les plus minutieuses sont prises pour éviter les causes d'erreurs.

Une large voûte, livrant passage aux voitures, sépare le *Magasin* de l'*Entrée des marchandises*, qui s'ouvre sur une cour spéciale. Là, sont installés le *Service de la Réception* et, au-dessus, l'*Economat*.

Isolée des autres services, en raison de son caractère et de son fonctionnement, la *Réception* communique néanmoins avec tous les étages de la Maison, au moyen de monte-charges et de treuils qui distribuent les marchandises dès leur arrivée.

Pourvue de tout son outillage de contrôle et de sécurité, la *Réception* est en rapport avec un *Laboratoire d'essais*, dirigé par un pharmacien expert, qui a pour mission de vérifier toutes les entrées et de ne laisser distribuer dans les services aucun produit, venant des Laboratoires, de l'Usine ou du dehors, sans s'assurer de sa pureté, par un contrôle minutieux et une analyse sévère [1].

Ce sont là des garanties qui ne se trouvent dans aucune autre maison et qui donnent au cachet de la Pharmacie Centrale de France une autorité et une valeur si appréciées.

Au-dessus de la Réception se trouve l'*Economat,* dont les magasins renferment tous les objets qui sont nécessaires dans les services : articles de bureau, imprimés, outils, instruments de travail, etc.; le préposé est en outre chargé de l'entretien des bâtiments [2].

[1] Ce laboratoire d'essais est actuellement placé sous la direction de M. *Le Ray*, pharmacien.
[2] L'économe est actuellement M. *Fortin*.

La grande cour est occupée par l'*Emballoir*, construit et aménagé sur un plan spécial et muni d'un vaste quai, d'où les colis sont chargés directement sur les voitures qui doivent les emporter. Comme tous les autres services, l'Emballoir possède un outillage complet, et un personnel nombreux y est attaché, placé sous l'autorité des contrôleurs et du chef des Expéditions. Il n'est pas inutile de dire que la surveillance y est incessante et que l'entrée en est interdite aux autres employés.

L'Emballoir comprend aussi les magasins de l'*Exportation*, qui y ont leur emballeur spécial pour le conditionnement des produits expédiés hors de France, aux Colonies et aux Pays d'outre-mer.

Autour de cette cour, s'élèvent de grandes constructions dont le style, en harmonie avec le bâtiment central, complète ce gracieux ensemble. Ces constructions sont affectées à d'importants services annexes que nous allons énumérer.

Au centre du bâtiment, et en avant, protégées par une véranda de grande allure, se trouvent la *Chaufferie* et la *Machinerie*.

La production de la vapeur, nécessaire aux besoins de la Machine motrice et aux différents laboratoires, est assurée par quatre chaudières de système perfectionné, d'une force totale de 250 chevaux. La force motrice est donnée par une *Machine Weyher et Richemond*, d'un type récent, qui produit journellement un travail de 150 chevaux. Cette machine actionne deux *Dynamos* de 380 ampères 110 volts, un survolteur, la Chocolaterie et les pompes.

Les *Machines électriques* servent à produire la lumière et la force motrice dans tout l'Établissement. En effet, à part la *Chocolaterie* qui, par sa situation, est directement actionnée par la machine motrice, tous les appareils, monte-charges ou machines-outils de la Pharmacie Centrale de France sont mus électriquement.

Pour éviter les inconvénients dus à un arrêt imprévu du moteur, on a installé dans une cave, située sous la salle des dynamos, une batterie d'accumulateurs pouvant donner 550 ampères-heures, ce qui permet d'assurer pendant deux heures le service de toute l'exploitation.

Toute la maison est éclairée à l'électricité, qui est fournie par 1.200 lampes de 16 bougies et 12 lampes à arc [1].

Dans le même emplacement, se trouve une *Pompe* qui aspire, dans un puits foré de 57 mètres de profondeur, l'eau nécessaire à tous les besoins. Le débit de cette pompe est de 35 mètres cubes à l'heure.

Le corps de bâtiment est occupé, au rez-de-chaussée, par le *Laboratoire de Pharmacie*, dans lequel on confectionne une grande quantité de petits produits galéniques ou de préparation délicate. On remarque dans ce laboratoire : des appareils à fabriquer les extraits dans le vide ; des machines à onguents et à pommades ; des machines à pastilles comprimées, d'un modèle très ingénieux ; des bassines à granuler. Annexés au laboratoire, on trouve des ateliers spéciaux, destinés à la *fabrication des Cachets et des Biscuits médicamenteux,* ainsi qu'une pilerie mécanique. Dans ce local, se trouvent des appareils, produisant le vide ou la compression de l'air, affectés aux différents services de la fabrication.

Le rez-de-chaussée communique, par un escalier de fer d'une belle exécution, avec l'étage supérieur où se trouvent les ateliers de fabrication de la *Confiserie pharmaceutique,* bonbons, pâtes en plaques et candies, et la *Pastillerie,* dont les ingénieuses machines excitent toujours la curiosité des visiteurs.

L'*Atelier des Pilules, des Granules et des Dragées* fait suite, avec sa remarquable batterie de bassines et de piluliers mécani-

---

(1) Le service des *Machines* et de l'*Électricité* est actuellement dirigé par M. *Duportal,* Ingénieur civil des Mines.

ques. Au-dessus se trouvent les ateliers dans lesquels on fabrique, à l'aide de procédés spéciaux, les *Capsules gélatineuses* au *trempé* et *par pression* [1].

Les ailes du bâtiment sont occupés, à gauche, par les *Écuries*, qui contiennent 15 chevaux, la *Sellerie,* et la *Maréchalerie;* à droite, par la *Chocolaterie*, qui dépend du Service des laboratoires de fabrication, et dont l'outillage complet représente les derniers perfectionnements apportés dans cette industrie. Sa production, quoique considérable, ne suffit déjà plus à la consommation qui augmente sans cesse. Au-dessus de la Chocolaterie se trouve l'atelier de conditionnement et d'empaquetage du chocolat.

Dans un des angles de la cour, s'élève la *Cheminée* monumentale, haute de 38 mètres, qu'on peut voir de tous les points de Paris; son élégante construction et l'harmonie de ses proportions ont toujours été très remarquées.

Au pied de cette Cheminée, se trouve un bâtiment spécial, appelé *Chambre infernale*, qui renferme les éthers, benzine, etc., en un mot tous les produits inflammables. Ce local est contigu à la *Laverie*.

Les locaux faisant suite aux ateliers, dans l'aile droite, sont occupés par de vastes bureaux où se font le collationnement des bulletins, le pointage des factures, les relevés, les contrôles de Paris et des Succursales, la statistique générale et la correspondance dactylographique.

Tous ces emplois sont tenus par des dames et des jeunes filles, qui apportent dans leur travail une attention, une minutie et une habileté remarquables. Nous devons encore mentionner, installés dans une dépendance de l'hôtel d'Aumont, une salle affectée au *Service des accessoires*, dont l'importance croît

(1) Tous les laboratoires de fabrication sont actuellement dirigés par M. *Vuateau*, pharmacien.

chaque jour, et auquel se trouve annexé l'atelier de *Fabrication de bandages et des appareils d'orthopédie et de prothèse.*

L'Entrée générale de la Maison de Commerce est située au numéro 21 de la rue des Nonnains d'Hyères. Un vaste porche conduit à la cour de la Réception des marchandises, d'où l'on pénètre dans le Magasin, par la salle d'attente de la galerie vitrée, dont il a été parlé au commencement de cette description.

Les étages situés au-dessus de ce porche comprennent de vastes salles, dans lesquelles s'effectuent la division des produits et la préparation des Produits conditionnés.

Ces services fort importants, qui n'emploient que des dames ou des jeunes filles, possèdent leur *laboratoire d'essais,* dans lequel les produits à manutentionner sont essayés. Ils sont dirigés par une dame ayant son diplôme de pharmacien[1].

Dans les parties importantes de l'édifice, une tuyauterie et des appareils spéciaux de secours sont installés pour inonder en cas d'incendie. En hiver, les bureaux et les magasins sont chauffés par des calorifères spéciaux. En été, des ventilateurs et d'ingénieux systèmes réfrigérants vivifient l'atmosphère et entretiennent dans les bureaux une température moyenne constante.

Pour obéir aux prescriptions de l'hygiène, l'établissement est balayé et nettoyé deux fois par jour.

La Pharmacie Centrale de France vient d'augmenter d'environ 300 mètres carrés la superficie de sa Maison de Paris, en achetant récemment les nᵒˢ 19 et 23-25 de la rue des Nonnains d'Hyères, moyennant la somme totale et ronde de 250.000 francs, compris les frais[2]. Ces deux acquisitions, qui

---

(1) Le chef titulaire de ces services est actuellement Mᴵᴵᵉ *Mazot*, pharmacien, licencié ès-sciences.

(2) Les contrats de ces deux acquisitions ont été passés devant Mᵉ Ch. Amédée Lefebvre, notaire à Paris, l'un, le 14 mars 1903, pour les nᵒˢ 23-25 ; l'autre, le 30 mars 1903, pour le nᵒ 19.

ajoutent à la Maison de Paris 20 mètres de façade, lui donnent par suite plus de valeur comme immeuble.

Dans l'état actuel, il ne saurait être question d'utiliser ces deux immeubles pour les besoins de l'Établissement. On continuera à en tirer le meilleur parti possible en les louant comme l'ont fait jusqu'ici leurs anciens propriétaires, jusqu'au moment, plus ou moins éloigné, où le développement des affaires en nécessitera l'utilisation. La seule modification qui pourrait y être apportée pour le moment, consisterait à ouvrir un passage pour les piétons à côté du passage servant aux voitures.

Tels sont en résumé l'organisation matérielle et l'ensemble des installations de la Pharmacie Centrale de France à Paris. Il nous reste à faire connaître le fonctionnement de cet Établissement, en décrivant les diverses phases de l'exécution d'une commande.

On se fera une idée de l'importance du travail à la Pharmacie Centrale de France, quand on saura que chaque jour, le Directeur reçoit en moyenne 500 à 600 lettres, venant de tous les pays. Ces lettres aussitôt ouvertes, lues et classées, sont, par ses soins, distribuées aux principaux chefs, ses collaborateurs directs.

Les commandes, transcrites au préalable sur des bulletins de couleur particulière à chaque mode d'envoi, *poste, grande vitesse* ou *petite vitesse, exportation,* sont d'abord enregistrées et pourvues d'un numéro d'Inscription, puis d'un numéro de Série, qui servira seul à les désigner jusqu'à la sortie.

Par ce moyen, les employés ne savent pas pour qui ils travaillent et il en résulte pour le client modeste, comme pour celui qui donne des ordres plus importants, l'assurance d'une identité absolue dans les produits et de soins impartiaux apportés à l'exécution des commandes.

Aussitôt enregistrés, les bulletins sont remis au *Commis de ville* chargé de relever les articles divers à faire prendre sur place. Ce travail exige, de la part de cet employé, une mémoire très vaste et une connaissance approfondie du commerce parisien et des ressources de sa production.

De là les bulletins passent au Magasin où ils sont d'abord inscrits sur le registre de Sortie, reçoivent leur numéro d'expédition et arrivent au service des Tickets, où des employées relèvent au moyen de la plume bigraphe les articles de leurs services respectifs.

Des deux parties du ticket, sur lesquelles l'article à manufacturer, diviser ou empaqueter est désigné clairement, l'une, la souche, reste au service des Tickets; l'autre, qui sert à préparer le produit, va dans le service compétent et en revient fixée à son article par un point de colle.

Le numérotage, par série, des commissions, joint au sectionnement des services, permet alors de classer les articles afférents à chaque commande, sur des tables de rappel divisées en compartiments, portant également des numéros de série correspondants.

Des employés n'ayant pas la moindre connaissance en droguerie, peuvent opérer ce classement et alimenter de travail les *Rappeleurs,* sans interruption.

Après avoir servi de ralliement pour la concentration de la commande, chaque ticket est détaché par le Rappeleur, au fur et à mesure que l'article est reconnu, et inséré aussitôt dans une enveloppe, portant le même numéro de série que la commande. Par ce moyen, un bulletin peut être reconstitué en entier sur-le-champ, simplement à l'aide des tickets de sa série.

Ce contrôle est des plus précieux, car il est un moyen de prévenir les confusions et, le cas échéant, de reconnaître une erreur.

La commande, ainsi rappelée, passe à l'*Emballoir,* où se fait encore un dernier et rigoureux contrôle de chaque article au moment précis de la mise en panier ou en caisse. Ces deux

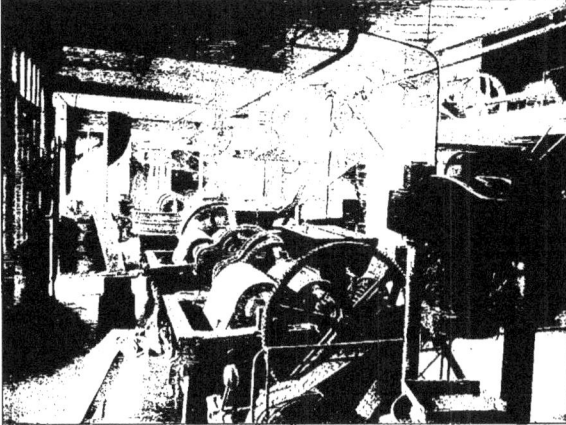

(Cliché J. David).

MAISON DE PARIS — CHOCOLATERIE

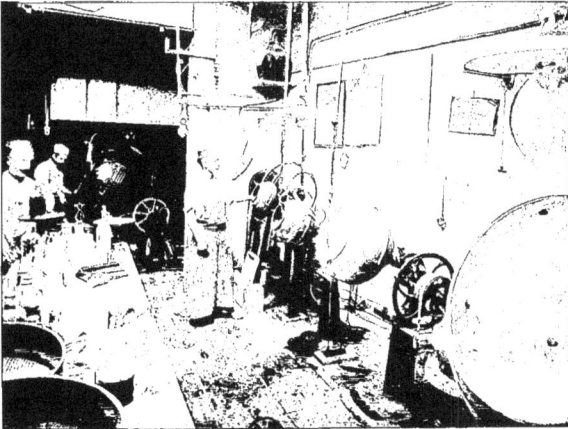

(Cliché J. David).

MAISON DE PARIS — ATELIER DE PILULES, GRANULES

rappels et le classement de la commission, constituent trois
contrôles qui réduisent les causes d'erreurs au plus strict
minimum. Les résultats de ce système qui donne à la fois la
sécurité et la célérité, permettent d'exécuter, dans un temps très
court, un nombre considérable de commandes.

Il n'est pas inutile de dire qu'il n'y a que des intermé-
diaires mécaniques, entre les divers services et le hall, et que
toutes les divisions arrivent à l'aide de monte-charges, ce qui
supprime les indiscrétions possibles du personnel.

Telles sont les phases de l'exécution d'une commande ; il
nous reste à exposer l'économie de ce système.

Après la mort de Dorvault, Genevoix résolut de réorganiser la Maison de Commerce au double point de vue de la
sécurité pour les clients et les actionnaires, et, par contre, de
la responsabilité pour le personnel.

Pour atteindre un but aussi important, il a isolé les trois
opérations capitales de tout commerce, l'Entrée des marchandises, leur Débit et leur Sortie.

Toute marchandise venant, soit du dehors, soit des laboratoires, sort de la Réception accompagnée d'une fiche détachée d'un livre à souche, mentionnant simplement la nature
du produit. Elle est livrée ensuite directement, à l'aide de
treuils ou de monte-charges, à chaque chef de service qui doit :
1° reconnaître la marchandise qu'il reçoit ; 2° compléter la fiche
en inscrivant la quantité reçue, et 3° transcrire ces détails sur
un registre spécial d'entrée, dont il a la tenue et qui porte un
compte ouvert à chaque produit.

Cette constatation et cette livraison entraînent la responsabilité du chef, qui se débite lui-même de la marchandise qu'il
reçoit et qui est soumis à des inspections nombreuses, basées
sur les preuves de la sortie, fournies par les tickets.

Ces tickets sont de petits carnets de papier, paginés,
séparés au milieu par un pointillé à jour et qui, par la diversité

des couleurs et leurs numéros, correspondent aux diverses sections de la Maison. Ils servent à relever, au moyen d'une plume bigraphe, c'est-à-dire, écrivant avec deux becs, les articles de chaque commission, que l'écriture retrace en même temps de chaque côté du pointillé. Ces tickets, destinés à constater la sortie des Marchandises de chaque service, créditent l'employé en débitant le Rappel.

Chaque jour, les enveloppes de la veille sont ouvertes; les tickets, rapprochés des souches et classés par couleur et numéro de pagination, s'y adaptent forcément, donnant ainsi la preuve authentique de la sortie des produits.

Cette reconstitution du service de la journée, permet, grâce au groupement des produits de même espèce dans chacune des sections, de relever en un seul total les divisions les plus nombreuses de n'importe quel article, et comme conséquence la sortie exacte, par un compte ouvert à chaque produit. Par ces combinaisons, une soustraction suffit pour donner en nombre ou en poids le stock restant, ce qui constitue les éléments mathématiques d'un inventaire permanent.

L'honneur de cette conception, vraiment géniale, appartient à Genevoix, aidé dans son application par le Directeur actuel, qui a su perfectionner encore ces moyens de contrôle. Il en résulte, pour la Maison, un travail productif, un ordre rigoureux et l'absence totale de coulage; pour la clientèle, l'exécution des commandes avec la plus complète exactitude, une grande célérité et presque sans erreurs, car pour ces dernières, il est bon de dire que l'ambiguïté de certains ordres et les interprétations qui peuvent en résulter parfois, sont le plus souvent en cause.

Pour obéir tout à la fois aux Statuts et donner satisfaction à la clientèle, une comptabilité sévère, appropriée aux exigences multiples du commerce de la Droguerie pharmaceutique, complète cette organisation.

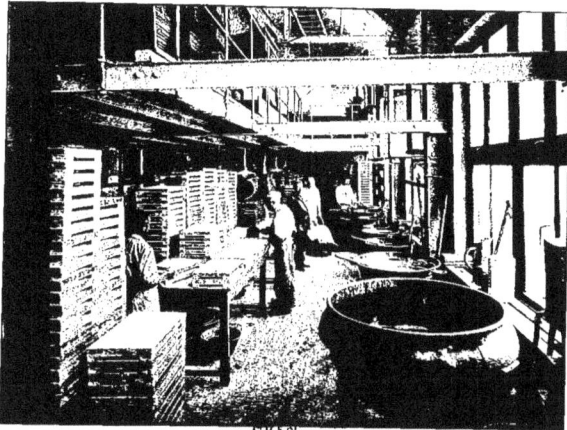

(Cliché J. David).

MAISON DE PARIS — ATELIER DE FABRICATION
DES PATES ET DE LA CONFISERIE PHARMACEUTIQUE

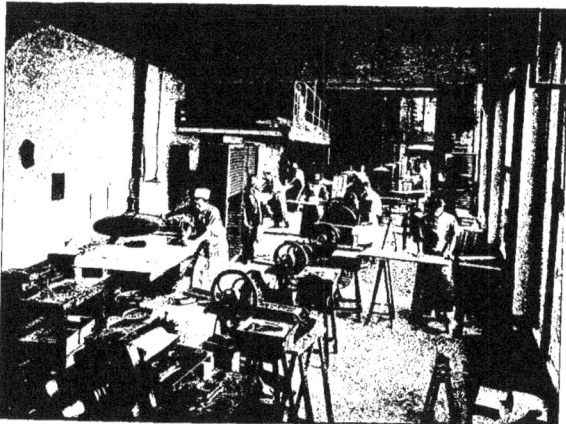

(Cliché J. David).

MAISON DE PARIS — ATELIER DE FABRICATION
DES PASTILLES

Nous n'entreprendrons pas d'en décrire le fonctionnement, nous contentant de rappeler que les règles sur lesquelles la comptabilité repose, reçoivent leur application la plus rigoureuse en ne laissant prise à aucune erreur qui ne puisse être reconnue immédiatement.

Une facture détaillée accompagne chaque envoi, afin de permettre au client de reconnaître sa commande au moment où il la reçoit.

A la fin de chaque mois, tous les comptes sont arrêtés et balancés. Le total des opérations en débit et crédit est relevé et le détail en est remis à chaque client, selon le mode de règlement qu'il a adopté.

On aura une idée de l'importance de ce travail, quand on saura que le nombre des comptes courants ouverts à la Pharmacie Centrale de France est de plus de *huit mille*.

En général, tous les employés, occupés aux différents services que nous venons de décrire, travaillent sous l'impulsion du *Chef du personnel,* qui leur transmet les ordres de la Direction. Cette fonction est confiée à un pharmacien actif, d'une intelligence vive, possédant une expérience consommée, grâce à sa longue présence à la Pharmacie Centrale de France où il a débuté comme simple employé [1].

---

(1) Il s'agit ici de M. *Gillet*, pharmacien, professeur de micrographie et membre du Conseil d'Administration de la *Société des Laboratoires Bourboire.*

USINE DE SAINT-DENIS

Pour la Pharmacie Centrale de France, l'*Usine de Saint-Denis* se rattache directement à la Maison de Paris.

Cette Usine est située à la Plaine-Saint-Denis, au lieu dit *La Couture*, tout au bout de cette belle et longue Avenue de Paris, qui part de la Porte de la Chapelle pour aboutir au Pont du Canal du Nord.

Elle occupe une superficie de 30,000 mètres carrés environ, dont plus de la moitié est couverte de bâtiments, de laboratoires et d'entrepôts.

L'Usine de Saint-Denis est la plus vaste fabrique de Produits Chimiques et Pharmaceutiques de France. Par son étendue, par l'heureuse disposition et l'élégance de ses constructions, par son énorme production, son outillage perfectionné et sa tenue irréprochable, elle réalise le type de ces Usines-Modèles, véritables écoles pratiques, où le visiteur émerveillé peut suivre minutieusement tous les détails d'une industrie.

Les plans de l'Usine furent dressés par l'architecte Saulnier et sa construction, commencée en 1862, fut achevée en 1864. Ménier, désireux de créer un établissement de premier ordre, n'hésita pas de recourir aux lumières d'un des plus illustres savants de notre siècle, et c'est sous la direction et aidé des conseils du grand maître *Berthelot* qu'il fit agencer son installation et outiller les laboratoires d'une façon à la fois pratique et scientifique.

Bien que la Pharmacie Centrale de France acquît, en 1867, la maison de droguerie Ménier, qui comprenait l'exploitation de l'Usine de Saint-Denis, ce n'est que deux ans plus tard qu'elle devint réellement propriétaire de celle-ci, en tant qu'immeuble, moyennant le prix principal de 800,000 francs, et suivant contrat de vente à elle faite par M. et Mme Ménier, passé devant Me Gatine, notaire à Paris, le 9 septembre 1869.

Une journée entière ne saurait suffire, aujourd'hui, pour visiter en détail l'Usine de Saint-Denis, étudier son outillage si varié, en suivre le fonctionnement et la production.

Nous n'entreprendrons pas de décrire ici les nombreuses fabrications qui s'y poursuivent. Il nous faudrait, pour cela, entrer dans de fastidieux détails techniques, et soumettre notre lecteur bienveillant à l'épreuve d'une lecture aride et sans intérêt.

Nous nous bornerons à prendre le visiteur par la main et à lui faire parcourir l'Usine de Saint-Denis, comme nous l'avons fait plus haut, en lui décrivant les divers services de la Maison de Paris.

Quand on s'arrête devant la grille d'entrée et qu'on embrasse du regard l'ensemble de l'Usine de Saint-Denis, on reste surpris et charmé, tout à la fois, à l'aspect de ces vastes bâtiments qui s'élèvent au milieu d'une luxuriante végétation.

Une avenue de 14 mètres de large (*Avenue Ménier*), bordée à l'entrée par de beaux platanes, partage l'Usine dans toute sa longueur.

En outre, l'Usine est divisée en Avenues et Rues, auxquelles on a donné des noms de Pharmaciens, de Chimistes et de Physiciens célèbres.

Les deux allées parallèles à l'Avenue principale portent les noms d'*Avenue Dorvault* et *Avenue Genevoix*.

Les rues perpendiculaires se nomment : *rue Gay-Lussac, rue Berthollet, rue Lavoisier, rue J.-B.-Dumas, rue Palangier*.

A gauche de l'Entrée, se trouve le parc au charbon, approvisionné d'environ 1000 tonnes de combustible et dissimulé par un grand et beau jardin plein d'ombrage et de fleurs.

19

A droite, un coquet pavillon est affecté au logement du Gardien-Surveillant.

Un large trottoir bitumé conduit à l'habitation du Directeur de l'Usine, élégante construction bâtie dans le style des cottages anglais.

Le rez-de-chaussée est occupé par le cabinet de la Direction et les bureaux de l'Usine. Sous les fenêtres, qui donnent sur l'avenue Ménier, un pont à bascule d'une portée de 10,000 kilos permet de contrôler le chargement de toutes les voitures qui entrent ou qui sortent de l'Usine. Cette vérification est faite par le Surveillant, homme de confiance, médaillé, ancien gardien de la paix de Paris, retraité.

Huit vastes bâtiments, isolés les uns des autres, occupent le centre de l'Usine de Saint-Denis; ce sont les *Pavillons : Guibourt, Soubeyran, Pelletier, Julliard, Denis Papin, Caventou, Wurtz, Victor Regnault.*

Tout autour de l'immense quadrilatère formé par l'Usine, sont une suite d'ateliers, de magasins et d'entrepôts, affectés chacun à des fabrications spéciales ou à des destinations particulières ; ce sont les *Pavillons : Baumé, Robiquet, Jules Regnauld, Jouffroy, Cloëz, Guyton de Morveau, Virey, Valenciennes, Raymond Lulle, Cahours, Chevreul, Personne, Nicolas Leblanc, Bernard Palissy, Blaise Pascal, Jussieu.*

Nous les décrirons successivement lorsque notre visite aux bâtiments du centre sera terminée.

1. — Pavillon Guibourt

Ce bâtiment est exclusivement affecté à la *Pilerie*. Il se compose de dix ateliers.

1ᵉ Atelier : Produits alimentaires. — Cet atelier comprend une batterie de six pilons, avec leurs tamis respectifs, pour la fabrication des poudres de riz, de grüau, de racahout, etc.

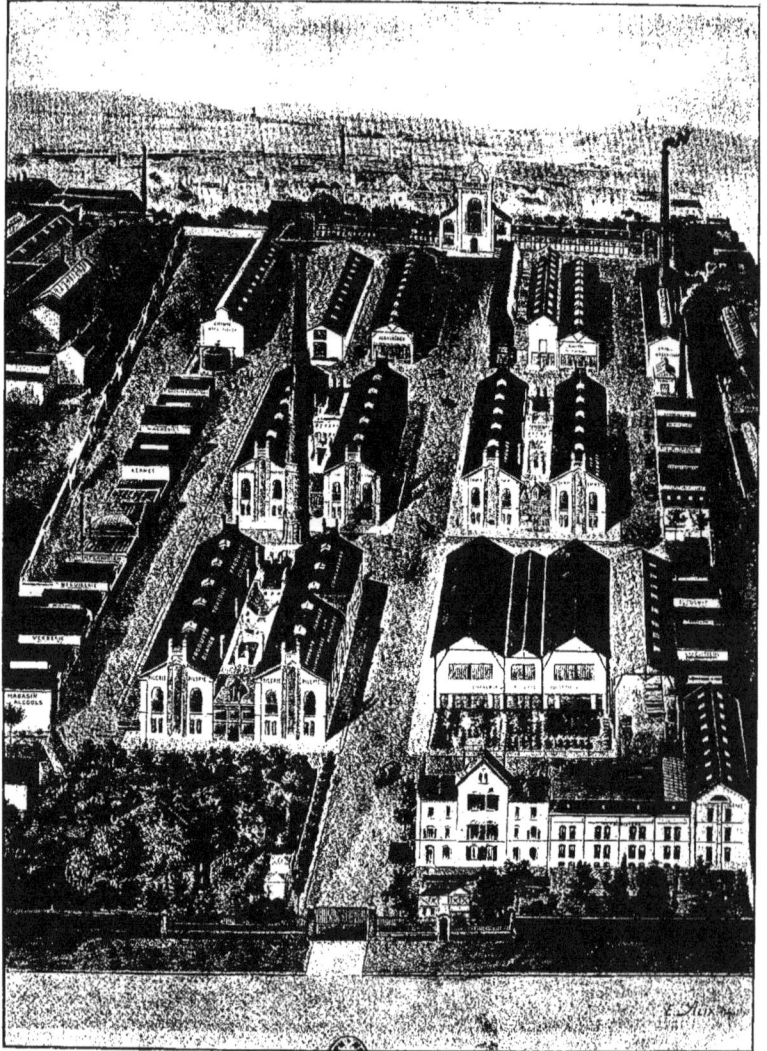

VUE À VOL D'OISEAU
DE L'USINE DE LA PHARMACIE CENTRALE DE FRANCE A SAINT-DENIS

(Cliché J. David).

On y remarque aussi un moulin à noix, pour le concassage des gommes.

2° *Atelier : Produits chimiques.* — Cet atelier se compose de trois appareils Dalbouze à boulets en porcelaine et d'un appareil, tout en porcelaine, pour la pulvérisation des produits chimiques organiques.

3° *Atelier.* — On y remarque une puissante Meule double, nouveau système, servant au broyage des *Minerais* et en particulier de la *Magnésite.* Son énorme cuvette est munie, aux deux extrémités, de grilles mobiles permettant de tamiser la poudre selon la grosseur désirée. Cette meule peut écraser 1,000 kilog. de minerai par jour.

Dans ce même atelier, à côté de la Meule, se trouve un blutoir spécial pour les Minerais.

4° *Atelier.* — Cet atelier est consacré à la fabrication de la *farine de lin* et au triage de la graine de lin. On y voit fonctionner un trieur perfectionné pour la graine de lin destinée à la farine ; un tarare, modèle spécial, pour la graine de lin mondée ; deux moulins à farine avec leurs blutoirs, ainsi que deux moulins à noix pour le concassage des amandes et autres produits.

5° *Atelier.* — On y voit fonctionner : une paire de meules accouplées, en granit, de 1^{m}50 de diamètre, du poids de 6000 kilog., roulant sur une cuvette en fonte ; une raboteuse pour les bois de *Quassia,* de *Santal,* de *Sassafras,* etc.; un triturateur Anduze, pour le granulage des quinquinas et autres écorces; et un moulin à farine de moutarde, produisant 50 kilog. de farine à l'heure. Dans le même atelier, se trouve un appareil centrifuge pour le broyage des fruits servant à la fabrication des sucs médicinaux et pouvant produire 6000 kilog. par jour.

6° *Atelier.* — Il renferme une lentille à boulets pour la pulvérisation des *fleurs de Pyrèthre,* avec un groupe de tamis mécaniques ; un *Carter's* pour le coupage des racines très dures, et un appareil pour couper les plantes vertes.

7ᵉ et 8ᵉ Ateliers. — Tout autour de ces ateliers, sont disposées trois batteries de mortiers de six pilons chacune, dont cinq accouplés, et un groupe de quinze tamis mécaniques pour obtenir les poudres à la tenuité exigée par le Codex. Dans ces ateliers, il ne se fait que des poudres colorées.

9ᵉ Atelier : Toxiques. — Cet atelier, peint en rouge, est complètement isolé des autres ateliers pour éviter toute contamination. On y voit fonctionner, durant toute l'année : une batterie de six pilons dans un seul mortier ovale, exclusivement affecté à la pulvérisation de la *noix vomique* ; une batterie de mortiers contenant neuf pilons, avec leurs tamis respectifs ; on y remarque également un tritureur Anduze, pour les fèves Saint-Ignace et les noix vomiques râpées.

10ᵉ Atelier : Produits blancs. — Cet atelier comprend : une paire de meules en granit ; deux batteries de mortiers avec dix pilons, dont deux accouplés, et un groupe de sept tamis mécaniques. A côté, se trouve un broyeur à cylindre, système Vapart, pour la désagrégation des écorces dures.

Les mortiers sont en fonte, montés sur socles en pierre, et sont recouverts d'une poche en peau, qui protège les produits et empêche la déperdition des poudres.

Les pilons sont en acier et pèsent chacun 100 kilog.

Le même bâtiment possède, entre les ateliers 5 et 6, de vastes étuves qui servent à la dessiccation des matières premières.

L'étage supérieur est divisé en deux parties bien distinctes : d'un côté les *Toxiques* et de l'autre les produits de grosse droguerie végétale. On y remarque un assortiment considérable de quinquinas logés en balles et surons d'origine, ainsi qu'un stock important de noix de kola, de salsepareille, de semences, graine de lin et moutarde, etc., etc.

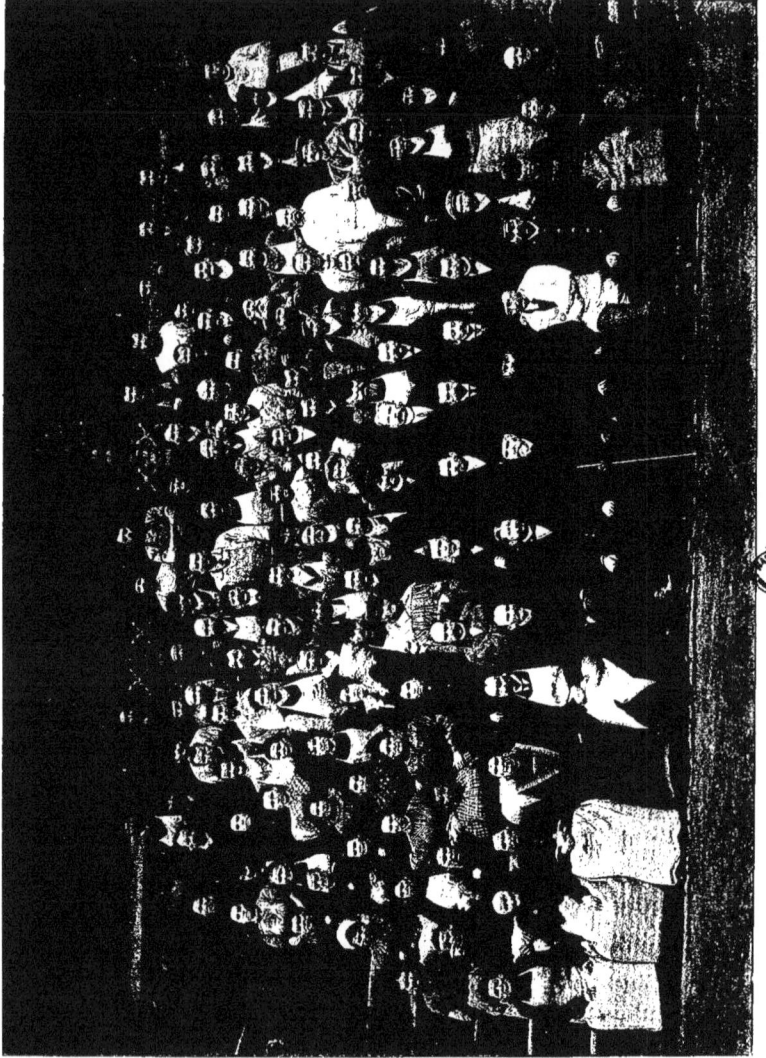

PERSONNEL DE L'USINE DE SAINT-DENIS

Dans une des pièces de cet important magasin, se trouve une trieuse universelle d'un nouveau système, servant au nettoyage des grains.

Dans le Magasin des Toxiques, il y a un stock constamment renouvelé de plusieurs milliers de kilogrammes de *Digitale*, destiné à subvenir, non seulement à la vente, mais encore à la fabrication de la *Digitaline cristallisée*, qui se fait durant toute l'année sans interruption.

L'énorme production de poudres à l'Usine de Saint-Denis s'explique par la réputation universelle dont jouissent ces produits. Ménier fut le premier à introduire dans le commerce de la droguerie des poudres pures et parfaitement impalpables. La Pharmacie Centrale de France a toujours tenu à honneur de conserver cette renommée, en apportant les soins les plus minutieux dans le choix des matières premières et dans leur transformation.

A l'extrémité du bâtiment de la Pilerie, se trouve adossée une vaste et coquette véranda qui abrite les *Machines*.

On y admire un moteur à vapeur, dont le volant n'a pas moins de 6 mètres de diamètre, et deux machines horizontales accouplées, de la force de 150 chevaux. Les transmissions sont souterraines et les arbres de couche qui partent des machines sont d'une grosseur énorme. La force développée par ce moteur, outre qu'il sert à mettre en mouvement les différents appareils répartis dans l'Usine, actionne aussi trois pompes qui envoient, dans toutes les directions, environ 90,000 litres d'eau à l'heure. Or, il y a lieu de remarquer que l'eau est un des facteurs les plus importants de l'Usine.

En sortant de la chambre des machines, on s'arrête devant l'élégante cheminée monumentale, haute de 45 mètres, construite en briques polychromes, dessinant des monogrammes et des arabesques d'un effet très artistique.

2. — Pavillon Soubeyran

Ce bâtiment est consacré à la Pharmacie ; il est divisé en quatre ateliers :

1ᵉʳ Atelier : Extraits mous et fluides, Alcoolats, etc... — Dans cet atelier, on remarque : un fourneau à huit bassines, dont deux de 5oo litres, trois de 25o, deux de 6o et une de 3o ; puis un groupe de quatre appareils à évaporer dans le vide, actionnés chacun par un piston séparé, mais réunis sur le même bâti ; plus deux alambics pour la distillation des extraits alcooliques.

Un peu plus loin, est un alambic énorme, d'une capacité de 1,5oo litres, pour la distillation des *Alcoolats*, des *Eaux de Roses*, des *Eaux de Laurier-cerise*, etc....

En face, se trouvent quatre autres alambics de plus petite dimension pour la distillation des *Eaux de Tilleul, Menthe*, etc.

Au centre de cet atelier, on remarque : deux meules accouplées, en granit, servant au broyage des matières premières et des plantes ; puis deux presses hydrauliques, l'une servant à la préparation de l'*Huile d'amandes douces* et l'autre à presser les plantes pour *Sucs végétaux*.

2ᵉ Atelier. — Dans cet atelier, on remarque : un fourneau de huit bassines, dont deux de 5oo litres, deux de 25o, une de 100, deux de 6o et une de 3o, où se préparent les *Sucs végétaux*, tels que coings, cerises, framboises, etc. L'une des bassines de 5oo litres est occupée, pendant toute l'année, pour la préparation de la *Liqueur de Goudron*. On y remarque également deux turbines servant au granulage du charbon simple et naphtolé et autres produits. L'une de ces turbines, d'un grand diamètre, permet de granuler 15o kilog. de kola à la fois.

Une vaste étuve, construite sur un plan ingénieux, complète ce Laboratoire. Cette étuve, chauffant à une basse température, est destinée spécialement à la dessiccation de la Levure de bière, dont la vente a pris une importance considérable et que la Pharmacie Centrale de France délivre sous la forme de granulé ou de poudre. Cette partie du 2ᵉ Atelier ne traite pas moins de 18 à 20,000 kilog. de Levure de bière par an.

3° Atelier : Extraits, Teintures et Préparations galéniques, Toxiques. — Cet atelier, complètement isolé, comprend : un fourneau à cinq bassines, dont une de 500 litres, deux de 250, deux de 60 ; puis un groupe de deux appareils à évaporer dans le vide ; plus deux alambics pour la distillation des *Extraits alcooliques toxiques.*

On y remarque aussi treize macérateurs, d'un système spécial, servant à la préparation des *Teintures toxiques.* Une presse hydraulique d'une grande puissance, servant à exprimer les *Tourteaux de Laudanum* et *Teintures diverses*, complète cet atelier.

4ᵉ Atelier. — Cet atelier sert presque exclusivement à la fabrication des *Extraits de quinquina*, dont la production considérable nécessite des appareils d'une très grande dimension.

Ainsi, on y remarque : un fourneau à six bassines d'une moyenne de 500 litres ; trois appareils à vide permettant d'évaporer chacun 1,200 litres de liqueurs ; deux alambics complètent le matériel de cet atelier.

Au centre de ces Ateliers, se trouvent le Bureau du Chef de la Pharmacie et son Laboratoire d'essais, pourvu de tout l'outillage nécessaire. Ce travail s'opère avec des soins et un contrôle rigoureux, afin de prévenir les erreurs.

Tout le premier étage du bâtiment que nous venons de parcourir est occupé par la *Confiserie* ; un très joli escalier en éventail y conduit.

La partie gauche de l'étage est occupée par un vaste Laboratoire dans lequel on fabrique la *Confiserie* et les *Pâtes candies et en plaques.* Un énorme fourneau de 8 mètres de long, tout en cuivre rouge, contient cinq bassines à pâtes. Une sixième bassine à palettes, nouveau système, sert uniquement à la fabrication des *Pâtes de guimauve et de lichen.* Quatre étuves indépendantes et une pièce dans laquelle se fait le décollage et la mise en boîtes des pâtes, complètent ce Laboratoire.

Dans le même étage, une pièce, symétriquement opposée à celle indiquée ci-dessus, sert à la fabrication du *Coton iodé,* des *Emplâtres en magdaléons,* des *Moustiquicides* et autres fabrications nécessitant des soins particuliers.

Avant de quitter ce pavillon, nous conduirons le visiteur dans les caves, par un escalier, dont l'entrée se trouve sur le trottoir, que le directeur actuel de la Pharmacie Centrale de France, a fait récemment construire pour le passage des fûts d'*Huile de foie de Morue,* servant à la préparation de l'Émulsion d'Huile de Morue, dont la vente a pris des proportions considérables. Trois appareils y fonctionnent constamment, et tout le matériel servant à cette fabrication est en nickel.

Dans la même cave, un local spécial et isolé renferme une énorme bassine servant à la préparation des *Onguents :* *Populeum, Laurier,* etc…. Dans la troisième partie de la cave, on voit fabriquer la *Pommade aux Concombres,* dans une bassine en cuivre rouge d'une grande dimension, munie d'un mélangeur mécanique qui permet de faire un produit remarquable.

Enfin, la 4e partie de la cave est réservée spécialement à la fabrication de l'*Onguent mercuriel.* On y voit fonctionner pendant toute l'année un mélangeur, système spécial, qui produit de 200 à 250 kilog. d'onguent mercuriel par semaine.

3. — Pavillon Pelletier

Ce bâtiment est réservé à la fabrication des *Alcaloïdes* et *Glucosides*. Il contient un matériel perfectionné composé de deux presses, deux appareils à vide, cinq alambics, une essoreuse, deux appareils à déplacement sous pression, et cinq simples, constamment occupés pour la préparation de la *Digitaline cristallisée*.

On y remarque également deux macérateurs de très grande dimension, dont un est réservé exclusivement à la *Quassine cristallisée*, dont la fabrication se fait toute l'année sans interruption.

4. — Pavillon Julliard

Ce bâtiment, construit d'après les ordonnances de la Préfecture de Police, est destiné à recevoir les *Hydrocarbures*.

Nous y remarquons la fabrication de la *Neufaline*, universellement connue. L'embouteillage de ce produit se fait par un système perfectionné à air comprimé, ainsi que les divisions d'éther, de benzine, essence de térébenthine et autres produits inflammables. Ce système a été préconisé par le Directeur actuel de la Pharmacie Centrale de France.

A gauche et à droite de l'entrée du bâtiment, se trouvent deux citernes cimentées, pouvant contenir chacune de 15 à 20,000 litres de liquide. En cas d'incendie, un système de canalisation conduirait le liquide dans ces citernes.

5. — Pavillon Denis Papin

Dans ce pavillon, se trouvent deux *Générateurs* d'une force d'environ 120 chevaux ; ces générateurs sont principalement affectés aux ateliers des sels de quinine, des alcaloïdes et des teintures.

Afin de diminuer la consommation en charbon, on a

installé des dispositifs spéciaux permettant d'alimenter les générateurs avec les eaux chaudes provenant, soit des échappements, soit des eaux servant à la réfrigération des eaux distillées et qui sont encore à environ 35°.

Malgré cela, la consommation annuelle en charbon de ce pavillon atteint le chiffre de 550 tonnes.

6. — **Pavillon Caventou** *(Sels de quinine)* [1]

Créée en 1896, cette fabrication n'a pas tardé à prendre une importance considérable. Il suffit, pour en donner une idée, de dire que l'installation actuelle permet d'obtenir une fabrication journalière de 20 kilos de *sulfate de quinine*.

Si l'on parcourt les ateliers de ce service, on trouve en y abordant par l'ouest, à droite, un magasin contenant la réserve des quinquinas destinés à la fabrication de la *quinine*. Cette réserve atteint, en temps normal, la quantité de 50,000 kilog. d'écorces de quinquina.

En face du magasin, on remarque l'atelier de broyage. La matière première y est concassée, puis pulvérisée et tamisée mécaniquement.

Dans l'atelier suivant, outre un moteur à vapeur de 25 chevaux actionnant les diverses machines du service, on voit toute la série des appareils où l'on traite le quinquina par les *hydrocarbures lourds* pour en extraire la quinine. Cet atelier est mis en communication, par une conduite souterraine, avec une vaste citerne contenant la réserve des hydrocarbures ; citerne dans laquelle on puise, à l'aide de pompes, les quantités journalières nécessaires à la fabrication. On évite ainsi, dans la mesure du possible, l'accumulation des matières inflammables dans les ateliers ; et, à la première alerte, on peut laisser couler ces liquides dans la citerne.

[1] La fabrication des sels de quinine est dirigée par M. *Castel.*

On arrive ensuite dans un grand atelier où s'opèrent les *cristallisations* successives du *sulfate de quinine* jusqu'à sa complète purification. Après chacune de ces cristallisations, le produit est recueilli dans de puissantes essoreuses, qui en séparent rapidement les eaux-mères. Celles-ci sont dirigées dans des bassines et reprises pour être traitées à leur tour.

A la dernière cristallisation, le sulfate de quinine, après l'essorage, est disposé dans des clayettes munies de papier absorbant, puis dirigé vers l'*Étuve*.

Cette dernière partie des ateliers du Pavillon Caventou est divisée en trois pièces principales : l'*étuve chaude,* où l'on sèche les clayettes et le papier ; l'*étuve tempérée*, où l'on amène le sulfate de quinine au degré de dessiccation voulu ; et, enfin, le local où le produit, complètement terminé et sec, est mis en boîtes ou en flacons.

Tous les ateliers du Pavillon Caventou sont éclairés à la lumière électrique.

Par suite de l'augmentation constante dans la production, on a dû donner plus d'espace au magasin des matières premières et déplacer les divers laboratoires dépendant des sels de quinine. Ils sont aujourd'hui groupés dans une annexe située à l'extrémité du *Pavillon Nicolas Leblanc.*

7. — Pavillon **Wurtz** *(Produits chimiques)*

Dans ce pavillon, la fabrication des *Produits chimiques* occupe une superficie de 400 mètres carrés. D'abord, un grand atelier pour les *Produits non toxiques*, vitré sur trois côtés et aménagé avec tout le confort nécessaire ; on y remarque un fourneau en briques, d'une longueur de 5 mètres, supportant deux bassines d'argent massif de 0^{m}60 de diamètre et d'un poids de 30 kilog., ainsi qu'un grand plateau et une cuiller de même métal servant à la fabrication de la *Soude* et de la

Potasse caustiques et du *Chlorure de sodium* chimiquement pur employé dans la préparation des *Sérums.*

Sur ce fourneau, est également un alambic en fonte émaillée, pour la préparation de divers *Éthers, Acétate d'éthyle, Valérianate d'éthyle,* etc. Une paire de bassines émaillées, avec double fond pour le chauffage à la vapeur, d'une contenance de 250 litres chacune, une autre semblable de 500 litres, deux plus petites de 150 litres, une en cuivre de 100 litres, enfin, deux bassines émaillées de 200 litres, chauffant à feu nu, servent à préparer tous les produits purs et certains produits délicats, tels que les *Benzoates de soude, Lithine, Bismuth,* le *Sulfovinate de soude,* etc.

Un grand alambic en fonte, complètement émaillé, d'une contenance de 200 litres, permet, au moyen de pompes à vide d'un nouveau système, de faire des distillations et d'évaporer rapidement des solutions dans le vide, sous une pression de 5 millimètres de mercure.

Un bain-marie à vapeur, sur lequel on place cinq terrines de 30 litres chacune, permet de préparer les produits qui ne supporteraient pas le contact du métal ou de l'émail.

Une paillasse, d'une longueur de 15 mètres, garnit l'un des côtés de l'atelier ; on y fait les petites préparations, les distillations dans les ballons de verre et les petites cristallisations.

Après avoir traversé le bureau du Chef de Service, on pénètre dans son Laboratoire. Sous une vaste hotte, s'étend une grande paillasse, garnie d'appareils perfectionnés et présentant toutes les commodités pour la préparation des *Produits de Laboratoire,* l'essai des fabrications en cours, ainsi que les recherches intéressant le service. On y remarque un four à moufle, un four à réverbère, un bain d'huile contenant quinze étuis en acier pour tubes scellés, ainsi qu'une capsule en platine de trois litres pour la préparation des *Sels de cérium* et de *vanadium.*

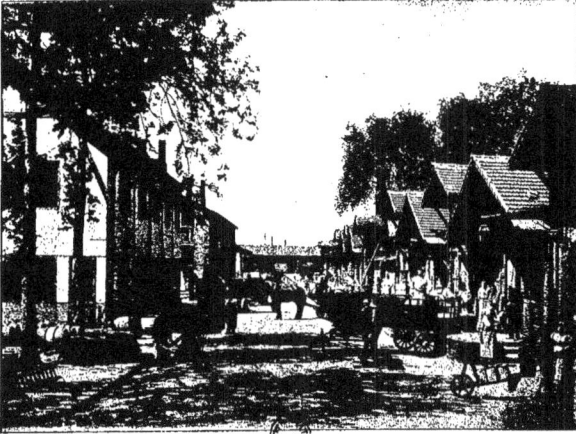

AVENUE DORVAULT

(Cliché J. David).

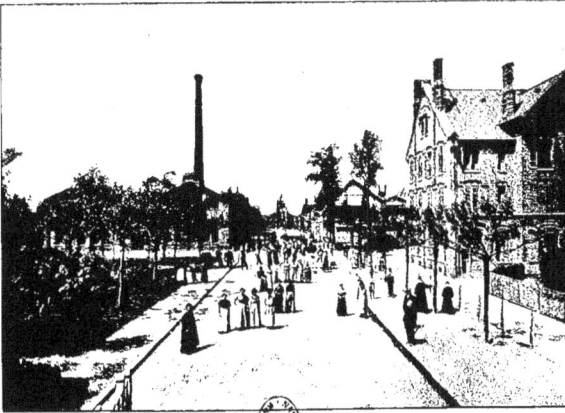

AVENUE MENIER

(Cliché J. David)

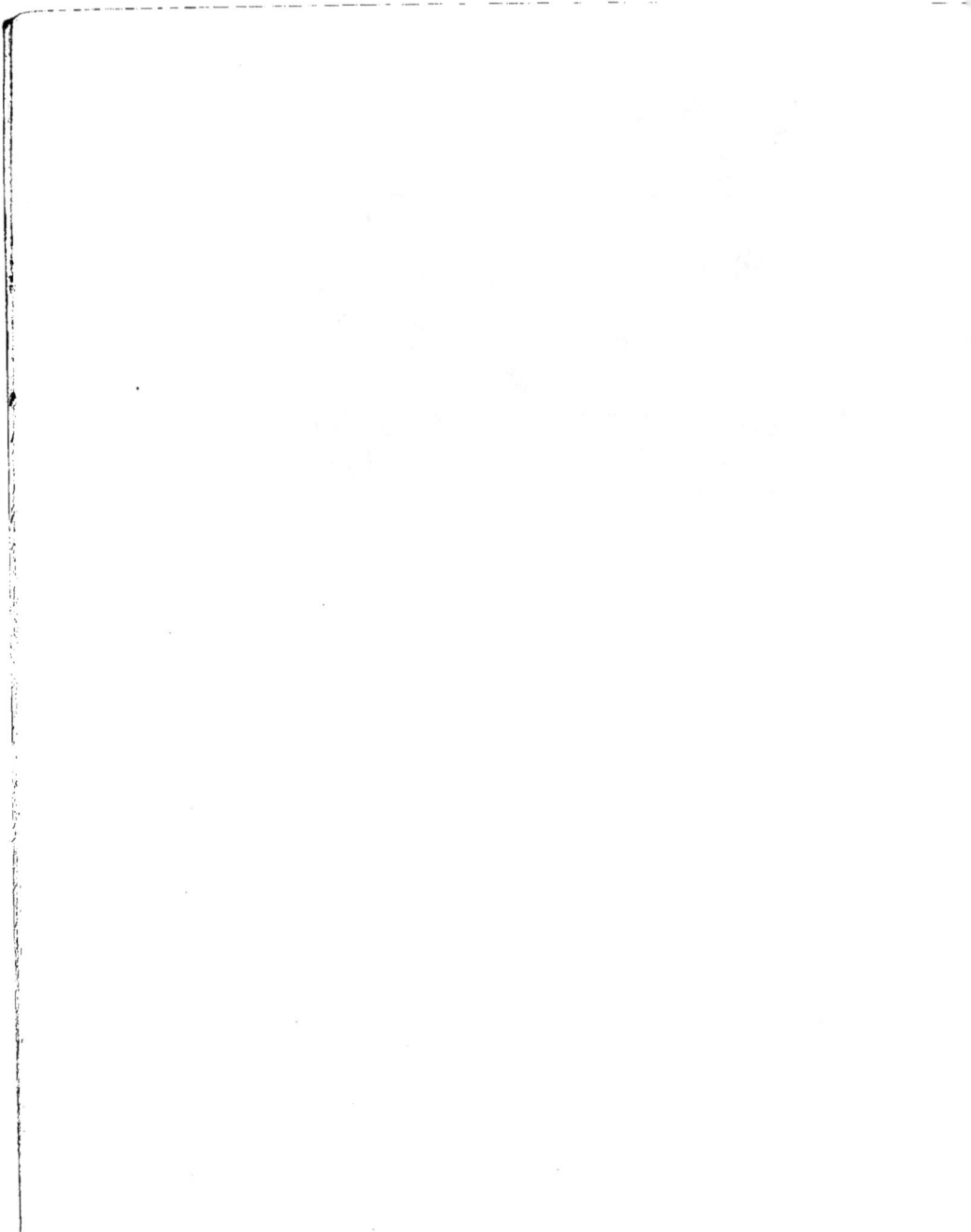

De chaque côté, sont deux laboratoires semblables : l'un, à droite, pour les *Produits minéraux toxiques*, comprenant deux bassines de 15o litres, à double fond, chauffées à la vapeur, constamment utilisées pour la préparation des *sels de Mercure*, les *sels de Plomb*, les *sels d'Urane, de Nickel*, etc., et les petits *Produits de Laboratoire toxiques*. L'autre, à gauche, pour les *Produits organiques toxiques*, comprenant un grand bain-marie, de 4 mètres de longueur, et quantité d'appareils en verre. Là, se préparent les *Éthers*, comme le *Méthylol*, le *Mercure-éthyle*, etc., et le *Chloroforme anesthésique du chloral*. Une bassine d'argent d'une contenance de 15 litres sert à préparer certains composés phénoliques.

L'aile du bâtiment, faisant le coin de l'avenue Ménier et de la rue Berthollet, contient un matériel important servant à la fabrication des *Iodures* et des *Bromures de potassium* ; on y remarque d'énormes chaudières et des creusets placés sur un immense fourneau constamment allumé.

De grands bacs en tôle forte, chauffés à la vapeur, servent au lavage des boues précipitées pendant la fabrication. A cet atelier, sont jointes deux étuves, avec un nouveau système de réglage, pouvant donner un degré de chauffage très élevé ou une chaleur modérée suivant les besoins.

On y remarque également des appareils perfectionnés pour la fabrication de l'*Iodure de potassium en gros cristaux*.

Des terrines pleines de cristaux, des égouttoirs remplis de produits, des alignements de carrés pleins de liquides en filtration, montrent que cet atelier est toujours en pleine activité.

Les plus grandes précautions sont prises pour empêcher les confusions entre les Bromures et les Iodures. A cet effet, le matériel servant à la fabrication des bromures est soigneusement séparé de celui réservé à la fabrication des iodures.

L'atelier formant l'angle de la rue Berthollet et de l'avenue

Dorvault est réservé à la fabrication du *Fer réduit par l'Hydrogène*.

Le 3ᵉ angle du bâtiment est affecté à la fabrication des *Bi-Phosphates de chaux* et des *Glycéro-Phosphates*. On y remarque : un grand bain-marie à vapeur ; une essoreuse de très grande dimension, et un immense filtre-presse servant à la préparation des Bi-Phosphates de chaux.

Dans ce même atelier, se préparent les *Glycéro-Phosphates*, les *Lactophosphates*, etc.

Le 4ᵉ angle du bâtiment est réservé au *Sous-nitrate de Bismuth*. On y trouve d'immenses cuves dans lesquelles se fait la préparation du Sous-nitrate de Bismuth. Des conduites savamment organisées y amènent l'eau condensée pour les lavages nombreux que nécessite cette fabrication.

Le premier étage du pavillon Wurtz est occupé par le *Laboratoire des Recherches* ; il est divisé en trois pièces distinctes, savoir : 1° un laboratoire d'*analyses chimiques* ; 2° un laboratoire d'*essais de fabrication de produits pharmaceutiques et chimiques* ; 3° un laboratoire de *fabrication de produits anesthésiques purs*.

1° Le *Laboratoire d'analyses chimiques* s'occupe plus spécialement de l'analyse chimique des matières premières servant à la fabrication ; du dosage des produits pharmaceutiques et chimiques fabriqués dans l'usine, tels que : titrage d'extraits de quinquina et d'opium, dosage des eaux de laurier-cerise, des iodures, des bromures, etc.; de l'examen et composition des eaux-mères après cristallisation, en vue de leur utilisation ultérieure. Enfin, ce laboratoire étudie, en outre, les causes qui ont pu produire un accident dans la fabrication des produits.

A cet effet, ce laboratoire est largement pourvu d'un matériel et d'instruments les plus perfectionnés et les plus récents.

Une salle de balances, suffisamment éloignée du Labora-

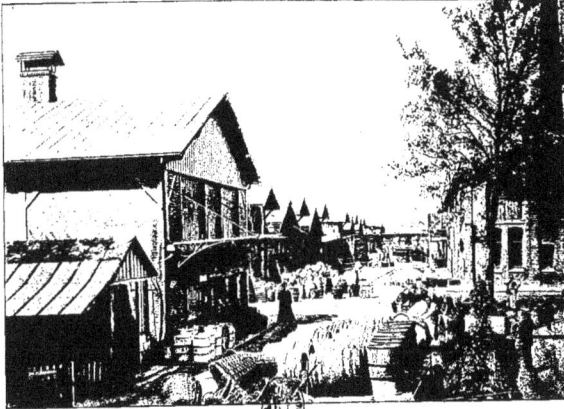

ALLÉE GENEVOIX   (Cliché J. David).

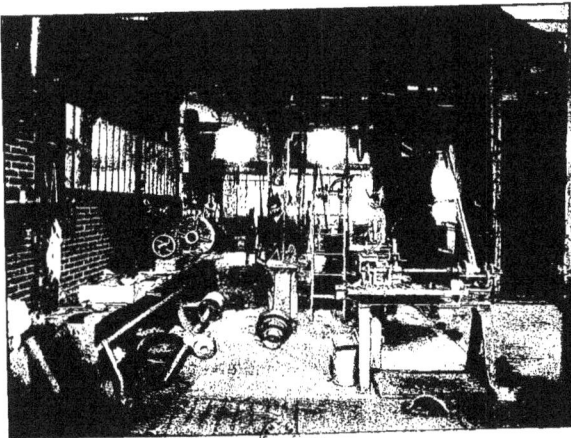

SALLE DE MÉCANIQUE   (Cliché J. David).

toire et très bien aménagée, renferme dans de vastes cages en verre des balances de précision de la plus grande sensibilité. Dans cette salle, se trouve une bibliothèque scientifique composée d'ouvrages de choix et de publications périodiques permettant aux Chimistes de l'Usine de puiser les renseignements les plus récents et les documents indispensables pour se tenir au courant des progrès de la science et de l'industrie chimique.

2° Le *Laboratoire d'essais de fabrication* constitue en quelque sorte une Usine pharmaceutique en miniature. Son matériel se compose : 1° d'une excellente pompe à vide donnant 70 cent. de vide, avec ramifications nombreuses dans les laboratoires voisins ; 2° d'un appareil à vide pour essais de fabrication des extraits ; 3° de plusieurs appareils à lixiviation continue dans le vide ou à l'air ; 4° d'un alambic pour distillation dans le vide ou à l'air ; 5° d'un appareil de lixiviation à chaud et sous pression ; 6° d'une batterie de neuf bassines en cuivre à double fond, chauffées à la vapeur et parfaitement bien installées.

3° Le *Laboratoire de fabrication de produits anesthésiques* possède une installation tout à fait spéciale en rapport avec la nature des corps préparés, ce sont : soit des appareils à distillation en fonte émaillée à parois fortes et réfrigérantes, pour la préparation des bromures d'éthyle et de méthyle ; soit des appareils en verre de grande dimension, pour la fabrication des iodures de méthyle, d'éthyle et d'amyle.

Ce laboratoire est en outre pourvu d'un *autoclave* permettant la fabrication de certains produits se préparant dans des conditions spéciales de température et de pression. Cet autoclave peut supporter une pression formidable de 50 kilos par centimètre carré.

En terminant, il est bon d'indiquer que chacun de ces laboratoires est muni d'une série de conduites : gaz, eau, vapeur et vide ; commodités qui facilitent singulièrement l'exécution normale des opérations chimiques et pharmaceutiques, qu'une maison aussi importante que la Pharmacie Centrale de France est en droit d'exiger pour obtenir les produits les plus purs et les plus beaux.

8. — Pavillon Victor Regnault

Vaste bâtiment renfermant les réserves d'*Acide borique*, de *Bicarbonate de Soude sursaturé Saint-Denis*, d'*Acides citrique* et *tartrique*, *Sulfates de Soude* et *de Magnésie*, *Soufre*, etc., etc., en un mot tous les gros produits chimiques dits industriels. Tous ces produits forment des piles séparées et alignées avec une grande symétrie.

Sur la soupente, on remarque un stock considérable de caisses renfermant des *boîtes en bois tourné* dites *américaines* à l'usage de la Pharmacie : fabrication de la maison Este et Sons, de New-York, dont la Pharmacie Centrale de France est seule dépositaire en France.

Sur le devant de ce pavillon, se trouve désignée sous le nom de *Parc à touries*, une abondante réserve d'acides de toutes sortes servant tant à la fabrication qu'à la vente. Pour éviter tout accident, les divisions de ces acides sont faites au moyen d'une pompe pneumatique.

Nous continuons notre visite par les bâtiments qui entourent l'Usine.

9. — Pavillon Baumé *(Alcools, Alcoolats, Teintures)*

La remarquable installation de ce pavillon mérite une description spéciale, car elle réalise, par la perfection de son aménagement, tout ce que le progrès, l'économie et le souci de la sécurité ont pu faire concevoir.

Ce pavillon se compose d'un rez-de-chaussée en sous-sol, bien aéré et très clair.

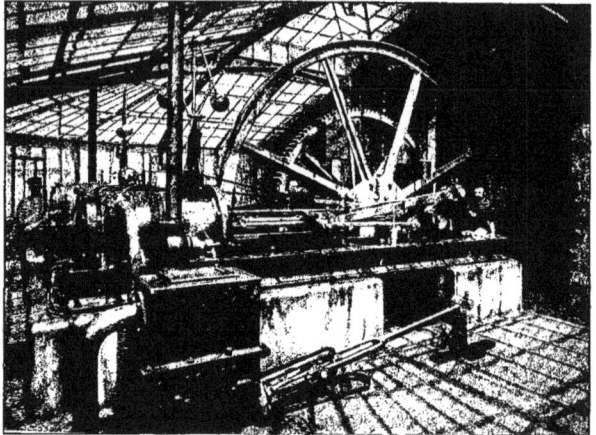

SALLE DES MACHINES   *(Cliché J. David).*

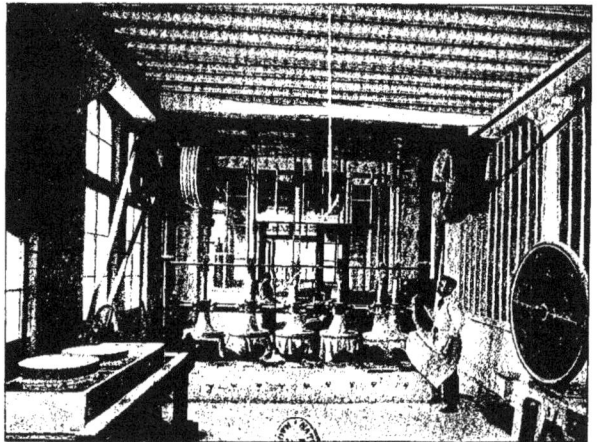

PILERIE   *(Cliché J. David).*

On y remarque d'abord : quatre bacs de 8,000 litres contenant les réserves d'alcool 95°, 90°, 80° et 60° ; (les alcools sont amenés dans ces réservoirs au moyen de pompes rotatives, et cette opération se fait sans qu'une goutte d'alcool soit répandue); puis 2 bacs de 1,000 litres pour l'alcool à 96° ;

1	—	1,500	—	l'alcool camphré ;
1	—	1,200	—	l'alcoolat Fioraventi ;
1	—	2,000	—	{ les alcoolats vulnéraire et
6	—	1,000	—	{ alcoolats de mélisse composés.

Ces deux Alcoolats sont classés par rang d'ancienneté de fabrication.

Huit cylindres de 400 litres sont affectés aux Teintures de quinquina et d'arnica.

Viennent ensuite un grand nombre de cylindres de plus petites dimensions, pour loger toutes les Teintures et Alcoolats fabriqués à l'Usine de Saint-Denis.

Au premier étage, sur le devant, se font les divisions et l'embouteillage de tous ces produits.

Dans le fond se trouve une Réserve spéciale, peinte en rouge et fermée à clef, affectée aux Teintures toxiques.

10. — Pavillon Robiquet

Ce bâtiment est divisé en deux locaux : la *Verrerie* et la *Laverie*.

1° *Verrerie.* — Ce local est muni de grands casiers numérotés dans lesquels une ouvrière est occupée, toute l'année, au rangement de la verrerie. Le classement des vases est fait par catégories de capacité et de forme. Ce local contient également la poterie fine, rangée de la même façon que la verrerie. La grosse poterie est logée dans les caves qui se trouvent au-dessous de ce local.

La verrerie reçoit de 230 à 250,000 francs de vases par an,

servant tant aux besoins de l'Usine qu'à ceux de la Maison de Paris.

2° *Laverie*. — Grand local, dont le sol et les murs sont cimentés. Au centre, sont quatre énormes bacs en fonte, d'une contenance de 600 litres chacun, chauffés à la vapeur et pourvus, à la partie inférieure, d'une bonde en cuivre qu'il suffit de soulever pour laisser écouler les eaux. Un cinquième bac de 1,000 litres est destiné au dernier rinçage à l'eau pure.

La laverie est pourvue de tout un outillage de brosses et de goupillons en crins et en acier, montés sur tiges et marchant mécaniquement. Le lavage est fait par les hommes de l'Économat.

Près de la laverie est une vaste étuve, chauffée à une très haute température, et dans laquelle *tous les vases sont stérilisés avant leur emploi.*

11. — Pavillon Jules Regnauld

Dans ce pavillon, se trouvent les ateliers de *Mécanique, Menuiserie* et *Peinture ;* tous les travaux d'entretien des bâtiments et des machines, ainsi qu'une grande partie des travaux neufs sont effectués par le Service de ce pavillon, où une machine de 25 chevaux sert à actionner les ateliers.

En cas d'accident, on peut ainsi faire les réparations, le dimanche, sans mettre en route toute l'Usine ; d'où grande économie de combustible.

12. — Pavillon Jouffroy

Dans ce bâtiment, se trouve la *Chaufferie* principale qui comprend cinq générateurs, lesquels représentent ensemble une force de 500 chevaux et distribuent la vapeur dans la plus grande partie de l'Usine et même, en cas d'arrêt de la chaufferie, dans toute l'Usine. Dans la chaufferie, sont deux pompes qui servent à alimenter les chaudières et peuvent, au besoin, être utilisées en cas d'incendie. Cette chaufferie, à elle seule, consomme près de 2,000 tonnes de charbon par an.

13. — Pavillon Cloëz

Ce pavillon se divise en trois ateliers : 1° l'atelier du *Kermès* ; 2° l'atelier de la *Magnésie lourde* et *légère* et du *Carbonate de magnésie* ; 3° la *Réserve* et l'*Économat*.

1° L'atelier du Kermès se compose : de vingt-cinq bacs en tôle contenant 1,200 litres chacun, munis de larges tuyaux et robinets, les faisant communiquer entre eux ou les isolant à volonté ; de trois évaporateurs de 5,000 litres et de tout un outillage servant à la fabrication du Kermès Cluzel et du Kermès vétérinaire.

2° A l'entrée du deuxième atelier, on remarque le four pour la calcination de la Magnésie lourde et de la Magnésie légère, dont la vente est considérable, ces produits étant universellement connus et réputés. Il sort, de cet atelier, de 5 à 6,000 kilogr. de Magnésie calcinée par an.

A côté, se trouve la fabrication du Carbonate de magnésie ; vingt cuves de 2,000 litres servent au lavage du produit. Ces lavages se faisant à l'eau pure, à cet effet, une cuve de 8,000 litres a été installée pour recevoir l'eau condensée de l'Usine.

Au-dessus des fours, se trouve une vaste étuve destinée à la dessiccation des pains de Carbonate de magnésie.

Les eaux-mères, provenant de cette fabrication, sont envoyées mécaniquement dans l'atelier du Sulfate de soude, dont il sera question au pavillon suivant.

Dans le deuxième atelier se préparent également les *Phosphates de chaux*.

3° Le rez-de-chaussée de ce local renferme les boîtes calénages pour les besoins de l'Usine, ainsi que le Matériel pour les Expositions.

Au premier étage se trouvent les étuis vides et les cartonnages de toutes dimensions, réservés aux *Tissus emplastiques*.

14. — Pavillon Guyton de Morveau

Trois ateliers distincts composent ce bâtiment :

1° *Cristaux de soude* et *Sulfate de soude* ;
2° *Sulfate de magnésie* et *Bicarbonate de soude* ;
3° *Iodoforme, Sulfate* et *Chlorure de zinc*.

1° Le premier atelier comprend, pour la fabrication des *Cristaux de soude*, une grande chaudière chauffée à la vapeur, pouvant évaporer 1,200 litres de liqueur.

Pour purifier ce produit, l'atelier est muni d'une installation permettant de recristalliser à la fois 1,000 kilog. de Cristaux de soude.

A côté, se fabrique le *Sulfate de soude* ; 40 cristallisoirs sont rangés sur des chantiers, lesquels sont munis de goulottes recevant les liqueurs qui s'écoulent du produit en préparation. Il sort de cet atelier 60 à 70,000 kilog. de produits par an.

2° *Sulfate de magnésie : Bicarbonate de soude.* — Cet atelier est remarquable par ses énormes bacs chauffés à la vapeur, évaporant de grandes quantités de liqueurs par jour. Ces liqueurs sont conduites par des goulottes en bois, dans des cristallisoirs, pour les transformer en beaux cristaux blancs et en faire le Sulfate de magnésie Saint-Denis, si apprécié des Pharmaciens.

La fabrication de ce produit dépasse 80,000 kilos par an.

On y remarque encore une superbe installation permettant de fabriquer le Bicarbonate de soude, en conduisant le gaz car-

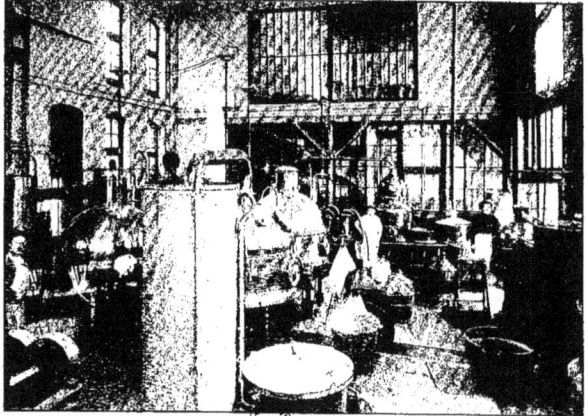

ATELIERS DE FABRICATION DES EXTRAITS DANS LE VIDE

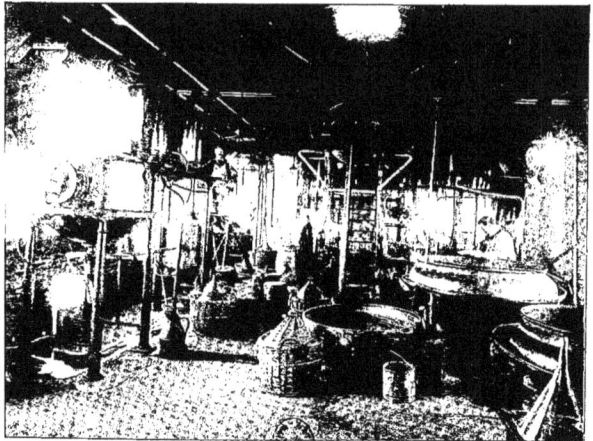

ATELIERS DE FABRICATION DES ALCALOÏDES

bonique, qui se dégage de l'attaque des minerais, dans de grands réservoirs où l'on peut fabriquer, en une seule fois, 3,000 kilos de produit.

3° *Iodoforme, Sulfate et Chlorure de zinc.* — Cet atelier comprend un matériel très bien conçu pour la fabrication de l'Iodoforme. De grands bacs doublés de plomb, chauffés à la vapeur, servent d'autre part à la concentration du *Chlorure de zinc* et des *Liqueurs de Sulfate de zinc.*

15. — Pavillon Virey

Ce pavillon se divise en trois ateliers : 1° *Tissus antiseptiques toxiques* ; 2° *Tissus antiseptiques non toxiques* ; 3° *Sparadraps.*

1° et 2° Les deux premiers ateliers, vastes et bien aérés, éloignés de tout contact et à l'abri des émanations de l'Usine, renferment un outillage complet et perfectionné pour la préparation et le conditionnement des *Tissus antiseptiques.* Cette opération se fait à l'Usine de Saint-Denis, selon une méthode et des procédés particuliers, réunissant toutes les garanties de pureté et d'exactitude sévère dans le dosage, que réclament les produits antiseptiques.

3° Dans cet atelier, se préparent les *Sparadraps* et les *Tissus emplastiques*, dont la supériorité de la fabrication est reconnue. La Pharmacie Centrale de France fait une vente considérable de ces produits. L'outillage complet de cet atelier permet de satisfaire très rapidement les demandes des Pharmaciens, pour leurs fabrications selon formules spéciales.

16. — Pavillon Valenciennes

Au centre des bâtiments de l'Usine, au bout de l'avenue Ménier, et dans l'axe de la grille d'entrée, s'élève une tour monumentale, surmontée d'un campanile qui abrite l'horloge de l'Usine. Cette tour renferme le *Réservoir des Eaux*, d'une capacité de 5o,ooo litres.

Par derrière, sont de vastes *Écuries* bien aérées, contenant une cavalerie de quatorze chevaux. Le chiffre des transports, entrées et sorties de l'Usine, opérés par ces chevaux, s'élève au total gigantesque de 124,56o tonnes de diverses marchandises par an.

A la suite, viennent la *Sellerie* et la remise pour les voitures, avec tout l'outillage nécessaire pour donner les soins de propreté qu'exige une belle cavalerie.

A côté de la sellerie, se trouve la *Forge*. L'importance du matériel roulant de l'Usine de Saint-Denis comportait évidemment l'installation d'un atelier spécial d'entretien ; c'est pourquoi, depuis quelques années, la Pharmacie Centrale de France, poursuivant toujours son but de diminuer le plus possible ses frais généraux, fait exécuter par son personnel, non-seulement le ferrage des chevaux, mais aussi l'entretien complet de ses voitures.

17. — Pavillon Raymond Lulle

La première partie de ce bâtiment est réservée au dépôt de *Touries* et *Estagnons* en verre pour les besoins de l'Usine; elle renferme un grand assortiment de *Tonneaux* en bois blanc et en bois de chêne, servant à loger les Sulfates de soude et de magnésie et autres gros produits expédiés en France et à l'étranger.

Dans la deuxième partie, se prépare en grande quantité la *Lessive de soude* pour les besoins de la fabrication dans l'Usine, ainsi que pour la vente à la clientèle.

A côté, se trouve un atelier destiné à la distillation de l'*Acide phénique* et à la préparation du *Sulfure sulfuré de calcium.* Dans le fond, on aperçoit un immense four en briques et un stock considérable de coffrets servant à la fabrication du *Calomel.*

18. — Pavillon Cahours

Ce pavillon est réservé à la fabrication de l'*Ammoniaque pure,* de l'*Acide sulfureux,* de l'*Éther nitreux* et, en général, à toutes les préparations à odeurs désagréables ou dont la fabrication présente des dangers. On y distille également les *Huiles de schiste* et autres produits similaires.

A la suite de ce pavillon, à l'angle de l'Usine, sous un hangar bien aéré, se fabriquent les *Sulfures de soude* et *de potasse,* ainsi que le *Soufre précipité.*

19. — Pavillon Chevreul

Dans ce pavillon, se préparent les *Sels de fer* et les *Petits Produits de Laboratoire.*

Une large paillasse, garnie de plaques en faïence, occupe le centre; sur les côtés sont placés les bains-marie, les bassines à vapeur nécessaires à la concentration des liqueurs.

On remarque, dans cet atelier, un immense bain de sable fermé, construit sur un massif de briques avec foyer, ainsi qu'une chaudière enfermée dans une hotte doublée de plomb intérieurement, avec fermeture hermétique. Cette dernière est destinée à la préparation des *Produits dangereux.*

Le Laboratoire d'essais, ainsi que le bureau du Chef de service sont placés au centre de l'atelier, de façon que, tout en faisant ses essais de fabrication, le Chef de service puisse surveiller son nombreux personnel.

Cette organisation a été faite depuis peu, sur les données de M. Buchet, directeur de la Pharmacie Centrale de France.

Plus loin, un local spécial, séparé du précédent atelier par une cloison vitrée, renferme un alambic monstre, à marche continue, d'une contenance de 5,ooo litres et donnant 3,ooo litres d'eau distillée par jour. Le chauffage se fait extérieurement pour éviter toute cause de souillure de l'eau distillée.

20. — Pavillon Personne

Ce pavillon est une annexe du pavillon Wurtz ; il est spécialement aménagé pour les *Produits dangereux, explosifs* ou *inflammables*. C'est un pavillon complètement isolé, construit en fer et en briques et ne craignant aucun accident ; la paillasse est entourée d'un vitrage en verre armé et les robinets se manœuvrent du dehors. On y prépare, sans aucun danger pour les ouvriers, l'*Acide perchlorique*, les *Éthers nitrés*, les *Chlorures* et les *Bromures de phosphore*, etc.

21. — Pavillon Nicolas Leblanc

Ce pavillon comprend : 1° Les *Sels de quinine*; 2° les *Teintures non toxiques;* 3° les *Archives*, en trois locaux distincts.

1° Les *Sels de quinine*, dont nous avons déjà parlé au *pavillon Caventou*, comprennent ici :

a) Le laboratoire particulier du Chef de la fabrication des *Sels de quinine*, dans lequel il peut examiner et contrôler les produits à leurs différentes phases.

b) Un laboratoire pour la fabrication du *Valérianate de quinine*. Ce laboratoire est complètement indépendant et possède son matériel et son étuve particuliers, afin d'éviter tout contact du valérianate avec d'autres sels.

c) Un plus grand laboratoire pour la fabrication des *Sels de quinine* en dehors du sulfate; pour ne citer que les plus importants, on y prépare en grandes quantités le *Chlorhydrate,* le *Bromhydrate,* le *Bisulfate,* le *Chlorhydrosulfate,* etc., etc. Ce laboratoire est muni de bassines à vapeur avec serpentins en argent.

d) Enfin, le laboratoire pour les *Analyses de quinquinas.* Ici, un outillage spécial et des appareils à vapeur permettent de titrer en quelques jours une centaine de quinquinas.

2° *Teintures non toxiques.* — Cet atelier comprend : trois alambics de 250 litres ; un alambic à distillation de 500 litres, avec macérateur et une pompe rotative pour l'*Extrait éthéré de fougère mâle* ; treize macérateurs, nouveau système, de 100 à 800 litres, pour la préparation des nombreuses Teintures sortant de cet atelier.

3° *Archives.* — Ce local, comprenant deux étages, est garni de casiers qui permettent à l'archiviste de classer, par année et par service, les papiers comptables et commerciaux de la Pharmacie Centrale de France.

En parcourant ces divers rayons, le visiteur reste confondu devant cette accumulation de documents, sans intérêt pour les profanes, mais précieux et indispensables pour une Maison de l'importance de la Pharmacie Centrale de France.

A-t-on besoin d'une pièce quelconque ? On l'obtient aussitôt, c'est-à-dire le temps d'ouvrir un répertoire et de se transporter devant la case désignée, pour avoir sous les yeux le document désiré.

22. — Pavillon Bernard Palissy

Dans ce pavillon sont installés : 1° un atelier de *Chaudronnerie,* ce qui permet d'exécuter, à l'usine même, toutes les réparations ; 2° une *Réserve* pour les travaux de *Fumisterie* et de *Maçonnerie.*

Ce sont là encore des facteurs très importants de la fabrication ; car, ainsi qu'on s'en rend compte par la lecture de cette monographie, la *Chaudronnerie* et la *Fumisterie* jouent un rôle prépondérant dans la fabrication des produits chimiques et pharmaceutiques.

23. — Pavillon Blaise Pascal

Ce bâtiment est réparti comme il suit :

1° *Économat.* — Ce service, très bien organisé, respire l'ordre ; chaque article est classé, soit dans des casiers, soit dans des tiroirs, par lettre alphabétique. Cet agencement permet de distribuer très rapidement et tous les jours, à heure fixe, les articles dont les laboratoires et ateliers ont besoin, et pour lesquels un bon de demande régulière a été remis dans une boîte à lettres ménagée à la porte du local de l'Économat. Par mesure d'ordre, rien n'est délivré en dehors des heures fixées, sans un bon spécial signé par le Directeur de l'Usine.

2° *Emballoir.* — Ce local commode et spacieux débouche sur un quai de chargement, qui permet au Chef d'opérer facilement le classement de ses colis, aux emballeurs et aux livreurs de charger rapidement leurs voitures.

3° *Expéditions.* — Ce local est affecté aux Expéditions des produits pour la Maison de Paris. Trois voitures, par jour, sont employées à ces transports.

a) Le fourgon n° 1, immense voiture fermée, tarant 2,300 kilog., et permettant de charger jusqu'à 5,000 kilog. de produits, part tous les matins à six heures et demie. Cette voiture transporte de préférence les poudres en sacs papier, les liquides, les tissus emplastiques et, en général, toutes les marchandises craignant les rigueurs de la température, et les produits chimiques.

b) Le camion n° 10 quitte l'Usine à onze heures ; il est affecté spécialement au transport de l'Eau distillée et des liquides.

c) La flèche n° 1 transporte les gros produits, tels que : les fûts de Bicarbonate de soude, les caisses d'Acide borique, les balles d'Herboristerie, etc. Ce camion, de grande dimension, porte journellement de 3 à 4,000 kilog. de marchandises à la Maison de Paris. Il part régulièrement de l'Usine à midi.

Dans ce même local est installé le *Laboratoire des Essais*. Avant de commencer le chargement des voitures, le Chef du Laboratoire d'essais prélève sur les marchandises des prises d'essais, lui permettant de reconnaître l'identité des produits et leur pureté ; il examine en même temps s'ils présentent les caractères physiques habituels, de même qu'il s'assure que les tickets sont bien en concordance avec la nature et la quantité des produits à expédier. Rien n'est chargé si les tickets ne sont pas contresignés par le Chef de ce Laboratoire.

4° *Service des Bons.* — Ce service est chargé de créer les bons de fabrication pour les divers produits que les Laboratoires sont appelés à préparer. Ces bons sont ensuite soumis au visa de l'Acheteur de la Maison de Paris. Au retour de ces bons, les matières premières sont demandées, à l'aide de tickets, au Magasin d'approvisionnement qui les distribue tous les jours, à heure fixe, contre signature du Chef de service intéressé. Ces produits, avant d'être enlevés, sont vus par le Chef du Laboratoire d'essais, qui est chargé d'en reconnaître l'identité.

Le Service des Bons s'occupe, en outre, de la Comptabilité de la Régie, travail d'autant plus minutieux que les employés de cette administration viennent régulièrement tous les mois recenser les alcools médicinaux, et tous les trois mois les alcools nature ; mais ils peuvent venir plus souvent s'ils le désirent.

5° *Filtration des Huiles de foie de morue.* — Au-dessous de ces bâtiments, sont d'immenses caves, dans lesquelles on descend par de larges plans inclinés.

La première renferme les Huiles comestibles ; la deuxième,

les Graisses et les Onguents; la troisième, les Baumes; la quatrième, les Huiles de foie de Morue.

Cette dernière mérite une description détaillée en raison de son installation ingénieuse et de sa conception pratique.

14 Cylindres en tôle galvanisée, d'une capacité de 1.200 litres chacun, reçoivent d'abord les Huiles qui y sont déversées directement par une ouverture pratiquée dans le sol du magasin, juste au-dessus des cylindres. Après un premier repos, ces Huiles sont amenées dans de vastes citernes cimentées, dont deux peuvent recevoir 6.000 litres et un autre 4.000. Par un système de pompes, ces Huiles sont ensuite montées au 1ᵉʳ étage dans des filtres nouveau système, pouvant filtrer 4.000 litres par jour, qui les distribuent dans de grands bacs doublés de zinc, rangés le long du mur du rez-de-chaussée, et dont les robinets traversant la cloison vont ressortir dans une autre pièce, où se fait l'embouteillage.

24. — Pavillon Jussieu

Ce bâtiment est le plus vaste de l'Usine; il est élevé de trois étages, entièrement convertis en magasins et entrepôts, lesquels sont desservis par un escalier central, un treuil et un monte-charge, actionné par un moteur à gaz, qui va de la cave au grenier.

Tout le rez-de-chaussée est occupé par des ateliers où se font les *Divisions* et le *Conditionnement*. Les ateliers sont sectionnés selon la nature des produits qu'on y manipule, et tout le travail y est fait par des dames, sous la direction d'une contre-maîtresse.

Dans le premier atelier se fait, comme nous le disions plus haut, l'embouteillage des Huiles de foie de morue.

Les robinets amenant les huiles dans cet atelier se trouvent placés au-dessus d'une longue table garnie de zinc, qui court

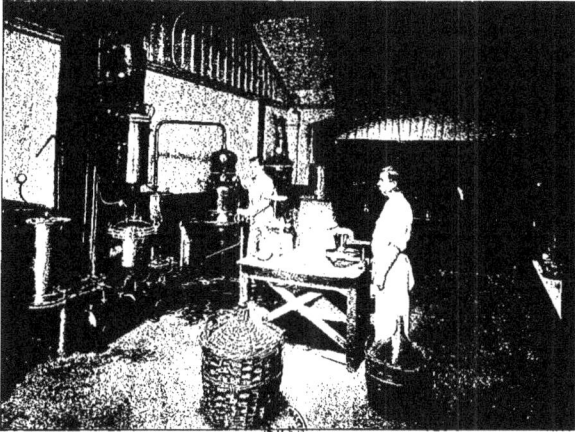

LABORATOIRE DES RECHERCHES   *(Cliché J. David).*

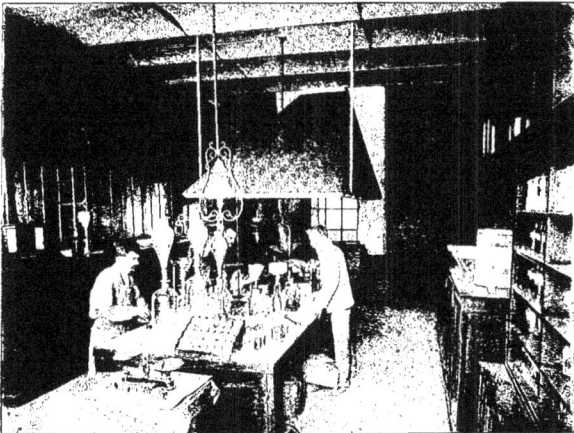

LABORATOIRE DE CHIMIE   *(Cliché J. David).*

tout le long du mur; une étiquette et un numéro d'ordre, placés au-dessus des robinets, indiquent à quel bac d'huile ils correspondent. Ce travail de dépotage et de divisions, qui est généralement désagréable et nauséabond, se fait ici avec des précautions et une propreté sans égales.

Les huiles sortent claires, limpides, naturelles, exemptes de toute souillure et de tout mélange, et c'est aux soins multiples qu'elle apporte dans toutes ses opérations que la Pharmacie Centrale de France doit se grande réputation, qui s'étend aussi bien aux produits qu'elle purifie ou conditionne qu'à ceux qu'elle fabrique.

La vente de l'Huile de foie de morue seule dépasse 150,000 kilog. par an.

Dans les autres ateliers se divisent les Onguents, les Huiles comestibles, les Vaselines, les Glycérines, les Rhum, Cognac, etc.

Un local spécial est réservé aux divisions des Acides ordinaires et purs, et un autre enfin, complètement séparé, sert aux divisions des Teintures, des Huiles et autres Produits toxiques.

Toujours au rez-de-chaussée du pavillon Jussieu, se trouvent le bureau de la *Réception* et celui du *Magasin*.

Ces deux Services sont les plus importants de l'Usine. Rien ne rentre ou ne sort de l'Usine sans passer par la *Réception*.

Tous les produits fabriqués dans les laboratoires sont envoyés à la *Réception*, tous les jours, à heure fixe; ils sont accompagnés d'un bon de Livraison indiquant le poids et la qualité du produit. L'Employé de la Réception en fait la reconnaissance avant de les faire entrer en magasin. Chaque produit est accompagné d'une fiche portant seulement le nom de la marchandise. Le Service du magasin intéressé reconnaît son produit et retourne à la Réception la fiche complétée, c'est-à-dire en y indiquant le poids reçu, lequel doit coïncider avec celui porté sur la souche.

Le *Magasin* est le centre commercial de l'Usine. Il reçoit les commandes de la Maison de Paris, soit pour l'approvisionnement, soit pour servir directement la clientèle. Il est chargé de transmettre les commandes aux divers laboratoires de l'Usine, lesquels établissent des bons de fabrication pour pouvoir entrer en possession des matières premières devant servir à la préparation du produit demandé.

Le *Magasin* ne délivre jamais aucune marchandise sans un bon régulier accompagné d'un ticket par chaque produit.

En outre, le Magasin s'assure, lorsque les laboratoires livrent les produits fabriqués, qu'ils soient conformes à la demande et que le rendement soit normal.

L'aile gauche du premier étage sert d'*Entrepôt* aux produits chimiques non toxiques et aux poudres.

L'aile droite contient la *Réserve de l'Economat* : verrerie fine, boîtes et bidons en fer blanc, ainsi que les articles nécessaires à la mécanique pour l'entretien du matériel de l'Usine.

Les deuxième et troisième étages sont entièrement occupés par les *Magasins de l'Herboristerie,* très soigneusement installés et ventilés.

L'Usine de Saint-Denis occupe un personnel de 150 employés, ouvriers et ouvrières ; le travail y est incessant et la production annuelle se chiffre ainsi :

Produits chimiques. . . . . 430,000 kilog.
  » pharmaceutiques et galéniques 1,000,000 »
représentant ensemble une valeur de quatre millions de francs.

Pour mettre à l'abri du feu cette magnifique Usine, un *Service contre l'incendie* est organisé avec le personnel de l'Usine. Un signal d'alarme à la portée de chacun avertit le personnel et en deux minutes et demie, deux pompes à bras et deux à vapeur peuvent être mises en batterie, grâce aux

manœuvres fréquentes faites pour exercer le *personnel pompier*.
De nombreux postes de secours sont organisés, et lors des
manœuvres ou d'un sinistre réel, chacun se rend à son poste.
Grâce à ces sages précautions, des commencements d'incendie
ont pu être déjà arrêtés rapidement.

Ainsi qu'on a pu le remarquer en lisant cette description
de l'Usine de Saint-Denis, on est frappé du plan d'ensemble
dans l'organisation. Cette unité de vue est due au Directeur
actuel de la Pharmacie centrale de France, M. Buchet, qui
a apporté de profondes modifications dans la distribution des
services de l'Usine. Il a tenu à ce qu'elle soit organisée comme
la Maison de Paris, et est parvenu à réaliser le désir, qu'il
avait depuis longtemps, de séparer dans chaque pavillon les
produits toxiques, à les isoler complètement pour éviter toute
erreur, toute contamination ; cette mesure de précaution est
une sûre garantie pour la clientèle de la Pharmacie Centrale
de France et une tranquillité d'esprit pour son Directeur.

Rien n'est négligé non plus pour la sécurité du Personnel.

Un *poste de secours* est installé, contre le bureau de la
Direction de l'Usine, pour donner les premiers soins aux
employés lorsqu'ils se blessent ou tombent subitement malades.

De plus, M. Buchet a favorisé, par une subvention, une
Société de Secours Mutuels qui assure aux employés de l'Usine
de Saint-Denis, une indemnité pécuniaire en cas de maladie.

Ajoutons, enfin, qu'à l'Usine de Saint-Denis, M. Buchet a
rencontré, en la personne de son directeur actuel, un appui
très sérieux et un dévouement très actif, qui lui ont permis de
mener à bonne fin la réalisation des réformes qu'il avait entre-
prises [1]. De même, ce directeur a heureusement trouvé, dans
le chef du personnel actuel de l'usine, le collaborateur intelli-

[1] Ce directeur est M. *Daniel*, pharmacien, professeur à la *Société des Laboratoires
Bourbouze*.

gent et zélé, qui lui est bien nécessaire et le seconde dans l'accomplissement de sa tâche [1].

Nous devons ajouter que les services des Machines et de l'Électricité, à l'Usine de Saint-Denis, sont confiés aux soins de l'Ingénieur qui dirige ces mêmes services à la Maison de Paris et dont nous avons parlé précédemment.

<hr />

(1) Ce chef du personnel est M. *Saint-Marc*.

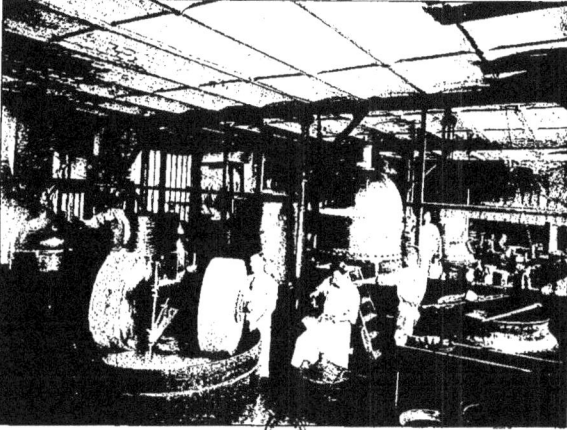

ATELIERS DE DISTILLATION   (Cliché J. David).

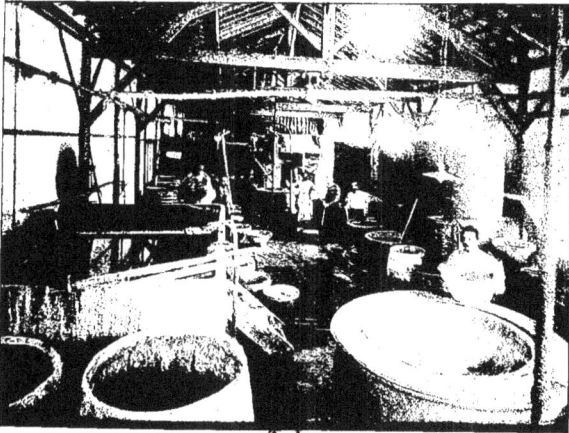

ATELIERS DE FABRICATION
DES SELS DE SOUDE ET DE MAGNÉSIE   (Cliché J. David).

SUCCURSALES ET AGENCES

L'ensemble de la Pharmacie Centrale de France se compose : 1° de la Maison de Paris, à laquelle se rattache, avons-nous dit plus haut, l'Usine de Saint-Denis ; 2° des Succursales et Agences.

Depuis 1891, les Succursales ont été complètement réorganisées et sont subordonnées à la Maison-Mère. Cette réforme conçue par *Genevoix* et exposée dans son programme de 1880, avait été retardée par suite de la maladie et de la retraite de son auteur. Elle a été vigoureusement poursuivie et réalisée par le Directeur actuel dès sa nomination à la direction, et les résultats en sont considérables au double point de vue des intérêts des clients et de la Maison.

Les *Succursales* sont à *Lyon* et *Bordeaux* ; elles délivrent les mêmes produits que la Maison de Paris, qui les leur envoie divisés et cachetés. Leurs approvisionnements et leurs achats sont faits par l'intermédiaire de la Maison-Mère, ou d'accord avec elle. Il en résulte une identité complète dans les produits, ce qui constitue, pour les clients de la province, une garantie et une sécurité absolues.

Les Succursales vendent également aux mêmes prix que la Maison-Mère et selon les conditions générales du *Prix-Courant*.

Les commandes y sont exécutées de la même manière qu'à Paris, et chaque envoi est accompagné d'une facture détaillée.

Mais la Comptabilité des Succursales est centralisée à la Maison de Paris et, chaque jour, les bulletins de vente, les pièces diverses concernant les entrées de marchandises, les débits, les crédits, les états de caisse, etc., de la journée précédente sont transmis à la Maison-Mère.

Cette concentration, permet au Directeur-Gérant de maintenir un contrôle permanent et efficace sur tout ce qui se passe dans les Succursales. Celles-ci peuvent donc, tout à leur aise, consacrer leurs efforts à développer les relations commerciales, sans autre préoccupation que celle de maintenir les habitudes d'ordre, de ponctualité dans les livraisons, d'aménité dans les rapports, qui sont la loi de la Pharmacie Centrale de France.

Cette unité des produits et la centralisation de la comptabilité permettent, d'autre part, aux pharmaciens de la province, de s'adresser indistinctement, soit à l'une ou à l'autre Succursale, soit à la Maison-Mère, d'en recevoir des produits de qualité identique, ou les articles spéciaux à chaque région, tout en n'ayant à la Pharmacie Centrale qu'un compte unique. Les relevés mensuels, envoyés aux clients, font mention des factures d'envoi de l'une ou de l'autre Maison et le compte se solde par un seul et même règlement.

Ajoutons encore que l'outillage, l'installation et les approvisionnements des Succursales leur permettent de répondre aux besoins immédiats de leur clientèle. Mais Paris étant le centre des affaires et du marché de la Droguerie, possédant des ressources multiples que la province n'offre pas toujours, il s'ensuit naturellement que les clients des départements trouvent, en s'adressant de préférence, dans les cas urgents, à la Maison-Mère, des avantages qu'ils ne sauraient toujours exiger des Succursales.

Les Succursales sont reliées téléphoniquement à la Maison de Paris et mises, par ce moyen, en communication constante directe et personnelle avec la Direction.

Ce nouveau régime des Succursales et leur fonctionnement, tel qu'il est établi aujourd'hui, contribuent largement au développement des affaires de la Pharmacie Centrale de France, car

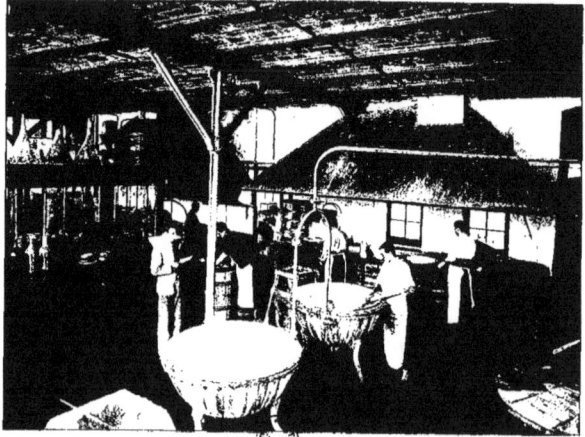

ATELIERS DE FABRICATION DES PRODUITS CHIMIQUES

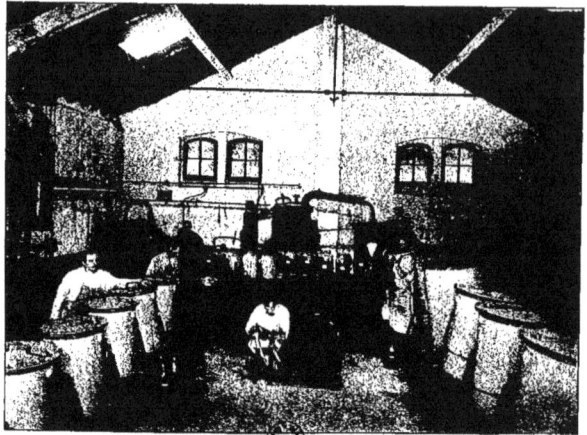

ATELIERS DE FABRICATION DES TEINTURES

il offre aux pharmaciens des départements éloignés de Paris des garanties et des facilités d'approvisionnement qu'ils ne trouvent au même titre dans aucune autre maison de province.

Les *Agences* sont établies dans les grands centres suivants : *Marseille, Toulouse, Toulon, Nancy, Nantes, Rouen, Lille* et *Londres*; elles transmettent directement à la Maison de Paris les ordres de leurs clients et les reçoivent tout préparés et empaquetés. Ce système a le grand avantage d'éviter la dispersion des frais généraux et l'immobilisation d'un grand capital, par l'accumulation de marchandises et surtout de spécialités pharmaceutiques. La rapidité et la multiplicité des moyens de transport, l'abaissement des tarifs et le groupement d'ordres nombreux permettent à la Maison de Paris, grâce à son organisation si complète, d'exécuter dans l'espace de quelques heures, les ordres des Agences et d'en assurer l'expédition dans les délais les plus courts. Ces efforts sont chaque jour plus appréciés par les pharmaciens, qui trouvent dans cette combinaison nouvelle des avantages exceptionnels.

Les Directeurs de la Succursale de Bordeaux et de l'Agence de Marseille sont, en même temps, les agents transitaires de la Maison, pour toutes les marchandises que la Pharmacie Centrale de France achète à l'étranger et qui arrivent par ces ports. Ils les reconnaissent à l'arrivée, remplissent les formalités de douane, et assurent leur réexpédition sur la Maison de Paris ou les Entrepôts de Saint-Denis.

Succursale de Lyon

Les efforts de Dorvault, l'agitation qu'il entretenait dans le corps pharmaceutique en faveur de son projet, ses articles dans la presse professionnelle, ses nombreux voyages dans tous les centres où il comptait recruter des adhérents, lui ménageaient un accueil sympathique à Lyon.

Cette grande cité, par sa situation géographique et la densité de sa population, par sa richesse et le rayonnement de son influence commerciale, était appelée à contribuer, plus qu'aucune autre ville, au succès de l'œuvre commune.

Un certain nombre de pharmaciens résolurent de mettre en pratique l'idée de Dorvault, en créant à Lyon une Pharmacie centrale. Mais l'auteur de l'*Officine* comprit vite qu'une telle initiative risquait de compromettre ses efforts et il offrit au groupe lyonnais, en échange de son adhésion à la Société qui était en voie de formation, l'installation immédiate d'une succursale de la maison de Paris, appelée à desservir non seulement Lyon, mais toute la région du Sud-Est.

C'est ainsi que fut fondée, presque en même temps que la Maison-Mère, cette première succursale ouverte en 1853, et qui participe aujourd'hui, à ce double titre, au Cinquantenaire que fête la Pharmacie Centrale de France.

Les débuts de la Succursale de Lyon furent modestes. Installée d'abord *rue du Buisson*, sa direction fut confiée à un vieux praticien connu et estimé de tous, et dont le souvenir est encore resté dans la mémoire de quelques contemporains. M. Richard avait, en effet, exercé longtemps la pharmacie et fait le commerce de la droguerie, ce qui l'avait mis en relation avec la plupart de ses confrères. C'était un administrateur habile, dont l'expérience des affaires, l'autorité professionnelle et la bonhomie affable fixèrent rapidement la clientèle.

Bientôt, ce premier local devint trop petit et la Succursale alla s'établir dans la vieille *rue Lanterne* (qui s'appelait autrefois la *rue de l'Enfant-qui-pisse*), un des coins pittoresques du vieux Lyon, resté célèbre par les enseignes de ses nombreuses boutiques de droguistes et d'apothicaires, et dont quelques-unes subsistent encore de nos jours.

Peu d'années après, il fallut encore une fois songer à une

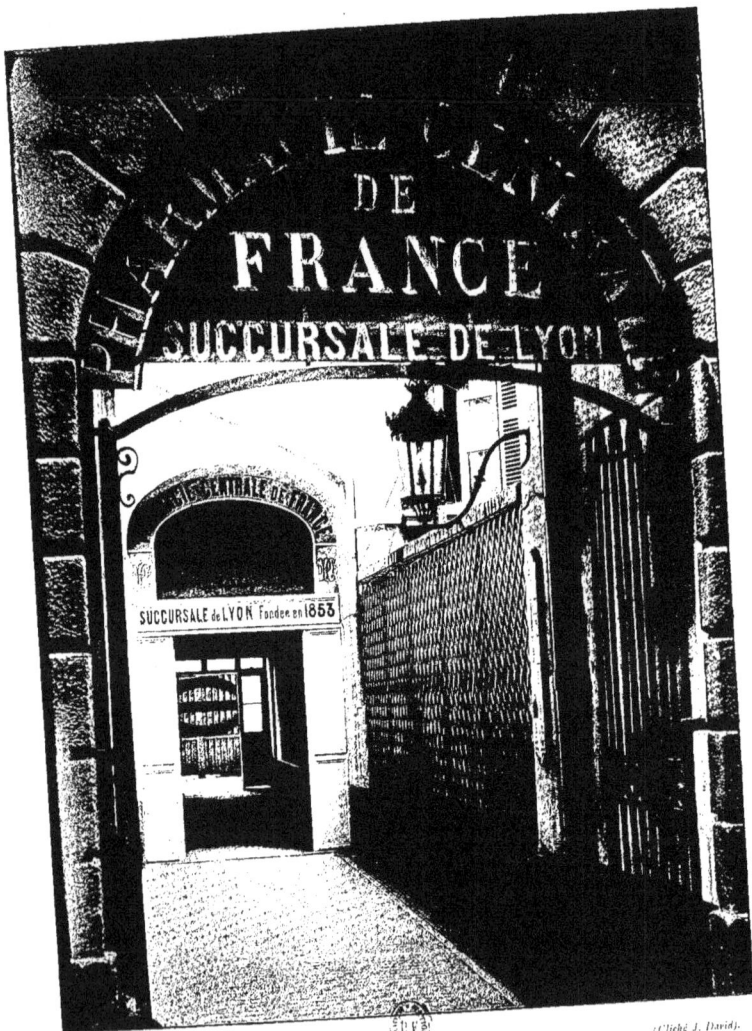

PHARMACIE CENTRALE DE FRANCE — SUCCURSALE DE LYON

nouvelle installation, nécessitée par la progression constante des affaires et la Société fit l'acquisition du vaste immeuble de la *rue Sainte-Marie-des-Terreaux n° 3*, qu'elle occupe depuis 1870.

Cette maison est l'ancienne demeure d'un riche bourgeois de Lyon, M. de Clavières, qui fut échevin de la Ville. Construite vers 1760, elle conserve encore des vestiges de sa splendeur architecturale ; on y remarque sa belle porte d'entrée et un escalier monumental, dont les rampes en fer forgé, sont du plus pur style Louis XV. Dans quelques pièces, des boiseries sculptées, véritables chefs-d'œuvre de grâce et de composition dont le travail délicat évoque le souvenir d'un époque artistique incomparable, font l'admiration des connaisseurs.

Tout en respectant les vestiges de ce passé somptueux, la Pharmacie Centrale de France a aménagé cet immeuble en vue de répondre aux besoins d'une clientèle toujours plus nombreuse.

Benjamin Richard mourut en 1867 et fut remplacé par Carthaz, pharmacien de Lyon, ancien fabricant de Produits pharmaceutiques, qui dirigea la Succursale jusqu'à sa mort, survenue en 1872. Il eut pour successeur Viguier, savant pharmacien, grand ami de Dorvault et l'un des fondateurs de la Pharmacie Centrale.

Lorsque Genevoix prit la gérance, de grandes réformes s'imposèrent dans la gestion des Succursales. Leur application amena bientôt la retraite de M. Viguier, dont le grand âge et la santé précaire ne pouvaient supporter les fatigues d'un tel labeur et qui mourut d'ailleurs peu de mois après. Son successeur fut M. *Barnoud*, pharmacien estimé de Lyon, qui pendant dix ans dirigea la Succursale avec habileté et augmenta sensiblement son chiffre d'affaires.

En 1891, lors de la réorganisation complète des Succursales et Agences par M. Charles Buchet, qui venait de succéder à

Genevoix, le Directeur de Lyon résigna ses fonctions et fut remplacé par deux anciens Employés de la Maison de Paris : M. *Georges Soenen,* comme directeur commercial, et M. *de La Calle,* comme directeur pharmacien. Quelques années après, M. de La Calle, étant venu à Paris comme sous-directeur, fut remplacé, à Lyon, par M. *Bernard,* qui partage encore avec M. Georges Soenen la direction de cette Succursale.

Dans son immeuble de la rue Sainte-Marie-des-Terreaux, la Succursale de Lyon occupe le rez-de-chaussée, d'une superficie de 1,237 mètres carrés, et tout le premier étage. Dans l'immeuble sont réunis : la Réception des marchandises avec son laboratoire d'essais, l'Économat, le Contrôle, l'Emballoir et le Bureau des Expéditions.

Une grille monumentale s'ouvre sur une large allée qui conduit aux Magasins et aux Bureaux.

Tous les principaux Services sont installés dans un grand hall, conçu sur le modèle de celui de la maison de Paris. Un vestibule donne accès aux Bureaux, à la Caisse, au Cabinet du Directeur et aux divers guichets du Chaland, des Facturiers et de l'Inscription des commandes. Il permet au Public de suivre tout le mouvement de la Maison.

Au centre du hall, un large escalier conduit aux sous-sols qui s'étendent sous tout l'édifice. Ils sont remarquablement éclairés et aménagés pour les mêmes services qu'à Paris.

Au rez-de-chaussée rayonnent la Droguerie, les services des Poudres, des Produits chimiques et Alcaloïdes, de la Pharmacie, de la Confiserie, et, dans une section isolée, les Toxiques, où ne pénètre que le Chef de ce service.

Au premier étage, une galerie entoure le hall et comprend le service des Spécialités solides, celui des Accessoires et des Produits hygiéniques.

Au-dessus, un pavillon éclairé par une élégante verrière et

surmonté d'un vaste magasin, est occupé par le service de l'Herboristerie et sa réserve.

Une autre partie du premier étage est spécialement affectée aux produits et tissus Antiseptiques ; le reste est occupé par des salles pour le conditionnement et des magasins de réserve correspondant à divers services.

De récentes transformations et de nouveaux aménagements, exécutés sous la Direction actuelle, ont fait de la Succursale de Lyon, en même temps qu'une réduction exacte de la Pharmacie Centrale de France de Paris, une maison de droguerie moderne de tout premier ordre, où tout le travail s'exécute de la même façon qu'à la Maison-Mère, avec la même méthode d'ordre et de ponctualité et sous la surveillance immédiate et constante du Directeur.

La Succursale de Lyon occupe un personnel de cinquante-cinq employés et son chiffre d'affaires annuel atteint trois millions de francs.

Succursale de Bordeaux

La Succursale de Bordeaux a été fondée en 1854. Installée d'abord *rue du Cerf-Volant,* elle fut plus tard transférée dans l'immeuble qu'elle a occupé, jusqu'en ces derniers temps, *rue du Commandant-Arnoult.*

Elle se trouve, à présent, transférée au *Cours Pasteur* n° 17, voie nouvelle ouverte dans un des quartiers les plus commerçants de Bordeaux.

Ce transfert résulte de la récente acquisition faite, par la Pharmacie Centrale de France, de l'immeuble situé à cette adresse, moyennant le prix de 145,000 francs et suivant acte passé, le 27 février 1903, devant Me Larnaude, notaire à Bordeaux.

La nouvelle Succursale de Bordeaux vient, enfin, d'être

érigée suivant les plans de M. Lequeux, architecte de la Pharmacie Centrale de France, établis conformément aux données conçues par M. Charles Buchet, sur le type même de la Maison de Paris. Sa construction et ses dispositions comportent également tous les perfectionnements exigés par les besoins nouveaux du commerce de la Droguerie.

La Succursale de Bordeaux possède un personnel de vingt-cinq employés et son chiffre d'affaires atteint plus d'un million par an. Son directeur est actuellement M. *Versmée,* pharmacien.

Agence de Marseille

La Succursale de Marseille, située rue Saint-Dominique et fondée en 1858, a été transformée depuis peu d'années en *Agence* qui, actuellement, a son siège *rue Puvis-de-Chavannes.*

L'Agence de Marseille adresse tous les jours téléphoniquement ses commandes à la Succursale de Lyon qui, le même jour, les exécute et les retourne par groupages, en grande vitesse. Cette manière de faire donne les meilleurs résultats[1].

Agence de Toulouse

Fondée en 1853, peu de temps après la Succursale de Lyon, la Succursale de Toulouse a été également transformée en *Agence*, qui a son siège *rue du Tour n° 38.*

Cette Agence se trouve reliée, à la fois, avec Bordeaux et avec Paris.

Elle possède un Voyageur, qui visite la clientèle de la région[2].

(1) Le directeur actuel est M. *Lantheaume.*
(2)   —   —   M. *Guitard.*

Agence de Nantes

Créée en 1853, comme Succursale, l'Agence de Nantes n'a cessé d'occuper, depuis sa transformation, l'immeuble situé *place des Petits-Murs n° 1*, à l'angle de la rue d'Erdre.

Elle est reliée directement à la Maison de Paris, et possède aussi un Voyageur qui visite la clientèle de la région[1].

Agence de Lille

Depuis 1893, il a été créé, à Lille, une Agence chargée de représenter la Pharmacie Centrale de France dans la région du Nord.

Cette Agence, d'abord installée rue du Vieux-Marché-aux-Poulets, se trouve à présent *rue André n° 12*.

L'Agent groupe, chaque jour, les commandes des Pharmaciens de Lille, Roubaix, Tourcoing, Armentières et autres centres industriels très voisins de Lille, et les transmet à la Maison de Paris.

Les commandes exécutées sont envoyées par grande vitesse à l'Agence, qui se charge de la distribution des différents colis.

Cette organisation a donné les meilleurs résultats et le chiffre d'affaires fait par la Pharmacie Centrale de France, dans cette région, a été doublé dès sa première année[2].

Agences de Nancy, Rouen et Toulon

Les autres Agences, Nancy (*rue du Grand-Verger n° 6*)[3], Rouen (*rue Martel n° 39, à Mont-Saint-Aignan, près Rouen*)[4] et Toulon (*rue Victor-Clapier n° 37*)[5], ont été établies, comme les précédentes, suivant les mêmes principes et fonctionnent de la même façon.

(1) Le directeur actuel est M. *Guilé*, pharmacien.
(2)   —   —   M. *Guinoiseau*.
(3)   —   —   M. *Rodier*.
(4)   — —   M. *Scheidel* (*Charles*).
(5)   — —   M. *Lucca*.

Agence de Londres

Depuis environ dix ans, la Pharmacie Centrale de France possède à Londres, *13 St-Mary Axe*, un Office ou Agence pour les Achats et les Expéditions à l'Étranger[1].

Cette Agence, qui a un caractère spécial, rend les plus grands services. Londres est le grand marché d'arrivage de la Droguerie ; les affaires s'y traitent de première main dans des conditions exceptionnelles, et les achats que la Pharmacie Centrale de France y effectue pour les besoins de sa vente et ceux de son Usine, la placent hors de pair comme Maison de Droguerie et d'Importation.

Cette Agence d'autre part facilite l'exportation des produits de la Pharmacie Centrale de France qui sont extrêmement appréciés à l'Etranger, et que les Expositions de Londres, d'Edimbourg, de Melbourne, d'Amsterdam, de Vienne, de Liverpool, de Moscou, de Chicago, etc. ont fait classer partout au premier rang. C'est donc pour contribuer à l'expansion de notre industrie dans le monde et maintenir la réputation des produits pharmaceutiques français, que la Pharmacie Centrale de France n'a pas hésité à faire, à l'étranger, ce que le progrès et son grand nom exigent.

[1] Le directeur actuel est M. *Boissellier*.

LES JOURNAUX

LA PHARMACIE CENTRALE DE FRANCE

La Pharmacie Centrale de France voyait chaque année son succès s'affirmer et sa clientèle s'étendre ; les difficultés de la première heure, inhérentes à une si colossale entreprise, étaient vaincues, lorsque *Dorvault* voulut réaliser un projet qui lui était cher. Il résolut de créer un Journal, organe exclusivement scientifique et professionnel, qui devait ajouter encore à l'éclat de la Pharmacie Centrale de France, par la diffusion des idées nouvelles et l'étude des questions multiples qui se rattachent à la Pharmacie.

C'est en 1860 que parut le premier numéro de l'*Union Pharmaceutique*. Ce titre résumait tout un programme et depuis que le Journal a été fondé, on peut dire qu'il lui est toujours resté fidèle.

Largement ouvert à la collaboration de tous, il publie des Travaux de Chimie, d'Hygiène, de Pharmacologie, de Thérapeutique, de Bactériologie, de Toxicologie, de Jurisprudence et d'Intérêts Professionnels, etc. Se tenant soigneusement à l'écart de toute polémique, ou de controverses ayant un caractère personnel, l'*Union Pharmaceutique* ne s'inspire que des intérêts de la Pharmacie Française, défendant ses droits et ses prérogatives avec une conviction et une indépendance qui ont largement contribué à assurer son succès.

Les quarante-quatre volumes qui composent déjà sa

collection, résument tout ce qui a été publié touchant la Pharmacie depuis 1860. La longue collaboration de l'éminent *Perrens*, de Bordeaux, du Professeur *Bouchardat* et de savants remarquables ; les travaux originaux que l'*Union* publie et qui sont reproduits par les journaux de tous pays, ont depuis longtemps placé le journal de la Pharmacie Centrale de France parmi les meilleures publications scientifiques.

Pendant près de douze ans il a été rédigé par *Eusèbe Ferrand* avec un talent et une expérience consommés. Depuis la mort de ce savant et dévoué ami de la Pharmacie Centrale, la rédaction a été confiée à M. le Docteur *Viron*, pharmacien en chef de l'Hospice de la Salpêtrière à Paris, qui consacre son grand savoir et ses précieuses qualités d'écrivain, à rendre de plus en plus intéressante et utile cette publication.

En 1873, *Dorvault*, pour répondre aux besoins de la Pharmacie Centrale, créa sous le nom de *Bulletin commercial*, un Journal annexe de l'*Union*, contenant également des articles d'intérêt professionnel, des nouvelles et des chroniques.

Son texte continue la pagination de l'*Union* et vient à la fin de l'année, compléter ce volume. Mais la plus grande partie du *Bulletin* est affectée à une *revue commerciale* des cours de la Droguerie, au service de l'Office, aux annonces et à la publicité concernant la Pharmacie.

Ce journal tire à huit mille exemplaires, servis pour une partie aux 7,500 abonnés de l'*Union*, et pour le reste, envoyé gratuitement aux Professeurs des Écoles de Pharmacie et aux Bibliothèques des salles de garde des Internes en Pharmacie des Hôpitaux.

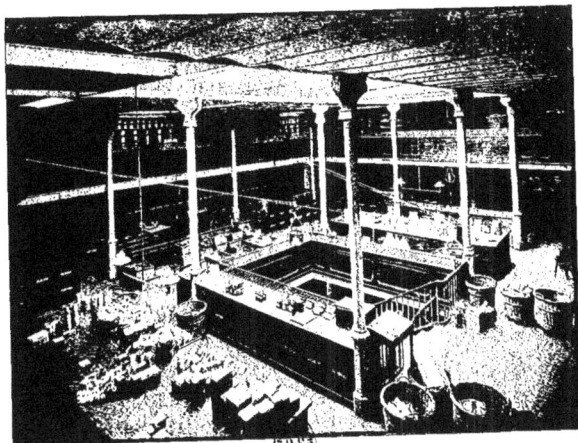

MAGASIN — EXÉCUTION DES COMMANDES

(Cliché J. David).

SUCCURSALE DE LYON

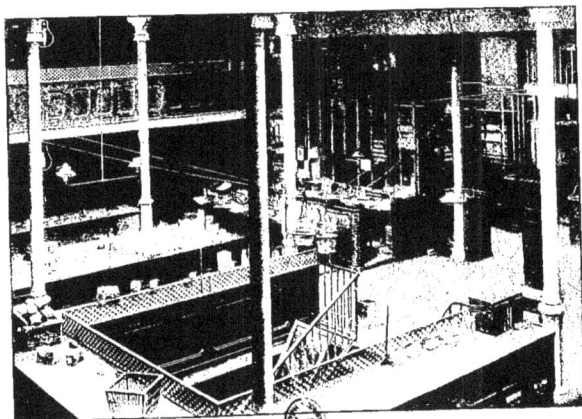

MAGASIN — ENTRÉE DES CAVES

(Cliché J. David).

SUCCURSALE DE LYON

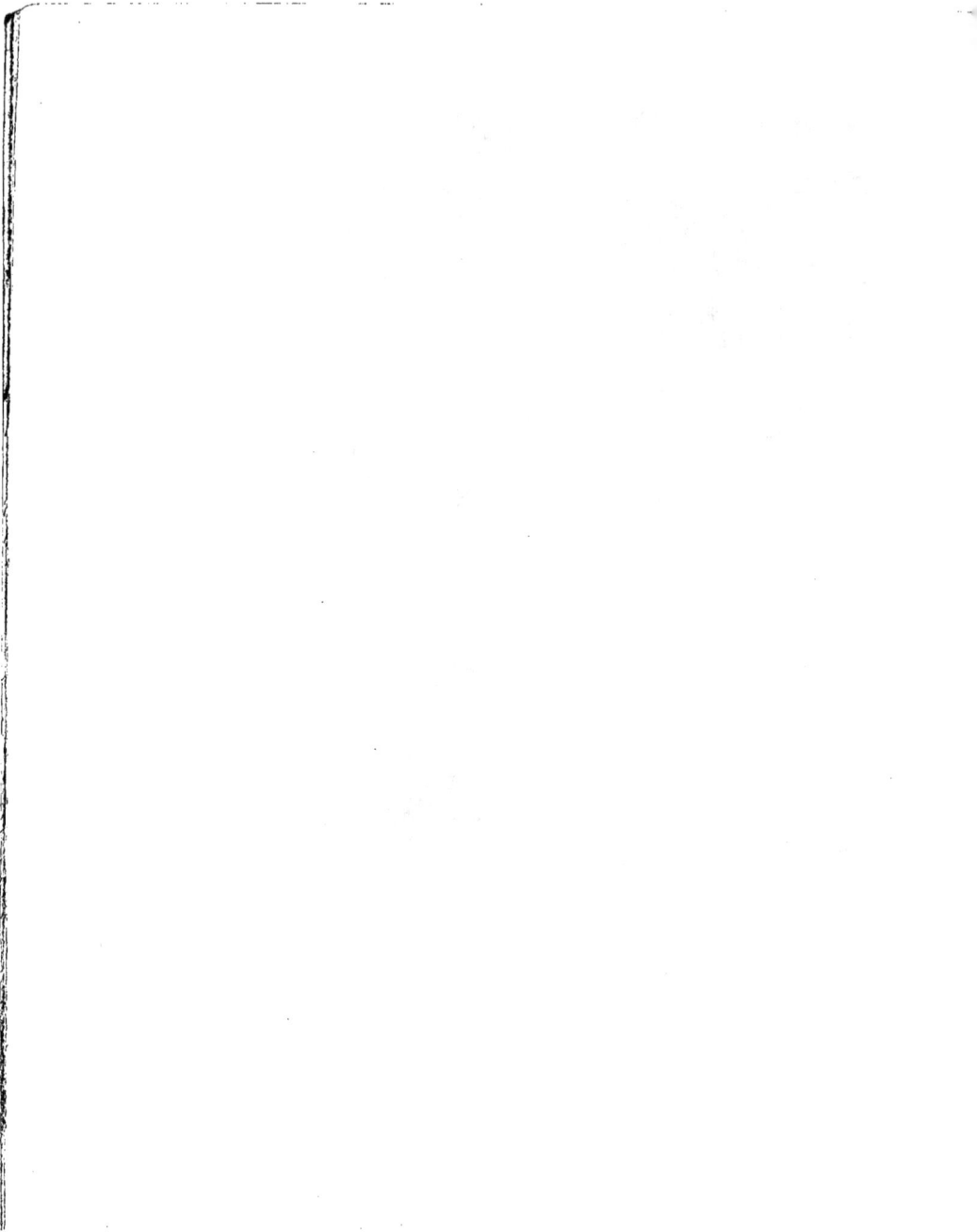

LES CONCOURS

LES PRIX BRASSAC ET LEFRANC

Dès la seconde année de sa création, la Pharmacie Centrale de France, sous l'inspiration de son fondateur, instituait des concours annuels, dont les sujets étaient fixés d'avance par une commission prise parmi les membres du Conseil de Surveillance, ou laissés au libre choix des concurrents.

L'institution était donc à peine fondée, que déjà son caractère essentiellement professionnel se révélait par cette manifestation confraternelle.

A la suite de ces concours, des prix d'une valeur de 200 à 1,000 francs, étaient décernés aux auteurs des meilleurs mémoires.

Des questions du plus haut intérêt ont servi de thème à des études savantes et parfois très remarquables. Les rapports sur ces concours remplissaient la séance des intérêts profession-nels, tenue chaque année à la suite de l'Assemblée générale des actionnaires.

Ils furent pour les membres du Conseil de Surveillance qui en étaient chargés, l'occasion de révéler en même temps que leur savoir et leur expérience, la rectitude et l'impartialité de leur jugement. Qu'il nous suffise de rappeler les noms de Meurant, de Lepage de Gisors, de Viguier, de Gravelle, de Genevoix et tout particulièrement celui du regretté président du Conseil de Surveillance, M. *Lefranc*, qui pendant près de trente ans, consacra à l'analyse des mémoires qui lui étaient envoyés, une érudition, un talent d'écrivain et une élévation de pensées, qui rehaussaient encore l'intérêt de ces concours.

Le 3 mars 1866, *Brassac*, ancien pharmacien à Ambert (Puy-de-Dôme), mourait à Clermont-Ferrand, en léguant au directeur de la Pharmacie Centrale de France, une somme de *cinq mille francs,* dont les intérêts devaient être employés à la fondation d'un prix.

Partisan très zélé de l'Association, c'est en voyant la Pharmacie Centrale mettre à exécution les idées de coopération qui lui étaient chères, que ce modeste pharmacien s'était empressé de devenir un des premiers fondateurs de l'œuvre professionnelle.

Par le souvenir qu'il a laissé en mourant et par l'exemple qu'il a donné, Brassac a bien mérité de la Pharmacie française, et la Pharmacie Centrale de France a consacré la mémoire de ce généreux bienfaiteur, en donnant son nom au concours qu'elle a institué et au prix de 500 francs qui est décerné tous les deux ans.

En 1876, un autre ami de la Pharmacie Centrale, Jules Jean, pharmacien honoraire à Saint-Pierre (Ile d'Oléron), offrit un prix de 500 francs au meilleur mémoire sur la question suivante : « Du rôle rétrospectif, actuel et futur de la pharmacie dans la Société ». Ce concours, très brillant, fut pour Genevoix qui en était le rapporteur, l'occasion d'une des plus remarquables dissertations de ce savant esprit.

Il serait trop long de rappeler les noms de tous les lauréats des concours de la Pharmacie Centrale de France ; qu'il nous suffise de dire qu'on y relève ceux de praticiens éminents, dont quelques-uns sont devenus des illustrations de la pharmacie.

La direction actuelle, avec l'assentiment du Conseil de Surveillance, a donné ensuite à ces concours un plus grand développement en instituant un nouveau prix biennal (*Prix de*

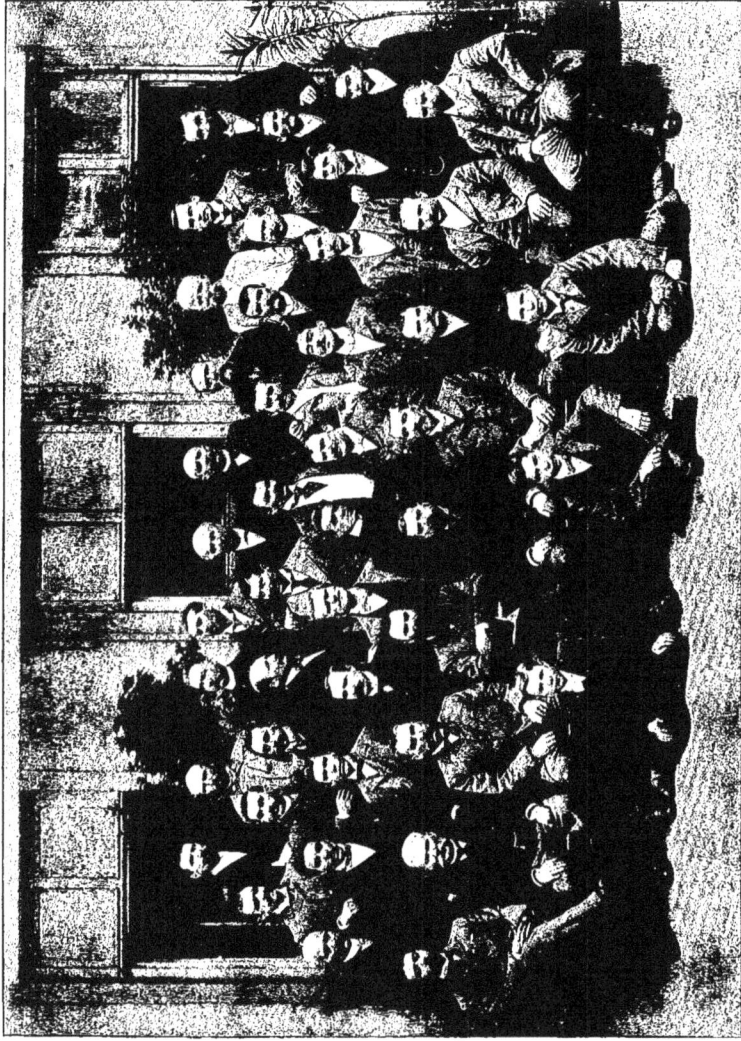

PERSONNEL DE LA SUCCURSALE DE LYON

(Cliché J. David).

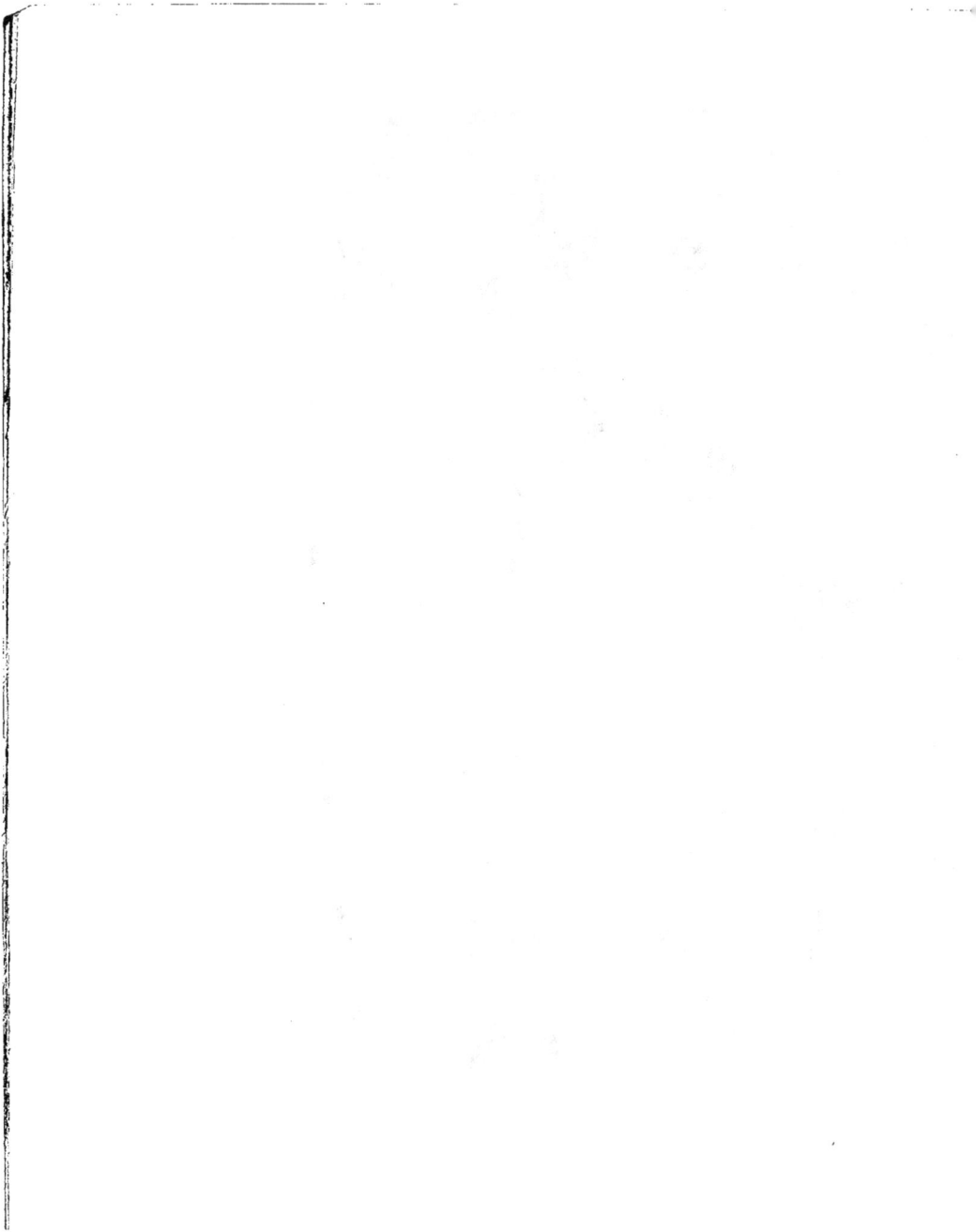

la Pharmacie Centrale de France), qui fut décerné pour la première fois en 1895. Il alterna jusqu'à présent avec le *prix Brassac*.

Enfin, M. Lefranc, dont nous venons de rappeler le si précieux dévouement à ces concours, vient de léguer en mourant, à la Pharmacie Centrale, un Capital dont les intérêts doivent servir à décerner aussi tous les deux ans, alternativement avec le *prix Brassac*, un prix qui recevra le nom de *prix Lefranc*, et remplacera désormais celui de la Pharmacie Centrale de France.

Il faut espérer que ces concours contribueront à entretenir chez les pharmaciens cette émulation féconde qui rend les associations, fortes, unies et prospères.

ORGANISATION FINANCIÈRE

DE

LA PHARMACIE CENTRALE DE FRANCE

Il nous reste maintenant à faire connaître la forme et l'organisation financière de la Société et les Statuts qui la régissent.

La Pharmacie Centrale de France est constituée en Société en Commandite par actions, au capital de *Dix millions* de francs, divisé en Vingt mille actions nominatives entièrement libérées.

Aux termes des Statuts, il y a deux catégories d'actionnaires : 1° les Pharmaciens, et 2° ceux qui ne sont pas pourvus de ce diplôme. Mais afin de conserver à la Société son caractère exclusivement professionnel, le Capital aux mains des pharmaciens ne devra jamais être inférieur à *sept millions* de francs. Le reste, soit *trois millions*, est réservé aux principaux employés et collaborateurs de l'Institution, et aux veuves et héritiers directs des pharmaciens.

Toutes les fois qu'il y a des actions disponibles, les demandes faites par les pharmaciens priment toujours celles d'autres acquéreurs, non pourvus du diplôme.

Aucune action n'est admise au transfert qu'après autorisation de la Gérance.

Le Gérant a tous pouvoirs pour la gestion de l'Etablisment ; il a *seul* la signature sociale, il réglemente l'adminis-

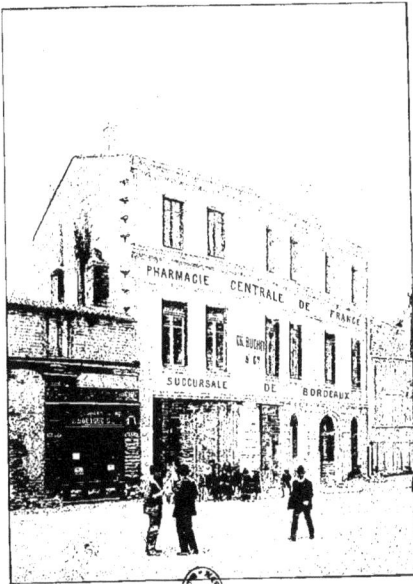

(Cliché J. David).

PHARMACIE CENTRALE DE FRANCE
SUCCURSALE DE BORDEAUX

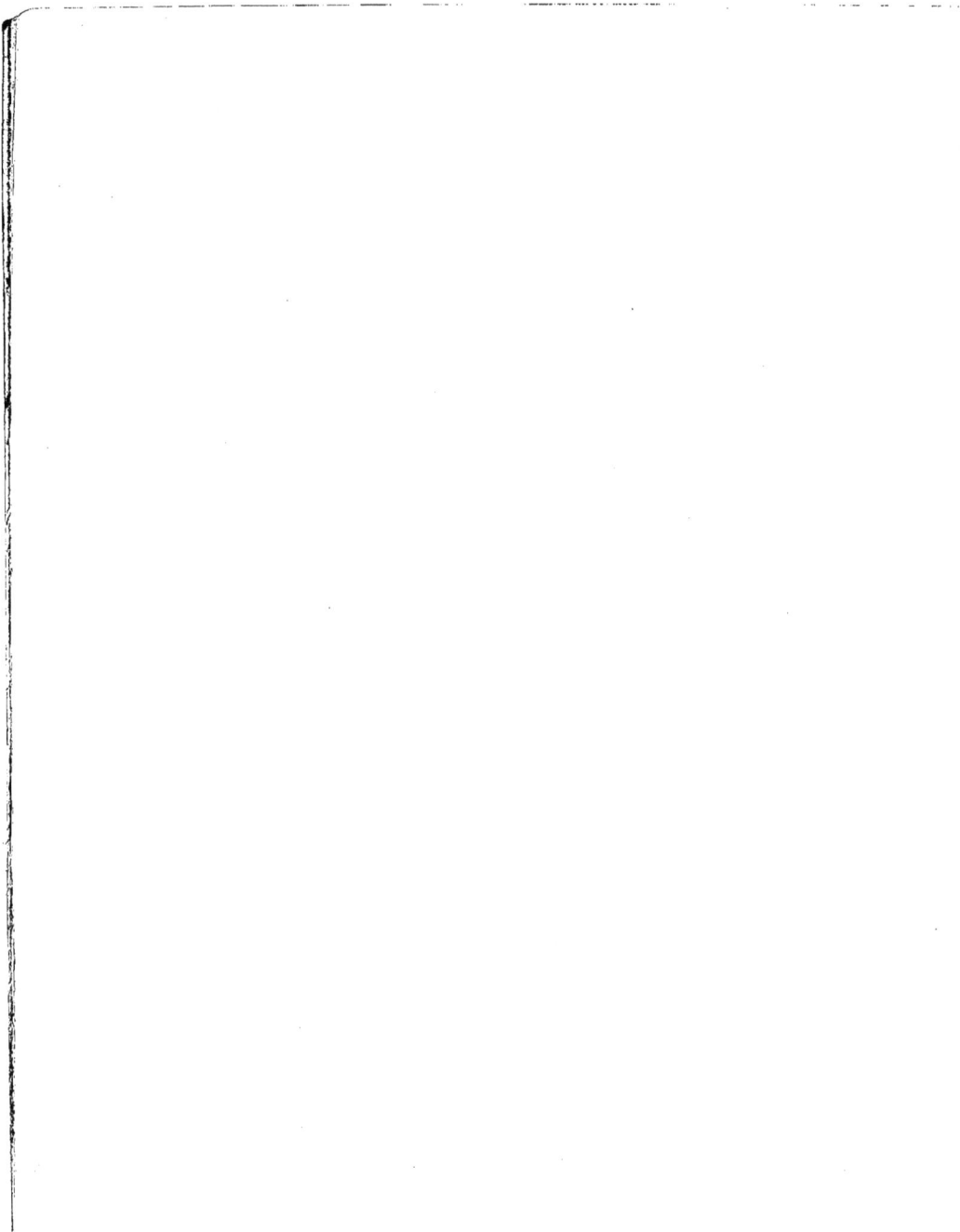

tration, nomme, appointe et révoque les employés, passe les marchés, tarife les produits, etc.

Le Gérant est nommé pour cinq ans et rééligible ; en cas de réélection, il peut être nommé pour dix ans.

· Les Actionnaires sont représentés, en tous temps, par un Conseil de Surveillance composé de douze membres, renouvelés par tiers et rééligibles indéfiniment. Ils sont pris parmi les Actionnaires-pharmaciens, à l'exclusion de tous autres et des employés de la maison.

Ce Conseil se réunit au Siège Social, au moins trois fois par an.

Il forme son bureau et choisit dans son sein un Comité composé de quatre membres, qui se réunit régulièrement tous les mois.

Le Conseil a pour mission :

1° De donner son avis sur les questions qui lui sont soumises par le Gérant;

2° De contrôler les actes de ce dernier;

3° De surveiller l'émission, le transfert et la négociation des actions au Siège Social ;

4° De vérifier les Inventaires et la Comptabilité;

5° De convoquer lui-même les Actionnaires en Assemblée générale, s'il en reconnaît la nécessité.

Parmi les membres ayant fait partie du Conseil de Surveillance depuis la création de la Pharmacie Centrale de France, nous relevons les noms de :

MM.
Jacob, de Sens (1853);
Meurant, de Crécy (1853);
Oudart, de Troyes (1853);

MM.
Williame, de Méru (1853);
Beauvallet, de Paris (1853),
Vuaflard-Decaye, de Paris (1853);

MM.

Garot, de Paris (1853);
Naudinat, de Paris (1853);
Schaeuffele-Pelletier, de Paris(1853);
Royer, de Paris (1853);
Deleschamps, de Paris (1855);
Robiquet, de Paris (1855);
Favrot, de Paris (1855);
Viguier, de Vienne (1855);
Lepage, de Gisors (1857);
Bourrières, de Paris (1860);
Duquenelle, de Reims (1863);
Gravelle, de la Charité (1863);
Mayet, de Paris (1865);
Rabotin, de Fontainebleau (1875);
Vallée, de Paris (1875);

MM.

Cassan, de Paris (1878);
Rouvière, de Bédarieux (1881);
Daumas, de Marseille (1883);
Gaucher, de Marseille (1888);
Grassi, de Paris (1882);
Profes. Riche, de Paris (1890);
Martin-Barbet, de Bordeaux (1891);
Blanquinque, de Vervins (1896);
Saint-Plancat, de Toulouse (1896);
Ferré, de Paris (1896);
Toubin, de Salins (1900);
Julliard, de Paris (1900);
Flaire, de Nantes (1901);
Lefranc, du Havre (1902);
Guilleminet, de Lyon (1902).

Nous donnons, ci-après, la liste du Conseil de Surveillance actuel.

Chaque année au 30 septembre, il est dressé un inventaire général de l'*Actif* et du *Passif*.

Après déduction de tous frais généraux et divers amortissements, il est prélevé une somme égale à 3 °/₀ pour être payée aux Actionnaires à titre d'à-compte sur le dividende, et le surplus des bénéfices, après répartition entre diverses participations, amortissements fixes et réserves statuaires, est attribué aux actionnaires à titre de dividende complémentaire.

La durée de la Société est de 50 années. Mais afin qu'elle ait en elle-même son principe d'agrandissement et de régénération, tous les changements reconnus utiles pendant la durée de la Société peuvent être apportés aux Statuts par les Assemblées générales, sur la proposition de la Gérance et du Conseil de Surveillance. Ces modifications deviennent alors partie intégrante des Statuts sociaux.

Tous les ans, les Actionnaires se réunissent en Assemblée

générale dans le courant de Février. La Gérance, d'accord avec le Conseil de Surveillance, peut néanmoins changer cette époque.

Tout propriétaire d'une action peut assister aux Assemblées générales et prendre part à leurs délibérations.

Il peut se faire représenter par un autre actionnaire, à l'exception des employés, auxquels les Statuts interdisent d'accepter aucun mandat.

ÉTAT NOMINATIF DU CONSEIL DE SURVEILLANCE

POUR L'ANNÉE 1903

Président : M. Crinon, ◉ I., Pharmacien.......... (1881).
Vice-Président : M. Arnozan,　　Pharmacien......... (1894).
Secrétaire : M. le Dr Victor Fumouze, ✻, Pharmacien (1879).
Conseillers : MM. Surun, Pharmacien................ (1888).
    »   le Dr Genevoix, ◉ I., Pharmacien... (1894).
    »   le Dr Mordagne, ◉ I., Pharmacien .. (1897).
    »   Girard, ✻, Pharmacien............. (1897).
    »   Archambault, Pharmacien.......... (1901).
    »   Briesenmeister, ◉ I., Pharmacien ... (1902).
    »   Odin, ◉ I., Pharmacien......... ... (1902).
    »   Duval, Sénateur, Pharmacien........ (1903).
    »   Neveu, Pharmacien................ (1903).

INSTITUTIONS

DE PRÉVOYANCE ET DE MUTUALITÉ

EN FAVEUR DU PERSONNEL

Sur ses ressources normales d'exploitation, la Pharmacie Centrale de France, s'impose le sacrifice de faire des retraites à ceux de ses employés et ouvriers qui l'ont servie pendant un certain nombre d'années ; elle vient aussi en aide à leurs veuves s'il y a lieu.

Indépendamment de ces secours, elle prélève chaque année, sur ses bénéfices, une somme de *Cinq mille francs*, dont la Direction a la libre disposition en faveur de son personnel.

Les employés et ouvriers qui ont joui et qui jouissent de cette libéralité sont les suivants :

MM. *Charchaude*, de Paris.
    Leprou,   —
    Mahoudeau,   —
    Melliet, de Paris. — Décédé.
Mme *Lagarès*, de Paris. — Décédée.
MM. *Duesme*, de Paris.
    Bechter, de Saint-Denis.
    Sarthou, de Bordeaux.
    Fourché, de Paris.
    Maitre, de Saint-Denis.
Mme *Froquières*, de Saint-Denis.
M. *Dufaur*, de Paris. — Décédé.
Mlle *Vayrassat*, de Paris.
M. *Vézard*, de Saint-Denis.

La Direction actuelle a fait aménager avec soin, un réfectoire qui reçoit les employées et ouvrières, pour qui il serait incommode de prendre les repas au dehors. Un autre réfectoire pour le personnel masculin vient d'être installé.

Depuis l'année 1896, le Directeur de la Pharmacie Centrale de France a organisé un système permettant de remettre à chaque employé, après six mois de présence, un livret individuel de la Caisse Nationale des Retraites pour la Vieillesse.

Lorsqu'un employé ou ouvrier se marie, il reçoit une gratification de vingt-cinq francs s'il a au moins un an de présence; si un mariage se fait entre deux employés de la Pharmacie Centrale de France, la gratification est double.

Les enfants issus de ces unions sont gratifiés d'un livret de Caisse d'Épargne de vingt-cinq francs, à la condition toutefois, que les parents aient cinq ans de présence; quand ces enfants ont atteint l'âge de trois ans, les livrets de Caisse d'Épargne sont transformés en livrets de la Caisse Nationale des Retraites pour la Vieillesse.

Tous les employés et ouvriers des deux sexes doivent faire partie d'une société de secours mutuels leur assurant, en cas de maladie, les soins médicaux et pharmaceutiques, ainsi qu'une indemnité journalière.

La Pharmacie Centrale de France leur procure ces soins pendant les cinq premiers jours de leur maladie, et les continue à ceux qui, à raison de leur âge, ne peuvent faire partie d'une société de secours mutuels.

Elle subventionne, par des dons ou des cotisations annuelles, un certain nombre d'Associations et Sociétés de Secours Mutuels, notamment la Société municipale du quartier Saint-Gervais et l'Association des employés droguistes de la Seine, dont font partie deux cents employés des deux sexes.

Elle subventionne également « La Société des Laboratoires Bourbouze », qui a pour but de développer l'enseignement pratique gratuit de la Physique, de la Chimie et de l'Électricité, appliquées à l'Industrie. Cette dernière Société, fondée en 1895, dans des conditions très difficiles, a toujours été l'objet de la constante sollicitude du Directeur de la Pharmacie Centrale de France.

Toujours sur son initiative, plusieurs chefs de service sont attachés gratuitement, les uns comme professeurs, les autres, comme administrateurs, à cette institution unique en France, sur laquelle les Pouvoirs publics veulent bien apporter leur bienveillant concours, en donnant des prix, des récompenses honorifiques et des subventions.

Depuis la fondation, vingt-quatre de nos employés suivent ou ont suivi les cours, et la plupart d'entre eux ont été récompensés, dix ont reçu des prix d'honneur, offerts par les différents Ministères et deux autres le Grand Prix que Monsieur le Président de la République veut bien mettre chaque année à la disposition de cette Société si intéressante et si utile au Commerce et à l'Industrie.

Enfin, deux collaborateurs de M. Charles Buchet, MM. Daniel, professeur, et Bertin, trésorier, ont reçu les palmes académiques, pour services gratuits rendus à cette œuvre éminemment philanthropique.

ÉTAT DES EMPLOYÉS

AYANT OBTENU

LA MÉDAILLE DE LA « PHARMACIE CENTRALE »

après vingt-cinq années de présence

MM.

Jaussein, Directeur de la Succursale de Bordeaux. 33 ans.... (1859-1892).
Girerd, entré à la Succursale de Lyon en 1859. 33 ans...... (1859-1892).
Valenciennes, Directeur de l'Usine de St-Denis en 1860. 32 ans (1860-1892).
Chutry, entré à la Maison de Paris en 1860. 32 ans .... (1860-1892).
Cochet, entré à la Succursale de Lyon en 1860. 32 ans...... (1860-1892).
Roussel, entré à la Maison de Paris en 1860. 32 ans......... (1860-1892).
Lagarès (Mme Vve), entrée à la Maison de Paris en 1861. 31 ans (1861-1892).
Bresse, entré à la Succursale de Lyon en 1862. 30 ans...... (1862-1892).
Goujon, entré à la Maison de Paris en 1863. 29 ans......... (1863-1892).
Hubert, entré à l'Usine de St-Denis en 1864. 28 ans........ (1864-1892).
Gighieri, entré à l'Usine de St-Denis en 1864. 28 ans....... (1864-1892).
Crescent, entré à la Succursale de Bordeaux en 1865. 27 ans (1865-1892).
Guitard, Direct de la Succursale de Toulouse, 1866. 26 ans (1866-1892).
Maitre, entré à l'Usine de St-Denis en 1866. 26 ans......... (1866-1892).
Meillet, pour acte de courage le 10 Novembre 1891......... (1874-1892).
Becheter, à St-Denis. 36 ans............................ (1860-1896).
Chassang père, à Paris. 27 ans......................... (1869-1896).
Fourché, à Paris. 27 ans............................... (1869-1896).
Jacques Victor, à Paris. 26 ans .... (1870-1896).
Brunel, à Paris. 25 ans................................ (1871-1896).
Duesme, à Paris, 25 ans............................... (1871-1896).
Mahoudeau, à Paris, 25 ans............................ (1871-1896).
Thiers, à Paris, 27 ans................................ (1869-1896).
Sarthou, à Bordeaux. 27 ans........................... (1869-1896).
Dubois, à Lyon. 27 ans................................ (1869-1896).
Masset, à Lyon. 25 ans................................ (1871-1896).

Ont également vingt-cinq années de présence accomplies.

et par conséquent ont droit à la Médaille de la Pharmacie
Centrale de France :

MM. *Soenen*, Directeur commercial de la Succursale de Lyon.
Préty, à Paris, titulaire de la Médaille du Ministre du Commerce.
Arnodinot, à Paris.
Souchet, à Paris.
Desolière, à Paris.
Crocicchia, à Paris, titulaire de la Médaille du Ministre du Commerce.
Tressarieux, à Toulouse.
Cau, à Toulouse, voyageur.

Ces deux derniers ayant une présence effective de trente
années, vont être proposés pour la Médaille du Ministre du
Commerce.

ÉTAT DES EMPLOYÉS

DE

LA PHARMACIE CENTRALE DE FRANCE

AYANT OBTENU

LA MÉDAILLE DU MINISTRE DU COMMERCE

pour leurs trente années de loyaux services

Mme V^{re} *Lagarès*, à Paris. Médaille et prix de 1.000 francs, Société d'encouragement pour l'Industrie Nationale.

MM. *Roussel*, à Paris.

Chutry,   —

Goujon,   —

Jacques Victor, à Paris.

Cochet, à Lyon.

Chassang, à Paris.

Fourché,   —

Bresse, à Lyon.

Girerd,   —

Rochet (Pierre),   à Lyon.

Rochet (Philibert),   —

Guitard, à Toulouse.

Sartou, à Bordeaux.

Bechter, à St-Denis.

Maitre, à St-Denis. Médaille et prix, Société d'Encouragement pour l'Industrie Nationale.

Baldy, à St-Denis. Médaille et prix, Société d'Encouragement pour l'Industrie Nationale.

Brunel Amédée, à Paris.

Dubois, à Lyon.

Masset,   —

Mahoudeau, à Paris. Février 1903.

Duesme,   —   —

Préty,   —   —

Maignol,   —   —

Crocicchia,   —   —

MÉDAILLES & RÉCOMPENSES

OBTENUES PAR

LA PHARMACIE CENTRALE DE FRANCE

aux Expositions Internationales et Universelles

MÉNIER

Paris..... 1834 Médaille d'Argent.
Paris..... 1839   —   d'Or.
Paris..... 1840   —   —
Paris..... 1844   —   —
Crécy 1846   —   d'Argent.
Lyon..... 1847   —   d'Or.
Mons..... 1848   —   —
Paris..... 1849   —   —
Toulouse. 1849   —   —
Porto 1849   —   —
Paris..... 1850   —   —
Londres.. 1851   —   —
Paris..... 1853 J.-B. Ménier, ✳, chevalier de la Légion d'honneur.

DORVAULT & Cⁱᵉ

Paris..... 1855 Médaille d'honneur.
Toulouse. 1859   —   d'Or.
Bordeaux. 1859   —   —
New-York 1860   —   —
Paris..... 1861   —   —
Meaux ... 1861   —   —
Londres.. 1862   —   —
Paris..... 1865   —   —
   —   — Dorvault, ✳, chevalier de la Légion d'honneur.
Porto .... 1865 Médaille d'Or.

DORVAULT & Cⁱᵉ (suite)

Bordeaux. 1865 Médaille d'Or.
Dublin ... 1865   —   —
Paris..... 1867 Deux médailles d'Or.
Le Havre. 1868 Médaille d'Or.
Paris..... 1875 Diplôme d'honneur.
Paris..... 1878 Médaille d'Or.
   —   — Dorvault, O ✳, officier de la Légion d'honneur.

Em. GENEVOIX & Cⁱᵉ

Paris...... 1879 Médaille d'Or.
Paris...... 1880   —   —
Melbourne. 1880   —   —
Vienne .... 1883 Diplôme d'honneur.
Amsterdam 1883   —   —
Nice 1884   —   —
Anvers 1885   —   —
Hanoï..... 1886 Hors concours.
Liverpool.. 1886 Médaille d'Or.
Le Havre.. 1887   —   —
Barcelone . 1888   —   —

Em. GENEVOIX
ET
Ch. BUCHET & Cⁱᵉ

Paris...... 1889 *Grand Prix.*

CH. BUCHET & Cⁱᵉ

Londres... 1890 Hors concours, Membre du Jury.

Édimbourg 1890 Diplôme d'honneur.

Jamaïque.. 1891 Diplôme d'honneur et Médaille d'Or.

Vienne.... 1891 Diplôme d'honneur 1ᵉʳ degré avec mention spéciale.

Moscou ... 1891 Exposant, Membre du Comité d'Installation.

Scheveningue 1892 Hors concours.

Chicago ... 1893 Exposant, Membre du Comité d'Installation.

Lyon...... 1894 Exposant, Membre du Jury, Président du Comité de Section.

Anvers .... 1894 Diplôme de *Grand Prix*.

Bordeaux.. 1895 Président du Jury, groupe 22.

10 Juin 1896 CHARLES BUCHET, ✻, *chevalier de la Légion d'honneur*.

Rouen..... 1896 Membre du Jury, Hors concours.

Lyon...... 1896 Membre du Jury, Hors concours.

Paris...... 1896 Membre du Jury, Hors concours.

Bruxelles.. 1897 Membre du Comité d'Admission et d'Installation, Diplôme de *Grand Prix*.

Rochefort.. 1898 Membre du Jury, Hors concours.

Paris...... 1900 Membre du Comité d'admission et d'installation.

Trois Grands Prix pour :
1° Produits chimiques et pharmaceutiques ;
2° Matières premières;
3° Produits d'exportation.

Hanoï.... 1903 *Grand Prix*. Président de la Classe.

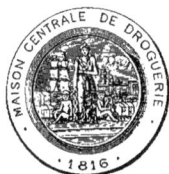

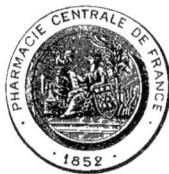

PHARMACIE CENTRALE DE FRANCE

Société en Commandite au Capital de Dix Millions de Francs

SOUS LA RAISON SOCIALE

CHARLES BUCHET & Cie

Successeurs de MÉNIER, DORVAULT et Cie, Em. GENEVOIX et Cie

———————

ANNÉE 1903

———————

Directeur-Gérant

M. **Charles BUCHET**, ✻.

Conseil de Surveillance

MM. CRINON, ◑ I., *Président.*

ARNOZAN Fils, *Vice-Président.*

Dr FUMOUZE, ✻, *Secrétaire.*

ARCHAMBAULT,   *Membres.*

BRIESENMEISTER, ◑ I.,   d°

DUVAL,   d°

Dr GENEVOIX, ◑ I.,   d°

GIRARD, ✻,   d°

Dr MORDAGNE, ◑ I.,   d°

NEVEU,   d°

ODIN, ◑ I ,   d°

SURUN,   d°

———————

ÉTAT NOMINATIF DU PERSONNEL

MAISON DE PARIS

M. **GILLET,** Pharmacien, ancien interne des Hôpitaux, Chef du Personnel.

Journaux
*(Union Pharmaceutique
et Bulletin Commercial)*

M. **CHARLES BUCHET,** Directeur-
Gérant.

M. **VIRON,** ✪ I., Pharmacien en
chef de la Salpêtrière, docteur
en médecine, licencié ès-sciences, Rédacteur scientifique.

Office Pharmaceutique

M. LABORI.

Contentieux

MM. **MINOT,** ✪ I., a. Expert près
le Conseil d'État, etc..,
Directeur du service.
BOCAVE, Secrétaire.

Service des Achats
Direction des Voyageurs
et Représentants
Service des Succursales et Agences
Prix-Courants, etc.

MM. **CHARDIGNY,** Acheteur,
Directeur du service.

Service des Achats, etc. (*Suite*)

MM. ARDIN.
FAVIER.
LEBEL.

Représentants et Voyageurs

MM. BARAS.
BOUSQUET.
CADAS.
DRAGON.
GUILLOT.
JOUITTEAU.
LAINÉ.
LE DRU.
MARC.
DE MAUPASSANT.
MOREAU.
PRAT.
ROBERT.
VASSEUR.

Publicité

M. ARNODINOT FILS.

Comptabilité

M. **WALTER,** Chef de la Comptabilité.

Comptabilité générale

MM. FLANDIN : Journal, Grand Livre.
DENIS J. : Caisse, Main-courante.
DOINAUX : Portefeuille.

Comptabilité de Paris

MM. GARNOT, Chef de service.
Colbus.
Lapierre.
Mmes Goullier.
Gravier.
Schirck.

Comptabilité de Province et Succursales

Mm⁽ˢ VALENTIN, Chef de service.
NICOLLE A.
DÉLABARRE.
Abert L.
Andenat.
Demblon.
Gazier.
Goethals.
Grenard.
Haegeman.
Haegeman L.
Marret.

Mmes Martinazo.
Nicolle Aug.
Valentin H.

Service des Titres

Mme Deluchat.

Comptabilité des Fournisseurs

MM. BOIVIN, Chef de service.
Berreugue Fils.
Le Lay.
Mermet.
Piriou E.

Comptabilité de l'Usine

MM. CASTEX, Chef de service.
SALEWYN, d°
Aubry.
Berger.
Chatord.
Colomb.
Denis H.
Schley.
Valentin.

Exportation

Comptabilité

MM. DUBOIS, Chef de service.
Vérot.

Expéditions

MM. VICTOR JACQUES, Chef de service.
Ernst.

Caisse

MM. **BERTIN**, 〇 A., Caissier principal.
D'ESPÉZEL, S.-Caissier.
Moranne, Payeur.
Menon, Garçon de recettes.

Chiffreurs-Vérificateurs

MM. LELARGE, Chef de service.
De MULDER,　　d°
Balandras.
Borel.
Brossier.
Grégori.
Lagrange.
Piriou G.

Facturières et Débitrices

Mmes BALANDRAS, Chef de serv.
ABERT.
CLERC.
GRANGER.
Aubrespy.
Barbarin.
Bertin.
Bertrand.
Colbus.
Collet.
Congneter.
Courtot.
Curti.
Degant.
Devés.
Drouilly.
Foucras.
Gasgnier.
Gaillard.
Gallay.
Gallay J.
Geneste.

Mmes Glatigny.
Hartz.
Lahaussois.
Lambert.
Lecointe.
Legendre.
Lemarchand.
Lepage B.
Lepage L.
Lontin J.
Lontin L.
Madin.
Mahy.
Maugin.
Miguet.
Munerelle E.
Munerelle M.
Nagel H.
Nagel M.
Passérini.
Poirier.
Rabet.
Rabet.
Richard.
Rigolez.
Rodier.
Roubaud.
Schlernitzauer.
Soulas.
Tissot.
Tourbier.
Van Puyvelde.
Vernaire.

Correspondance

MM. WALCH, Chef du service.
Blavette.
Collet.

Sténographie — Dactylographie

Mmes BRÉARD, Chef de service.
Gaudé.
Jahraus.

Réclamations et Recherches

Mlle DENIZET.

Expéditions Bureau

MM. HAQUETTE, Chef de serv^{ce}.
LA MONTAGNE.
DELABARRE.
Chéon.

Archives

MM. THIERS.
DESOLIÈRES.

Téléphones

M. Diémert Albert.
Dorlet.

Imprimerie

MM. Delaistre.
Guignez.

Magasin

M. **KRALL**, Chef du Magasin.

Rappel des Commandes

MM. PRETI Père.
Droupy.
Gossart.
Mermet.
Messeiller.

Cave droguerie et Eaux minérales

MM. VUILLEMINOT Père, Chef
de service.
ARNODINOT Père.
Jourdain.
Moquet.
Rossignol.

Caves spécialités

MM. BERNIER, Chef de service.
Rouffet.

Produits alimentaires

M. PONTONNIER, Chef de
service.

Droguerie

MM. SCHLERNITZAUER, Chef
de service.
Nouelle Fils.

Produits chers

M. BALICK, Chef de service.

23

Produits chimiques

MM. BOISEAU, Chef de service.
BORDÉRIEUX.
BOUDRET..
EME Ch.
MATHIEU.
PAGÈS.
PRÉTI Fils.

Essences

MM. PASSÉRINI, Chef de service.
VUILLEMINOT Fils.

Toxiques

MM. CURTI, Chef de service.
MÉNAGE.
SAULNIER.

Pharmacie galénique
(solide)

MM. CAMUS, Chef de service.
BOVET.
LAMY C.

Pharmacie galénique
(liquide)

M. CONSTANT, Chef de service.

Confiserie

MM. CHARCHAUDE Jules, Chef
de service.
DECLÉE.

Spécialités

MM. MONTÉGUT, Chef de
service.
KRALL fils.

Produits conditionnés PCDF

MM. BOUTEILLE, Chef de
service.
BERTIN H.
LOBUT.
SAVART.

Poudres

MM. CARDINAL, Chef de service.
DELCEL.
MANOURY.

Herboristerie

MM. BRUNEL, Chef de service.
BERTRAND, Chef de service.
LE BRETON.
VERGNES.

Verrerie

MM. CHASSANG.
FAGES.

Accessoires divers

MM. BARDIOT, Chef de service.
ANDRÉ.
GOUZÈNE.
SAINT-MARC Fils.

Livraisons au Chaland

MM. DIÉMERT.
BRÉAN.
CHAMPION.
GONDOUIN.
MARTINOT.
REBUFFAT.

Chaland du Magasin

MM. CHUTRY Père.
IMBERT.

Installation des Produits

MM. SAINT-MARTIN.
THENÈZE.

Service de la Poste

M. GERVAIS.

Laboratoire de CHIMIE

M. **LE RAY**, Pharmacien, Directeur du service.

Analyses et Essais

MM. ZINCK, Chimiste, Chef de service.
BAECKLIN, Chimiste, licencié ès-sciences.
LAVÈRE, Ingénieur A. M.
MADRASSI, Chimiste.
CELLERIN, Chimiste.

Recherches

MM. **AUGER**, docteur ès-sciences, chef de travaux pratiques à l'Institut de Chimie appliquée, Chimiste conseil.
ALLO, Chimiste, Chef du service.
Bouillé.
Charchaude H.
Druais.

Laboratoire des Produits Antiseptiques et de la Stérilisation.

MM. **GARSONNIN**, Pharmacien, Directeur du service.
Bourgines.
Émé F.
Le Luez.

Fabrications

M. **VUATEAU**, Pharmacien, Directeur du service.

Pharmacie

MM. LEBŒUF, Chef de service.
Callot.
Crépin.
Darche.
Gauchet.
Geneste.
Goudet.
Guillon.
Leroux.
Pomarède.
Vuichard.
Mme Delamarre.

Mmes Desbarats.
Lapeyrère.
Levesque.
Verbecq.

Pastilles

MM. Demangel, Contre-maître.
Bertin E.
Bourgeois.
Collinot.
Mmes Bardy.
Puymirat.
Touquet.

Pâtes diverses

MM. Maignal L. Contre-maître.
  Bagnols.
  Baillot.
  Frichet.
  Lamy.
Mmes Maudry.
  Richez.
  Routier.

Pilules et Granulés divers

MM. Wintemberger, Contre-maître.
  Bouillé.
  Kumpf.
Mmes Dor.
  Rossignol.
  Rotha.

Capsules par pression

MM. Crinon, Contre-maître.
  Géligné.
  Puymirat.
Mme Putois.

Capsules au trempé

Mmes Saint-Martin, Contre-maît^{sse}.
  Blanchard.
  Bourgeois.
  Carbenay.
  Fourchotte.
  Japaud.
  Jourdain.
  Lecointe.
  Mousset.

Chocolat

MM. Boucher, Contre-maître.
  Audibert.
  Melun.

M. Mousset.
Mmes Houssaye.
  Pernet.

Bandages

M. Alin, Contremaître.
Mlle Célisse.

Mmes Jeampierre.
  Suaton.

Service de la Ville

MM. DARGENT, Chef de service.
  HUTTEAU.
  Allemoz, Coursier.
  Cap,   d°
  Chaussier,   d°

MM. Habert,   Coursier.
  Hesse,   d°
  Madoz,   d°
  Pitault,   d°
  Presbitéro,   d°

Divisions et Conditionnement

ESSAIS DES PRODUITS

Mlle **MAZOT,** Pharmacien, Licencié ès-sciences, Directrice du service.

Mmes DEROUET, Chef de service.
ALTERMALT.
ALBERTINI.
BLIN.
BOUYAT.
BRUNEL.
COURCHINOUX.
CRÉPIN.
DELAVEAU.
DEMEURÉ.
DEVÈS H.
DUPREL.
FALCONNET.
FERNBACH.
FOLLIN.

Mmes GAUMET.
GIRBE.
GONDOUIN.
HENRION.
KARLEN.
KUMPF.
LÉAUTÉ.
LECLERC.
LEROUX.
MORET.
ROUSSEL.
ROUTIER.
SAUGES.
TITON.
VENET.

Réception des Marchandises

MM. ROBY, Chef de service.
BRULÉ.
GUÉNEAU.
HEIM.
NOUELLE Père.

MM. GALABERT.
ALGRAIN.
BATREL.
BERREUGUE Père.
BOUYAT.

Expéditions Emballoir

(Service de Province)

MM. PARIS, Chef de service.
FLOTTES.
VERBECQ.

Contrôleurs

MM. FROMENT.
GIRARD.
LANDAIS.
MARCHAND.
QUÉNET.
TISSOT.

Emballeurs

MM. AUCLERC.
BERTIN.
BIENVENOT.
BOUSQUET.
CAUDURIER.
CRÉTENS.
DAIL.
DONCIEUX.
ECHINARD.
GUÉRY.
JACQUIN.
JAILLET.
LAMOURY.

MM. LEBAS.
LEGENDRE.
LEPRIEUR.
LEVAVASSEUR.
MARTIN.
MORIN.
NINAUD.
PROUST.
ROSSAT.
STILTZ.
SUATON.
VERGNE.

Livreurs-Voituriers

MM. DELBOUIS.
GALLOIS.
GIRRER.
GUYOT.
MOURET.
PROTAT.
RONCERAY.
VERBECQ.

Économat et Entretien des Bâtiments

MM. **FORTIN**, Économe.
BARSANTI.

MM. LEGENDRE, Menuisier.
SOUCHET d°
CHARMAILLE, Plombier.
ROUGIER, Maréchal ferrant.
JUGLET, Peintre.
ALLOITOT.

Surveillants-Gardiens, Cochers

MM. ALGRAIN.
BOLLORÉ.

MM. BURGARD.
CASTAGNÉ.
GOUMEAUX.
MARCEL.
SAVARIN.

Lingerie

Mmes SAULIN.
PESTRE.
DESGEORGES.

Entretien

(Service mécanique)

M. **Armand DUPORTAL,** Ingén.ʳ civil des Mines, Directeur du service.

MM. Japaud, Électricien, méca-
    nicien.

    Lhomme   dᵒ

MM. Chatillon, chauffeur.

    Chauffour   dᵒ

    Quénault, Mécanicien.

USINE DE SAINT-DENIS

M. **DANIEL**, ✿ A., Pharmacien, Directeur de l'Usine.

Chef du Personnel
M. **SAINT-MARC.**

Laboratoire des Recherches

M. DURAND, ✽, Pharmacien, Directeur du service.

MM. JORANT.

SCHEIDEL Emile.

Laboratoires des Essais et de la Fabrication

M. MURLAY, Pharmacien, Essayeur du commerce, Directeur du service.

Pharmacie I	Pharmacie II
MM. GOURDON, Chef de service.	MM. BÉNÉTULIER, Chef de la
BERTIN, Chef d'atelier.	Pilerie.
CARON, Contre-maître.	BALDY.
BROCHETON.	CARRAUD.
LONGUET.	DELPECH.
MATHIEU.	DOUILLET.
MÉRO.	LOISSE.
PUYMIRAT.	QUENNETIÈRE Fils.
ROUSSEL.	Mᵐᵉ BLÉZEAU.
RUELLOT.	
Mᵐᵉˢ CHINIARD.	
POUJOULY.	

Pharmacie III

MM. NORMAND, Chef de service.
FERAUGE.
GHIBAUDO.
GOGUELAT.
Mmes BOURGEOIS.
GRANDMANGE.
MIELLE.

MM. LUCOTTE.
MÉHAT.
ROLLOT.
SABATIER.
SAPPEL.
THUILLIER.
Mmes BRUNIER.
LEFÈVRE Suzanne.

Chimie I

MM. COLLIOT, Chef de service.
DATCHY.
DÉSUTTER.
DORME.
FONTAINE.
GENDARME.
HANCHIN Henri.
HENRION.
HENRY.
LENGLET.

Chimie II

MM. ANDREAU, Chef de service.
AUBLÉ.
BACHMANN.
BONNEVILLE.
LENOIR.
NANTEUIL.

Chimie III

MM. JACQUOT, Chef de service.
FOUCARD.

Caventou (*Sels de Quinine*)

M. CASTEL, Chef de la Fabrication.

MM. ANGLÈS.
NICOLAS.
CAILLEZ.
DELILLE.
GUÉNARD.
MATHEVET.

MM. MORIZE.
ROCHERY.
VAN DER LINDEN.
Mmes GRANGE.
PETEUL.

Réception

M. GOUGE Louis, Chef de service.

Service des Bons et de la Régie
M. RICATTE.

Comptabilité et Caisse
Mmes REITZ.
HIVET.

Magasin

MM. JAVAUDIN, Chef de service.
Bénétulier Constant.
Guerrey.
Le Métayer Yves.
Marical.
Maux.
Mœglen.
Prévost.

MM. Quennetière. Père.
Raisin Gustave.
Raisin Adolphe.
Videlou.
Watteau.
Mme Carraud.
Hamon.
Raisin.

Divisions

Mmes CHÉNEBAULT, Chef de service.
Auzolle.
Durupt.
Le Métayer.
Longuet.
Moriamez.

Mmes Morize.
Profichet.
Puymirat.
Rochery.
Rombault.
Thuillier.
M. Le Touze.

Expéditions

MM. TATÉ, Chef de service.
Decaë.

MM. Gouge Maxime.
Jourdain.

Entretien

(Service mécanique et Entretien des Bâtiments)

M. **Armand DUPORTAL**, Ingénr civil des Mines, Directeur du service.

MM. Clerc, Contre-maître.
Bagnols Fils.
Bonnamy.
Bourgetel.
Donnez.
Fischer.
Ghibaudo Fils.

MM. Guyon.
Lacomme.
Rouquet.
Vacher.

Surveillant

M. Astuguevieille.

Economat

MM. TELLIER, Chef de service.
BÉNÉTULIER Père.
BIANCOTTO.
BONTEMPS.
CARON.
GHIGLIÉRI.
GIRARD.
LAURENT.
LÉONARD.
VACHON.
Mme Veuve LEFÈVRE.

Cochers et Livreurs

MM. COTTON.
KERVENKA.
LE MÉTAYER Jean.
MAIGNAL.
MOREUX.
PANIER.
RISBEC.
VIGUIÉ.

SUCCURSALE DE LYON

M., **G. SOËNEN,** Directeur commercial.

M. **BERNARD,** Pharmacien, Directeur technique.

Voyageurs et Représentants

MM. ARNAUD.
BRUN-MARTIN.
COMBET.
COUTURIER.
GROS.

Comptabilité

MM. BIZOT, Chef de service.
FOREST.
MILLET.
PORCHER.
TEILLON-MIAZ.

Facturiers

MM. LÉAUD, Chef de service.
FAYOLLAT.
GUÉRIN Ainé.
GUIGARD.
HOLTZEL.

Téléphone

M. PERRIER.

Acheteur — Commis de Ville

MM. DUBOIS, Chef de service.
BURGEOT.

Chaland et Livraisons de Lyon

MM. MEYREL Fils.
MONTANT.

Rappel

MM. MORELLON, Chef de service.
FREYDIER.
GUÉRIN Jeune.

Service des Caves

MM. MASSET, Chef de service.
BONVALLET.

Spécialités

MM. ARTRU.
BOUGAIN.
ROBERT.

Droguerie

M. ROY.

Essences

M. COURTIAL.

Produits Chimiques

M. NICOLAS.

Pharmacie Galénique

M. ANTHEAUME.

Toxiques

M. LAFFONT.

Droguerie Exotique — Poudres

M. Mermet Emile.

Confiserie

M. Mermet Félix.

Accessoires divers

MM. Beaufort.
Marthoud.

Herboristerie

M. Trombert.

Installation des Commandes

M. Guyot.

Économat

M. LAURENÇOT, Économe.

Réception et Retours

MM. HEITZLER, Chef de service.
Laroche.
Rollet.

Contrôle et Emballoir

MM. VOLAGE, Chef de service.
Bourrely.
Cardon.
Charrin.
Chevallier.
Faucher.
Meyrel Père.
Thé.

Expéditions et Livraisons

MM. MARILLIER, Chef de service.
Billard.
Corrand.
Magnin.

Verrerie — Laverie

MM. Girardin.
Bron.

Gardien — Concierge

M. Renaud.

SUCCURSALE DE BORDEAUX

M. VERSMÉE, Pharmacien, Directeur.

Voyageurs et Représentants

MM. Castadère.
Heureude.
Parhazard.
Sabatier.

Employés

MM. Balagué.
Baudéan.
Bédère.
Belon.
Bousquet.

MM. Dupuy.
Fabre.
Garez.
Labarthe.
Labat.
Lachamps.
Mouribot.
Organ.
Pémège.
Rachou.
Tastet.
Mlle Miot.

AGENCES :

Toulouse

Directeur : M. GUITARD.
Voyageur : M. Cau.
Employé : M. Tressarieux.

Marseille

Directeur : M. LANTHEAUME.
Employé : M. Roudil.

Nantes

Directeur : M. GUILÉ, Pharmacien.
Voyageur : M. Chéreau.
Employé : M. Viaud.

Lille

Directeur : M. GUINOISEAU.
Employés : MM. Poulet Léon.
Vermeley.

Rouen

Directeur : M. SCHEIDEL.
Employé : M. Campion.

Nancy	Londres
M. RODIER.	M. ASTOR BOISSELIER.
Toulon	**Belgique**
M. LUCCA.	M. LINSSEN.
Corse	**Espagne**
M. FOLACCI.	M. LEJEUNE.

Actionnaires de la *Pharmacie Centrale de France*. . .   1.701

Clients de la *Pharmacie Centrale de France*. 10.943

    Pharmaciens établis en France. 9.443
    Pharmaciens établis à l'Étranger.   850
    Droguistes et Commissionnaires.   650
                     Comptes ouverts 10.943

Fournisseurs de la *Pharmacie Centrale de France*. . . .   2.844

Chiffre d'affaires (exercice 1902-1903), douze millions cinq
cent mille francs . . . .   12.500.000 francs.

TABLE DES MATIÈRES

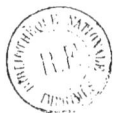

12961 Imp. MAULDE, DOUMENC et Cie, 144, rue de Rivoli, Paris

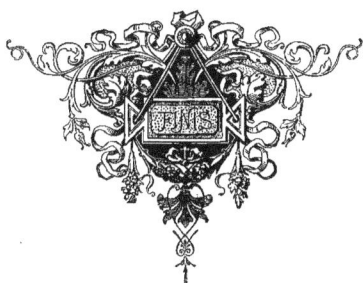

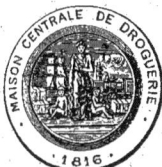

MÉNIER

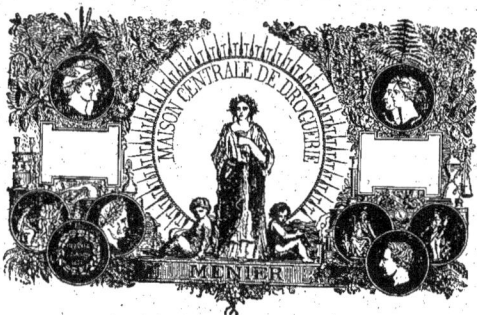

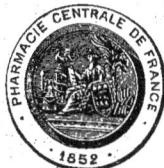

DORVAULT

49

www.ingramcontent.com/pod-product-compliance
Lightning Source LLC
Chambersburg PA
CBHW060141200326
41518CB00008B/1108